英汉汉英骨科学词汇

（第 2 版）

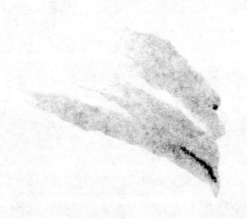

英汉汉英骨科学词汇

（第2版）

方志伟　李梦乃　滕　胜　编

北京大学医学出版社

YINGHAN HANYING GUKEXUE CIHUI（DI 2 BAN）

图书在版编目（CIP）数据

英汉汉英骨科学词汇／方志伟，李梦乃，滕胜编．—2版．
—北京：北京大学医学出版社，2016.11
ISBN 978-7-5659-1480-5

Ⅰ．①英…　Ⅱ．①方…②李…③滕…　Ⅲ．①骨科学－
词汇－英、汉　Ⅳ．①R68-61

中国版本图书馆CIP数据核字（2016）第239370号

英汉汉英骨科学词汇（第2版）

编　　者：方志伟　李梦乃　滕　胜
出版发行：北京大学医学出版社
地　　址：（100191）北京市海淀区学院路38号　北京大学医学部院内
电　　话：发行部 010-82802230；图书邮购 010-82802495
网　　址：http://www.pumpress.com.cn
E-mail： booksale@bjmu.edu.cn
印　　刷：中煤（北京）印务有限公司
经　　销：新华书店
责任编辑：刘　燕　　责任校对：金彤文　　责任印制：李　啸
开　　本：787mm×1092mm　1/32　印张：24.375　字数：698千字
版　　次：2016年11月第2版　2016年11月第1次印刷
书　　号：ISBN 978-7-5659-1480-5
定　　价：155.00元

本书由
北京大学医学科学出版基金
资助出版

主 编 介 绍

方志伟

中国临床外科专业执业医师

1979 年　北京大学医学部临床医学专业毕业

2004 年　日本东京医科齿科大学研究生院毕业，医学博士学位

1979 年　北京大学第一医院骨科，住院医师

1984 年　北京大学第一医院骨科，总住院医师

1986 年　北京大学第一医院骨科，主治医师

1991 年　国家教育部公派日本东京医科齿科大学骨科访问学者，日本癌症
　　　　　研究会附属医院骨肿瘤科、日本国立癌症中心病理部进修

1995 年　北京大学第一医院骨科，副主任医师

2003 年　天津医科大学肿瘤医院骨与软组织肿瘤科副主任、主任医师

2004 年　天津医科大学肿瘤医院骨与软组织肿瘤科主任、教授、主任医
　　　　　师、硕士生研究生导师

2007 年　美国安德森癌症中心骨肿瘤科，访问教授

2007 年　北京大学肿瘤医院骨与软组织肿瘤科主任，教授、主任医师、博
　　　　　士生研究生导师

2016 年　北京大学肿瘤医院，二级教授

李梦乃

美国骨科学会认证专业执业医师

1995 年　北京大学医学部临床医学专业毕业，医学学士学位

2005 年　美国弗吉尼亚联邦州立大学，解剖学博士学位

1995 年　北京大学第一医院骨科，住院医师
1999 年　北京大学第一医院骨科，总住院医师
2004 年　美国弗吉尼亚联邦州立大学骨科临床人工关节 fellow 专科培训
2005 年　美国纽约康奈尔大学附属长老会医院及纽约特种外科医院小儿骨
　　　　科 fellow 专科培训
2006 年　美国明尼苏达州骨科主治医师，助教
2016 年　美国俄亥俄州立大学骨科临床副教授，人工关节组主任

滕胜

中国临床外科专业执业医师
1992 年　天津医科大学临床医学专业毕业，医学学士学位
1992 年　天津医科大学附属肿瘤医院骨与软组织肿瘤科，住院医师
1998 年　天津医科大学附属肿瘤医院骨与软组织肿瘤科，主治医师
2004 年　北京陆军总医院骨科进修学习
2004 年　天津医科大学附属肿瘤医院骨与软组织肿瘤科，副主任医师

再 版 前 言

第 1 版《英汉汉英骨科学词汇》由方志伟和滕胜编写,于 2005 年出版,出版后受到了骨科专业同行的欢迎,已销售一空。第 1 版出版后,近10 年来,随着科学技术和医学的发展,骨科学新的词汇不断出现,旧版词汇已经不能满足广大读者的需求。为了帮助国内中青年学者更好地阅读和使用当今骨科学英语专业文献,提高专业水平,特对本书进行了再版工作。

2014 年,作者在北京大学医学出版社的帮助下申请到了北京大学医学科学出版基金的资助,开始了第 2 版的改版工作。在第 2 版的出版中,美国俄亥俄州立大学骨科人工关节组主任李梦乃副教授参与了编写。他从北京大学医学部毕业后曾就职于北京大学第一医院骨科,后来到美国留学,经过努力考取了美国骨科执业医师,在美国从事临床骨科工作 10 多年。他为第 2 版带来了美国当今最为常用的骨科学词汇。

第 2 版还是沿用了第 1 版的排版方式,分为英汉对照、汉英对照和缩略语三大部分,查阅办法与第 1 版相同。英汉对照和汉英对照部分共有 2万条词条,缩略语有 500 条词条。为了能与第 1 版保持连续性和一致性,总词汇的数量增加不多,词汇改动较多,删除了一些不常用的词汇,并补充了新词汇,总改动达到 1/3 之多。新增词汇紧密结合骨科专业的发展。另外,对一些词的中文译文进行了修改,使之更加贴近中国国内的现今译法,以方便读者的理解和使用。

在本书的编写和出版过程中得到了北京大学医学出版社的大力支持,

编者在此表示衷心的感谢。由于编写字典的工作枯燥乏味，而且作者都有自己的本职工作，但他们仍坚持利用自己的业余时间完成本书的编写，并为此付出了 600 多个日日夜夜。本书难免会存在疏漏之处，一些新词汇仅作为当前的通用方式命名，可能不确切，希望同道和广大读者能够理解。

方志伟　李梦乃　滕胜
2016 年春

使　用　说　明

一、本书由英汉对照、汉英对照和缩略语三部分组成，收录了骨科学及与之密切相关学科的词汇，部分词汇有简明的文字注释。

二、英汉对照的英文词按首字母的英文字母顺序编排。其间忽略所有的标点、空格、前缀数字或其他符号。笔者尽量保持一致。如：

adenocarcinoma

adenosine triphosphate

adhesion

当主词根下辖有多个条目的组合词组时，主词根的单数或复数缩略为首字母。如：

adduction

  a．contracture

  a．deformity

  a．fracture

三、遇有英文人名相关的综合征、术式入路、手术器械或类似表达时，人名中间使用连字符号连接，如：Watson-Jones。有时这仅代表习惯表达，并非唯一表述。交叉检索在本书中也会出现，这样可以方便读者通过查找不同单词而找到相同词组。如：

ligament	Bigelow
Bigelow's l.	B．ligament

或识别含有同样词根的多个词组。如：

ankle

    a．arthrodesis

    a．arthroplasty

    a．block

四、英文词中"（）"号内的字母可省略；"（）"号内的英文词为前一单词的替代词。

五、一个英文词对应两个或两个以上含义相同的汉语名时，汉语名以"，"号分开，推荐名在前。对应两个以上含义不同的汉语时，汉语名以①②③……分开。

六、汉英对照的汉语名按照汉语拼音顺序编排，汉语名中的"（）"号内的汉字为注释或为前面汉字的替代词。汉语名词使用当前国内骨科领域通用叫法。

七、缩略语按英文字母顺序排列，同一字母的大小写分别表示不同含义时，小写排在前面，大写排在后面。每一缩略语附有英文全名及汉语译名，含义相同者以"，"号分开。缩略语有时意思颇多，本词汇给出的汉语解释均指骨科常用，不包括其他学科。

目 录

A

abbreviated injury scale，AIS	简明创伤定级法
abdominal flap	腹部皮瓣
abdominal reflex	腹壁反射
abduction	外展
a. bolster	外展垫
a. brace	外展支具
a. contracture	外展挛缩
a. deformity	外展畸形
a. external rotation test	外展外旋试验
a. gait	外展步态
hip a. orthosis	髋外展矫形架
a. humeral splint	肱外展夹板
a. pillow	[髋] 外展枕（用于防止髋关节脱位）
a. osteotomy	外展截骨术
a. stress test	外展加压试验
a. thumb splint	拇指外展夹板
abductor	外展肌
a. digiti minimi，ADM	小指展肌
a. hallucis muscle	踇展肌
a. insufficiency	外展肌功能不足
a. lurch	外展倾斜
a. pollicis brevis，APB	拇短展肌
a. pollicis longus，APL	拇长展肌

abductor wedge osteotomy	外展楔形截骨术
abductorplasty	外展肌成形术
ablation	切除，切断，消融
ablative surgery	切除术
above	上，在上
a. elbow amputation	肘上截肢
a. elbow cast	肘上石膏管形
a. knee amputation	膝上截肢
a. knee prosthesis	膝上假肢
abrachia	无臂 [畸形]
abrasion	擦伤
abscess	脓肿
cold a.	冷脓肿
a. drainage	脓肿引流术
horseshoe a.	马蹄状脓肿
paravertebral a.	脊柱旁脓肿
absence	缺如
absent	缺如的
absorbable	可吸收的
a. implant	可吸收植入物
a. screw fixation	可吸收螺钉固定
a. suture	可吸收缝线
accessory	附属的
a. atlantoaxial ligament	寰枢副韧带
a. bone	副骨
a. collateral ligament	侧副韧带
a. lateral collateral ligament	外侧侧副韧带

Ace wrap	布织绷带包裹
acetabular	髋臼的
a. angle	髋臼角
a. cup positioner	髋臼杯定位器
a. cyst	髋臼囊肿
a. dysplasia	髋臼发育不全
a. expander	髋臼扩大器
a. index	髋臼指数
a. labrum	髋臼唇
a. osteolysis	髋臼骨溶解
a. posterior wall fracture	髋臼后壁骨折
a. prosthesis	髋臼假体
a. reamer	髋臼磨钻
a. revision	髋臼翻修术
a. rim	髋臼缘
a. rim fracture	髋臼缘骨折
a. roof	髋臼顶
a. socket	髋臼
acetabulectomy	髋臼切除术
acetabuloplasty	髋臼成形术
acetabulum，acetabula（复数）	髋臼
aceabuli（统称）	髋臼
protrusio a.	髋臼内凸
acheiria	无手 [畸形]
Achilles	
A. jerk	跟腱反射
A. peritendinitis	跟腱周围炎

A. tendinitis	跟腱炎
A. tendon	跟腱
A. tendon lengthening	跟腱延长术
A. tendon reflex，ATR	跟腱反射
A. tendon repair	跟腱修复术
A. tendon rupture	跟腱断裂
A. tendon shortening	跟腱短缩术
A. tenotomy	跟腱切断术
achillobursitis	跟腱滑囊炎
achillodynia	跟腱痛
achillorrhaphy	跟腱缝合术
achillotenotomy	跟腱切断术
achondrogenesis	软骨发生不全，软骨生成不全
achondroplasia	软骨发育不全
achondroplasty	软骨发育不全
acquired	后天的，已获得的
a. deformity	后天畸形
a. flatfoot	获得性平足
a. immunodeficiency syndrome，AIDS	获得性免疫缺陷综合征，艾滋病
a. torticollis	获得性斜颈
acroaesthesia	感觉过敏，肢痛
acroagnosis	肢体感觉缺失
acrocephalia	尖头 [畸形]
acrocephalopolysyndactyly，Carpenter syndrome	尖头多指（趾）并指（趾）[畸形]，Carpenter 综合征
acrocephalosyndactyly，Apert	尖头并指（趾）[畸形]，Apert

syndrome	综合征
acrocontracture	肢［体］挛缩
acrocyanosis	手足发绀
acrodolichomelia	手足过长
acrodysostosis	肢端骨发育不全
acrodysplasia	尖头并指（趾）［畸形］
acroesthesia	感觉过敏，肢痛
acrohypothermy	手足温度过低
acrokinesia	肢体运动过度
acromegalogigantism	肢端肥大性巨大畸形
acromegaly	肢端肥大症
acromelalgia	红斑性肢痛症
acromelic	肢端的
acrometagenesis	四肢发育过度
acromial	肩峰的
acromicria	肢端过小症
acromioclavicular，AC	肩峰锁骨的
a. arthroplasty	肩锁关节成形术
a. cyst	肩峰锁骨囊肿
a. dislocation	肩锁关节脱位
a. joint，ACJ	肩锁关节
a. osteoarthritis	肩锁关节骨关节炎
a. separation	肩峰锁骨分离
acromiocoracoid	肩峰喙突的
acromiohumeral	肩峰肱骨的
acromion	肩峰
acromionectomy	肩峰切除术

acromioplasty	肩峰成形术
acromioscapular	肩峰肩胛的
acromiothoracic	肩峰胸廓的
acroosteolysis	肢端骨溶解症
acroosteosclerosis	肢端骨硬化症
acroparesthesia	肢端感觉异常
acrosyndactylism	肢端并指（趾）症
actinomycin D, ACTD	放线菌素 D
action potential	动作电位
active	活动的，活跃的
a. contraction	主动收缩
a. exercise	主动运动
a. knee extention	主动伸膝
a. movement	自主运动
a. range of motion	主动活动范围
activated partial thromboplastin time, APTT	活化部分凝血活酶时间
activities of daily living, ADL	日常生活活动
acupuncture	针灸
acute	急性的，激烈的，严重
a. avulsion fracture	急性撕脱骨折
a. gout	急性痛风
a. hematogenous osteomyelitis	急性血源性骨髓炎
a. ischemic contracture	急性缺血性挛缩
a. low back pain attack	急性腰痛症
a. osteomyelitis	急性骨髓炎
a. rejection	急性排异反应

a. renal failure，ARF	急性肾衰竭
a. traumatic hemarthrosis	急性创伤性关节血肿
a. whiplash injury	急性挥鞭式损伤
adactyly	无指（趾）[畸形]
adamantine	釉质的
adamantinoma	釉质上皮瘤，釉质细胞瘤
a. of long bone	长管状骨釉质细胞瘤
adamantoblast	成釉细胞
Adams forward-bending test	Adams 脊柱前屈试验
adaptation	适应
adduction	内收
a. contracture	内收挛缩
a. deformity	内收畸形
a. fracture	内收骨折
horizontal a.	水平内收
a. osteotomy	内收截骨术
palmar a.	掌侧内收
a. traction	内收牵引术
adductor	内收肌
a. aponeurosis	内收肌腱膜
a. brevis	短收肌
a. canal	内收肌管
a. hallucis longus	踇长收肌
a. hallucis tendon	踇收肌腱
a. longus muscle rupture	踇长收肌断裂
a. magnus	大收肌
a. minimus	小收肌

a. muscle group	内收肌群
a. pollicis	拇收肌
a. release	内收肌松解术
a. space	内收肌间隙，鱼际间隙
a. tubercle	内收肌结节
adductovarus deformity	内收内翻畸形
adenocarcinoma	腺癌
adenosine triphosphate，ATP	腺苷三磷酸
adhesion	粘连
adhesiotomy	粘连切除术
adhesive capsulitis	肩周炎，粘连性肩关节囊炎
adjuvant	辅助的
a. chemotherapy	辅助化学治疗
a. radiotherapy	辅助放射治疗
adolescence	青春期（11～19岁）
adolescent	青少年的
a. idiopathic scoliosis	青少年特发性脊柱侧弯（凸）
a. kyphosis	青少年脊柱后凸
adriamycin，ADM	阿霉素
adult	成人，成人的
a. respiratory distress syndrome，ARDS	成人呼吸窘迫综合征
a. scoliosis	成人脊柱侧凸（凸）
advancement	前移术
a. flap	皮瓣前移术
patellar a.	髌骨前移术
tendon a.	肌腱前移术

volar plate a.	掌板前移术
V-Y a.	V-Y 皮瓣前移术
adventitia	外膜
adventitious bursa	摩擦囊
aerobics	有氧运动法，增氧健身法
afferent fiber	传入纤维
agenesis	发育不全，无生殖力
aggressive osteoblastoma	侵袭性骨母细胞瘤
aging	老化，衰老
agnosia	失认症，认识不能
agonist	主动肌
air	空气
a. bed	气垫床
a. drill	气钻
a. embolism	空气栓塞
a. pressure splint	气压夹板
a. splint	充气夹板
air-driven oscillating saw	气动摆锯
akinesia	运动不能，失动症
alar	[骶骨] 翼的
a. ligaments	翼状韧带
a. scapula	翼状肩胛骨
a. screw	骶骨翼螺钉
alcohol	乙醇，酒精
algodystrophy	痛性营养不良
algospasm	痛性痉挛
alignment	对线

alimentary osteopathy	营养不良性骨病
alive with disease, AWD	带病生存
alkaline phosphatase, ALP	碱性磷酸酶
alkaptonuric arthritis	尿黑酸性关节炎
Allen test	Allen 试验（检查尺桡动脉血供）
allograft	同种异体移植
a. prosthetic composite arthroplasty	异体骨假体复合关节成形术
alloimmune	同种［异体］免疫的
alloimmunization	①同源免疫　②同种异体免疫
allopurinol	别嘌呤醇
alloy	合金
Alvarado knee holder	Alvarado 膝支架（用于膝关节置换）
alveolar soft part sarcoma, ASPS	腺胞状软组织肉瘤
ambidexterity	两手同利
ambulation	①行走　②移动
ambulatory	能走动的
amelia	先天性无肢［畸形］
amphiarthrodial joint	微动关节
amphiarthrosis	微动关节
amphidiarthrodial joint	车轴屈成关节
amphidiarthrosis	屈伸动关节
amplitude	范围，幅度
amputation	①切断术　②截除术　③截肢术
above elbow a.	肘上截肢
above knee a.	膝上截肢
below elbow a.	肘下截肢

below knee a., BKA	膝下截肢
Chopart a.	Chopart 截肢（保留跟骨、距骨和其他跗骨）
fingertip a.	指端切断术
fishmouth a.	鱼口状切断术
forequarter a.	肩胛带离断术
guillotine a.	斩断术（断端开放）
hindquarter a.	半骨盆离断术
ilioabdominal a.	髂腹间切断术
interscapulothoracal a.	肩胸间截肢术
Lisfranc a.	跖跗关节切断术
open a.	开放截肢术
ray a.	经掌（跖）截断术
a. stump	断端
Syme a.	Syme 截肢（从踝关节处断足，同时切除内外两踝）
transcarpal a.	经腕切断术
transfemoral a.	经大腿截肢术
transhumeral a.	经上臂截肢术
translumbar a.	经腰椎切断术
transmetatarsal a.	经足中部截肢
transpelvic a.	经骨盆切断术
transradial a.	经桡切断术
transtibial a.	经小腿截肢
traumatic a.	外伤性截肢
amputee	被截肢者
amyloidosis	淀粉样变

amyoplasia	肌发育不全
amyosthenia	肌无力
amyotonia	肌迟缓
amyotrophic lateral sclerosis，ALS	肌萎缩性［脊髓］侧索硬化
amyotrophy	肌萎缩
cervical spondylotic a.	颈椎病性肌萎缩
neuralgic a.	神经痛性肌萎缩
anabolism	合成代谢
analgesia	①痛觉缺失　②无痛法
anasarca	全身性水肿
anastomosis，anastomoses（复数）	吻合，吻合术
end-to-end a.	端端吻合
end-to-side a.	端侧吻合
microvascular a.	小血管吻合
side-to-side a.	侧侧吻合
vascular a.	血管吻合
anatomic	解剖学的
a. position	解剖位
a. neck	解剖颈（肱骨的）
a. snuff-box	解剖鼻烟壶
a. variation	解剖变异
anatomical（变体为 anatomic）	解剖学的
anatomopathology	病理解剖学
anatomy	解剖学
anconeus	肘肌
anesthesia	①感觉缺失　②麻醉［法］
conduction a.	传导阻滞麻醉

dissociative a.	分离性感觉丧失
a. dolorosa	痛性感觉缺失，感觉缺失区出现的自发性疼痛
epidural a.	硬膜外麻醉
general a.	全身麻醉
glove a.	手套状感觉缺失
infiltration a.	浸润麻醉
inhalation a.	吸入麻醉
intravenous a.	静脉麻醉
local a.	局部麻醉
lumbar epidural a.	腰椎硬膜外麻醉
regional a.	区域麻醉
sacral a.	骶〔骨〕麻醉
saddle block a.	鞍区阻滞麻醉
segmental spinal a.	分节脊髓麻醉
spinal a.	脊髓麻醉
tactile a.	触觉缺失
thermal a.	温度觉缺失
anesthesiology	麻醉学
anesthesiologist	麻醉师，麻醉学家
anesthetist	麻醉护师
aneurysm	动脉瘤
arteriovenous a.	动静脉瘤
false a.	假性动脉瘤
aneurysmal bone cyst，ABC	动脉瘤性骨囊肿
aneurysmectomy	动脉瘤切除术
aneurysmoplasty	动脉瘤成形术

angiectasis	血管扩张
angiectopia	血管异位
angiitis	血管炎，脉管炎
angioblast	成血管细胞
angioblastoma	成血管细胞瘤
angioendothelioma	血管内皮瘤
angiofibroma	血管纤维瘤
angiogram	血管造影片
angiogranuloma	血管肉芽肿
angiography	血管造影术
angioleiomyoma	血管平滑肌瘤
angiolipoleiomyoma	血管脂肪平滑肌瘤
angiolipoma	血管脂肪瘤
angiology	血管学，脉管学
angioma	血管瘤
angiomatosis	血管瘤病
angiomyoma	血管肌瘤
angiomyoneuroma	血管肌神经瘤
angiomyosarcoma	血管肌肉瘤
angiomyxoma	血管黏液瘤
angioneurotomy	血管神经切除术
angiopathy	血管病〔变〕
angiopoiesis	血管形成
angioreticuloendothelioma	血管网状内皮瘤
angiosarcoma	血管肉瘤，恶性血管内皮细胞瘤
angiosclerosis	血管硬化
angiospasm	血管痉挛

angiostenosis	血管狭窄
angiotelectasis	毛细血管扩张
angle	角〔度〕
carrying a.	①提携角　②肘外翻角
costovertebral a.，CVA	肋椎角
femorotibial a.，FTA	①膝外翻角　②股骨胫骨角
inclination a.	①倾斜角　②骨盆倾斜度
lumbosacral a.	腰骶角
neck-shaft a.	颈干角
promontory angle	骶骨岬角
Q-angle	Q角
angled blade-plate	角度钢板
angular	角，角度
a. deformity	成角畸形
a. displacement	成角移位
a. movement	成角运动（两骨之间）
a. osteotomy	成角截骨术
angulated fracture	成角骨折
angulation osteotomy	楔形截骨术
anhidrosis	无汗症
anisocoria	瞳孔〔直径〕不等
anisodactyly	指（趾）长短不均
anisomelia	肢体〔左右〕不等长
ankle	踝
a. arthrodesis	踝关节融合术
a. arthroplasty	踝关节成形术
a. block	踝关节阻滞术

a. brachial index，ABI	踝臂指数（正常＞0.9）
a. clonus	踝阵挛
a. disarticulation	踝关节离断术
a. dorsiflexion test	踝关节背伸试验
a. equinus	踝马蹄畸形
a. eversion	踝外翻
a. foot orthosis，AFO	踝足支具（小腿短支具），踝矫正器
a. fusion	踝关节融合术
a. jerk	小腿三头肌反射，踝反射
a. joint	踝关节
a. mortise	踝穴
a. orthosis	踝关节矫形架
a. traction	踝关节牵引术
ankylopoietic	关节僵硬（强直）的
ankylosing	变僵硬（强直）
a. spinal hyperostosis，ASH	强直性脊柱骨质肥厚
a. spinal stenosis	强直性椎管狭窄
a. spondylitis，AS	强直性脊椎炎
ankylosis	①强直 ②关节固定
bony a.	骨性强直
fibrous a.	纤维性强直
partial a.	不全强直
annular	环状的
a. constriction	环状狭窄
a. ligament	环状韧带
annulus fibrosus	[椎间]纤维环

anomalous innervation	异常神经支配
anomaly	①异常　②畸形
congenital a.	先天异常
developmental a.	发育异常
anonychia	甲缺如，无甲（畸形）
anosteoplasia	骨成形不全
anostosis	骨发育不全
anserine bursitis	鹅足滑囊炎
anserinus	鹅状的
pes a.	鹅足（腱膜）
antagonist	①拮抗肌　②拮抗药
antalgic gait	疼痛回避步态
antebrachium	前臂
antecubital	肘前的
anterior	前面的，在前的
a. acromioplasty	肩峰前部成形术
a. cervical discectomy and fusion，ACDF	前路颈椎间盘切除融合术
a. cervical interbody fusion	前路颈椎椎体间融合
a. circumflex humeral artery（vein）	旋肱前动（静）脉
a. cruciate ligament，ACL	前交叉韧带
a. cruciate ligament reconstruction	前交叉韧带重建
a. decompression	前路减压术
a. drawer sign	前抽屉征
a. drawer test	前抽屉试验
a. funiculus	前索
a. hip dislocation	髋关节前脱位

a. horn meniscus tear 半月板前角撕裂

a. inferior iliac spine，AIIS 髂前下棘

a. interbody fusion 前路椎间融合术

a. lumbar interbody fusion，ALIF 前路腰椎椎体间融合术

a. interosseous nerve，AIV 骨间前神经

a. knee pain，AKP 膝前疼痛

a. longitudinal ligament，ALL 前纵韧带

a. pronator teres 旋前圆肌

a. shoulder dislocation 肩关节前脱位

a. spinal artery（vein） 脊髓前动（静）脉

a. spinal artery syndrome 脊髓前动脉综合征

a. spinal fusion，ASF 前路脊柱融合

a. superior iliac spine，ASIS 髂前上棘

a. superior portal 前上入路

a. talofibular ligament，ATFL 前距腓韧带

a. talofibular ligament rupture 前距腓韧带断裂

a. tibial artery（vein） 胫前动（静）脉

a. tibial compartment syndrome 胫前间室综合征

a. tibial sign 胫前肌征

a. tibial tendon transfer 胫前肌腱转移术

a. triangle of neck 颈前三角

anterocentral 前中的

anterodistal 前远侧的

anteroinferior 前下的

a. spondylolisthesis 脊椎前下滑脱

anterolateral 前外侧的

a. rotatory instability 前外侧旋转不稳定

anterolisthesis	前滑脱
anteromedial	前内侧的
a. rotatory instability	前内侧旋转不稳定
a. tibial tubercle transfer	胫骨结节前内侧转移术
anteromedian	前正中的
anteroposterior，AP	前后位的（X 线拍摄）
anteroproximal	前近侧的
anterosuperior	前上的
antetorsion	旋前
a. angle	旋前角
anteversion	前倾（股骨的）
anthropometry	人体测量学
anticoagulant therapy	抗凝治疗
antiemetic	止吐药
antigen	抗原
antiglide plate	防滑移接骨板
antigravity muscle	抗重力肌，抗引力肌
antihemophilic factor，AHF	抗血友病因子
aorta	主动脉
apatite cement	磷灰石骨水泥
ape hand	猿手
aphalangia	无指（趾）[畸形]
aphasia	失语症
apical vertebra	顶椎
aplasia	不发育
apnea	①呼吸暂停　②窒息
apodia	无足畸形

aponeurectomy	腱膜切除术
aponeurorrhaphy	腱膜修补术
aponeurosis，aponeuroses（复数）	腱膜
extensor a.	指背腱膜
palmar a.	掌腱膜
plantar a.	足底腱膜
aponeurotic fibroma	腱膜纤维瘤
aponeurotic lengthening	腱膜延长术
aponeurotome	腱膜刀
aponeurotomy	腱膜切开术
apophyseal，apophysial	骨突的
a. joint	椎间关节
a. fracture	骨突骨折
apophysis，apophyses（复数）	骨突，骨端
apophysitis	骨端炎，骨突炎
a. of tibial tubercle	胫骨粗隆骨软骨病
a. tibialis adolescentium	青年期胫骨骨突炎
apoplexy	卒中，中风
apoptosis	凋亡（细胞）
apparatus，apparatus/apparatuses（复数）	仪器、装置
extensor a.	伸肌结构
appliance	①器具，用具　②矫正器
apposition	对位
apprehension test	脱位恐惧试验
approach	入路
extensile a.	扩大入路

extraperitoneal a	腹膜外入路
intraforaminal a.	椎间孔内入路
parapatellar a.	髌旁入路
saber-cut a.	军刀状切开入路
split patella a.	经髌腱入路
surgical a.	外科入路
transacromial a.	经肩峰入路
triceps-splitting a.	经三头肌入路
triceps-sparing a.	三头肌旁入路
approximation suture	接近缝合
arachnodactyly	细长指（趾），蜘蛛脚样指（趾）
arachnoid	蛛网膜
arachnoiditis	蛛网膜炎
arch	①弓　②弓形，半圆形
carpal a.	腕弓
coracoacromial a.	喙肩弓
deep palmar a.，arcus palmaris profundus	掌深弓
a. of foot	足弓
a. fracture	足弓骨折
longitudinal plantar a.	足底纵弓
metacarpal a.	掌弓
metatarsal a.	跖骨弓
neural a.	神经弓（椎弓）
plantar arterial a.	足底动脉弓
pubic a.	耻骨弓
superfacial palmar a.，arcus palmaris	掌浅弓

superficialis	
a. support	足弓垫
transverse a. of foot, arcus pedis transversalis	足底横弓
vertebral a.	椎弓
area	①面积　②区域
areflexia	无反射，反射消失
areolar tissue	疏松结缔组织
argentaffinoma	嗜银细胞瘤
argentation	银染法
arm	臂
lever a.	杠杆臂
lower a.	前臂
a. sling	臂悬吊
a. span	指端距离
upper a.	上臂
armpit	腋窝
arrest	停止
epiphyseal a.	骨骺生长停止
growth a.	发育停止
arrhythmic activity	非律动性活动
arterial	动脉的
a. clamp	血管夹
a. graft	动脉移植
a. occlusion	动脉闭塞
arteriogram	动脉造影片
arteriography	动脉造影术

arteriole	小动脉
arteriorrhaphy	动脉缝合
arteriosclerosis，AS	动脉硬化
arteriospasm	动脉痉挛
arteriostenosis	动脉狭窄
arteriotomy	动脉切开术
arteriovenous，AV	动静脉，动静脉的
a. aneurysm	动静脉瘤
a. fistula，AVF	动静脉瘘
a. malformation，AVM	动静脉畸形
a. shunt	动静脉短路
arteritis	动脉炎
artery	动脉
feeding a.	滋养动脉
medial femoral circumflex a.， MFCA	旋股内侧动脉
arthralgia	关节痛
arthrectomy	关节切除术
arthresthesia	关节感觉
arthritis，arthritides（复数）	关节炎
acute a.	急性关节炎
alkaptonuric a.	尿黑酸性关节炎
crystal-induced a.	晶体性关节炎
degenerative a.	退行性关节炎
gouty a.	痛风性关节炎
hemophilic a.	血友病性关节炎
hypertrophic a.	肥大性关节炎

infectious a.	感染性关节炎
juvenile rheumatoid a. ， JRA	幼年型类风湿关节炎
a. mutilans	损毁性关节炎
ochronotic a.	褐黄病性关节炎
psoriatic a. ， PA	银屑病性关节炎，牛皮癣性关节炎
pyogenic a.	脓毒性关节炎
rheumatoid a. ， RA	类风湿关节炎
septic a.	化脓性关节炎
suppurative a.	脓毒性关节炎
syphilitic a.	梅毒性关节炎
traumatic a.	创伤性关节炎
tuberculous a.	结核性关节炎
vertebral a.	脊椎关节炎
arthrocele	关节肿胀
arthrocentesis	关节穿刺术
arthrochalasis	关节松弛
arthroclasis	关节僵硬
arthrodesis	关节融合术
compression a.	加压关节融合术
extra-articular a.	关节外关节融合术
intra-articular a.	关节内关节融合术
pantalar a.	全距骨融合术
resection a.	关节切除融合术
sliding a.	移动骨片关节融合术
subtalar a.	距下关节融合术
triple a.	三关节融合术

arthrodiastasis	滑动关节炎，关节分离
arthrodial joint	滑动关节，平面关节
arthrodynia	关节痛
arthrodysplasia	关节发育不良
arthroempyesis	关节化脓
arthroendoscopy	关节内镜检查
arthroereisis	关节制动术
arthrofibrosis	关节纤维性粘连
arthrogram	关节造影片
arthrography	关节造影术
arthrogryposis	关节挛缩，关节弯曲
a. multiplex congenital，AMC	先天性多发性关节挛缩症
arthrokatadysis	关节内陷
arthrolith	关节石病
arthrology	关节学
arthrolysis	关节松解术
arthrometer	关节动度测量法
arthropathology	关节病理学
arthropathy	关节病
alkaptonuric a.	尿黑酸性关节病
crystal-induced a.	晶体性关节病
cuff tear a.	肩袖撕裂性关节病
hemophilic a.	血友病性关节病
neuropathic a.	神经病性关节病，夏柯关节病
ochronotic a.	褐黄病性关节病
osteopulmonary a.	肺性骨关节病
static a.	平衡不良性关节病

syphilitic a.	梅毒性关节病
tabetic a.	脊髓痨性关节病
arthroplasty	关节成形术
acetabular a.	髋臼成形术
capsular a.	关节囊关节成形术
carpometacarpal a.	腕掌关节成形术
cup a.	臼杯成形术
interposition a.	中间物插入关节成形术
low friction a., LFA	低摩擦［人工关节］成形术
resection a.	切除关节成形术
resurfacing a.	关节面成形术
reverse shoulder a.	反向肩关节成形术
revision a.	［人工关节］翻修术
total ankle a.	全踝关节成形术
total elbow a.	全肘关节成形术
total hip a., THA	全髋关节成形术
total knee a., TKA	全膝关节成形术
total shoulder a.	全肩关节成形术
total wrist a., TSA	全腕关节成形术
arthropyosis	关节化脓
arthrorisis	关节制动术
arthroscope	关节内镜
arthroscopic	关节镜的
a. debridement	关节镜下关节清理术
a. meniscectomy	关节镜下半月板切除术
a. microdiskectomy, AMD	关节镜下椎间盘显微切除术
a. synovectomy	关节镜下滑膜切除术

arthroscopy	关节内镜检查
arthrosis	关节病
arthrostomy	关节造口术
arthrosynovitis	关节滑膜炎
arthrotomy	关节切开术
arthroxesis	关节面搔刮术
articular	关节的
a. blockage	关节阻滞
a. cartilage	关节软骨
a. cartilage lesion	关节软骨损伤
a. disc	关节盘
a. fracture	关节［面］骨折
a. labrum	关节唇
a. nerve	关节神经
a. process	关节突起
a. surface	关节面
a. surface fracture	关节面骨折
articulation	关节
artifact	①人工产物 ②人为现象
artificial	人工的，人造的，假的
a. bone	人工骨
a. joint	人工关节
a. ligament	人造韧带
a. limb	假肢，义肢
a. tendon	人造肌腱
asepsis	无菌
aseptic	无菌的，洁净的

a. epiphyseal necrosis	无菌性骨骺坏死
a. loosening	无菌性松动
a. necrosis	无菌性坏死
a. [avascular] necrosis of femoral head, ANF	股骨头无菌性（缺血性）坏死
a. osteolysis	无菌性骨溶解
Ashworth scale	Ashworth 肌张力分级
asphyxia	窒息
aspiration	吸引
aspirator	吸引器
assessment	评定，估价
assimilation	①融合 ②同化
atlas a.	寰枕融合
associated injury	合并伤
astasia	站立不能（因肌力不协调所致）
asternia	无胸骨 [畸形]
asthenia	无力 [症]
astragalectomy	距骨切除术
astragalus	距骨
astroblast	成星形细胞，星形母细胞
astroblastoma	成星形细胞瘤，星形母细胞瘤
astrocyte	星形细胞
astrocytoma	星形细胞瘤
asynchrony	协调障碍
asynergia	协同动作不能
asyntaxia	胚胎发育不全
asystole	心脏停搏

ataxia	共济失调，运动失调
ataxic gait	共济失调步态
athetosis	手足徐动症
athletic trainer	运动教练员
atlantal	寰椎的
a. transverse ligament	寰椎横韧带
a. arthrodesis	寰枢关节融合术
a. dislocation	寰枢关节脱位
a. fracture dislocation	寰枢关节骨折脱位
a. joint	寰枢［椎］关节
a. rotary dislocation	寰枢关节旋转脱位
a. rotatory fixation，AARF	寰枢关节回旋位固定
a. subluxation，AAS	寰枢关节半脱位
atlantoaxial，AA	寰枢［椎］的
atlantodental distance，ADD	寰椎齿突间距离
atlantodental joint	寰枢关节
atlantooccipital	寰枕的
a. dislocation	寰枕关节脱位
a. fusion	寰枕关节融合术
a. injuries	寰枕关节损伤
a. joint	寰枕［骨］关节
a. subluxation	寰枕关节半脱位
atlantoodontoid interspace	寰椎齿突间间隙
atlas	寰椎［第一颈椎］
a. assimilation	寰椎颅骨愈合［症］
a. fracture	寰椎骨折
atonia	张力缺乏

atony	张力缺乏，张力弛缓
atraumatic	无创的
a. needle	无创［带线］缝合针
a. osteolysis of distal clavicle	非创伤性锁骨远端骨溶解
atrophic nonunion	萎缩性骨不连
atrophy	萎缩
augmentation	增强［法］
Austin Moore arthroplasty	Austin-Moore 型人工股骨头成形术
autoantibody	自身抗体
autoantigen	自身抗原
autocompression plate	自动加压接骨板
autogenous bone graft	自体骨移植
autograft	自体移植
patellar bone-tendon-bone a.	自体骨 - 髌腱 - 骨重建前交叉韧带
autoimmune disease	自身免疫病
autologous	自体的
a. blood transfusion	自体输血
a. chondrocyte implantation，ACI	自体软骨细胞移植
autonomic nervous system，ANS	自主神经系统
autonomous sensory zone	固有感觉区
autoradiogram	放射自显影［照］片
autotomography	体动 X 线体层照相术（患者的身体动，X 线管不动）
autotransfusion	自体输血
autotransplantation	自体移植
avascular	无血管的

B

a. necrosis of the femoral head	股骨头缺血性坏死
a. nonunion	缺血性骨不连，缺血性骨愈合不良
avulsion	①撕脱法　②撕脱伤　③抽出术
a. fracture	撕脱骨折
axial	轴的
a. skeleton	脊柱
a. skin flap	轴形皮瓣
a. skin flap transfer	轴形皮瓣转移术
axilla	腋窝
axillary	腋窝的
a. artery（vein）	腋动脉（静脉）
a. block	腋窝阻滞
a. crutch	腋拐
a. nerve	腋神经
axis bone	枢椎，第二颈椎
axis cylinder	轴索
axolemma	轴膜
axonotmesis	轴索断裂
axon	轴索
a. reflex	轴索反射
azymia	酶缺乏

B

baby	婴儿
bacillus Calmette-Guérin，BCG	卡介苗

back	背，背部
adolescent round b.	青少年圆背
b. brace	躯干支具，背部支具
b. pain	背痛
backache	背痛
backbone	脊柱，背骨
backflow	回流，反流
backside wear	人工关节［内衬］背侧磨损
bacteremia	菌血症
bacteriology	细菌学
bacterium	细菌
Baker's cyst	贝克囊肿（腘窝滑液囊肿）
baja	过低位
patella b.	髌骨低位
balance	平衡
balanced suspension	平衡悬吊
ball of the foot	跖球，跖球部
ball-and-socket	球窝的，杵臼的
b. -a. -s. ankle prosthesis	球窝踝关节假体
b. -a. -s. joint	球窝关节
ball-tipped pedical sounder	圆头椎弓根探子
Baller-Gerold syndrome	Baller-Gerold 综合征（颅骨早闭、桡骨发育不良综合征）
ballottable patella	浮髌试验，冲击触诊
bamboo spine	竹节样脊椎
band	①带 ②索 ③韧带
AO tension b.	AO 张力带

iliotibial b.	髂胫束
pelvic b.	骨盆带
bandage	绷带
adhesive b.	黏附绷带
compression b.	压迫绷带
elastic b.	弹性绷带
Esmarch b.	驱血绷带
figure-of-8 b.	8 字绷带
Kerlix b.	纱布绷带
Bankart lesion	Bankart 损伤，盂唇前下损伤，盂肱下韧带撕裂（常伴肩关节前脱位）
Barlow test	Barlow 髋关节后脱位试验
barium，Ba	钡
b. sulfate	硫酸钡（消化道造影剂）
barrier	屏障，屏蔽
blood-brain b.，BBB	血脑屏障
radiation b.	辐射屏蔽
Barton fracture	Barton 骨折（桡骨远端关节内骨折伴掌侧移位）
basal skull fracture	颅底骨折
baseball	棒球
b. elbow	棒球肘
b. finger	棒球指
basilar	基底的，基部的
b. impression	扁平颅底
b. invagination	颅底陷入症

Batson plexus vein	Batson 静脉丛，硬膜外腔静脉丛
Baumann angle	Baumann 角（肱骨轴线与肱骨小头骨骺夹角）
bayonet apposition	分离移位
bed rest	卧床休息
bedsore	褥疮
below	在……下面
b. elbow，BE	肘下
b. elbow amputation	肘下截肢
b. elbow prosthesis	肘下假肢
b. knee，BK	膝下
b. knee amputation，BKA	膝下截肢
b. knee prosthesis	膝下假肢
bending	弯曲的
b. fracture	屈曲骨折
b. strength	抗弯强度
benign	良性的
b. fibrous histiocytoma	良性纤维组织细胞瘤
b. tumor	良性肿瘤
Bennett's fracture	Bennett 骨折（第一掌骨基底骨折伴半脱位或脱位）
benzoin adhesive	安息香黏合剂
beveled chisel	斜边錾
biaxial joint	二轴关节
biceps	二头的
b. brachialis muscle transfer	肱二头肌转位术
b. brachii muscle	肱二头肌

b. brachii tendon	肱二头肌腱
b. femoris muscle	股二头肌
b. femoris tendon	股二头肌腱
b. jerk	二头肌反射
b. reflex	二头肌反射
b. suspension procedure	二头肌悬吊术
b. tendinitis	二头肌肌腱炎
bicepsplasty	二头肌成形术
bicipital	二头肌的
b. groove，BG	肱二头肌结节间沟
b. ridges	[肱骨] 二头肌粗隆
b. tendinitis	二头肌肌腱炎
b. tenosynovitis	二头肌肌腱鞘炎
b. tuberosity	二头肌粗隆
bicompartmental knee replacement	膝双髁关节面重建术
biconcave vertebra	双凹椎体，鱼形椎体
bicondylar fracture	双髁骨折
bicortical	双皮质的
b. iliac bone graft	双皮质髂骨移植
b. screw fixation	双皮质螺钉固定
bidactyly	二指（趾）症
Bier block	Bier 阻滞，止血带下静脉局部麻醉
bifacetal dislocation	双侧椎间关节突关节脱位
bifid thumb	分叉拇指
bifurcate ligament	分叉韧带
bifurcation	分支，分叉点
b. osteotomy	分叉截骨

Bigelow
  B. ligament   髂股韧带
  B. posterior hip dislocation Bigelow 髋关节后脱位复位法
    maneuver   （问号复位）
big toe   踇趾
bilateral   双侧
bilocular joint   二腔关节，双腔关节
bimalleolar ankle fracture   双踝骨折
bioabsorbable   生物吸收性
  b. pin fixation   可吸收针固定
  b. screw fixation   可吸收螺钉固定
bioactive   生物活性
biochemistry   生物化学
biocompatibility   生物相容性
biodegradable   易发生生物降解的
  b. fixation   可生物降解固定
  b. plate   可生物降解接骨板
bioelectricity   生物电
bioenvironment   生物环境
biofeedback   生物反馈
bioimplant   生物植入物
bioinert   生物惰性
biological   ①生物学的　②生物制品
biomaterial   生物材料
biomechanics   生物力学
biomedical engineering   生物医学工程
biomedical material   生物医学材料

biopsy	活检
aspiration needle b.	针吸活检
bone b.	骨活检
core-needle b. ，CNB	针芯穿刺活检
excisional b.	切除活检
frozen section b.	冰冻活检
incisional b.	切开活检
muscle b.	肌活检
needle b.	针吸活检
open b.	切开活检
bioresorbable pin	可吸收针
bipartite patella	二分髌骨
bipedal walking	双足行走
bipedicle flap	双蒂皮瓣
bipolar cautery	双极电刀
birth	①分娩，出生　②起源
b. defect	出生缺陷
b. fracture	出生骨折，分娩骨折
b. injury	出生创伤，分娩损伤
b. palsy	分娩麻痹，产伤麻痹
bit	钻头
drill b.	钻头
bite	咬合
b. wound	咬伤
bivalve cast	双开石膏管型
blade	刀片，叶片
b. plate	接骨板

shoulder b.	肩胛骨
blast injury	冲击伤
bleeding	出血
blister	水泡
block	①麻醉，阻滞［术］ ②块
axillary b.	腋窝阻滞
brachial plexus b.	臂神经丛阻滞
digital nerve b.	指神经阻滞
facet joint b.	椎间关节阻滞
nerve b.	神经阻滞
saddle b.	鞍区阻滞
scalene b.	斜角肌阻滞
stellate ganglion b.	星状神经节阻滞
sympathetic b.	交感神经阻滞
b. vertebra	块状椎
blood	血
b. bank	血库
b. clot	血块
b. type	血型
b. vessel grafting	血管移植
Blount's disease	Blount 病（特发性、非生理性膝内翻畸形）
blunt	钝的
b. dissection	钝性分离
b. retractor	钝钩
b. trauma	钝伤
body	身体，躯干

b. cast	躯干管型
b. -powered upper-limb prosthesis	自身力源上肢假肢
b. surface area	体表面积
Böhler angle	Böhler 角（跟骨角）
bone	骨，骨骼
accessory b.	附骨
b. abscess	骨脓肿
b. age	骨龄
allograft b.	同种异体骨移植
artifical b.	人工骨
b. awl	骨锥
b. bank	骨库
b. biopsy	骨活检
b. block	骨块
b. bruise	骨挫伤
b. canaliculus	骨小管
cancellous b.	松质骨，海绵骨
b. cavity	骨小腔
b. cement	骨水泥
b. chips	骨碎片
b. chisel	骨凿
compact b.	密质骨
cortical b.	皮质骨
b. conduction	骨传导
b. cyst	骨囊肿
b. density	骨密度（X 线片上的）
b. drill	骨钻

b. dysplasia	骨发育不良
endochondral b.	软骨内成骨
b. fixation	骨固定
flat b.	扁平骨
b. formation	骨形成
b. fragment	骨片，骨折片
b. gouge	骨圆凿
b. graft	骨移植，移植骨
b. graft impactor	骨移植压实器
b. harvesting	取骨术
b. holder	持骨器，骨把持钳
b. hook	骨钩
b. induction	骨诱导
b. infarction	骨梗塞死
b. ingrowth	骨长入
irregular b.	不规则骨
b. island	骨岛
b. lacuna	骨陷窝，骨小腔
b. lamella	骨板层
lamellar b.	板层骨
lamellated b.	板层骨
b. lengthening	骨延长
long b.	长骨
b. loss	骨丢失
b. marrow	骨髓
b. marrow pressure	骨髓压
b. marrow transplantation	骨髓移植

b. matrix	骨基质
membranous b.	膜化骨
b. metastasis	骨转移
b. mineral content，BMC	骨矿物质含量
b. mineral density，BMD	骨矿物质密度
b. morphogenetic protein，BMP	骨形成蛋白，骨形态生成蛋白
b. necrosis	骨坏死
b. nibbler	碎骨钳
b. pain	骨痛
b. peg	骨钉
periosteal new b.	骨膜化骨
b. rasp	骨锉
b. remodeling	骨重建
b. remodeling unit	骨重建单位
b. resection	骨切除
b. resorption	骨吸收
b. saw	骨锯
b. scan	骨扫描
b. scintigraphy	骨闪烁摄影
sesamoid b.	籽骨
short b.	短骨
spongy b.	海绵骨
subchondral b.	软骨下骨
supernumerary b.	额外骨，附加骨
b. trabecula	骨小梁
trabecular b.	骨小梁，松质骨
b. trephine	骨环钻

b. tuberculosis	骨结核
b. tumor	骨肿瘤
b. wax	骨蜡
woven b.	编织骨，非层板骨
bony	骨的
b. ankylosis	骨性强直
b. avulsion	骨性撕脱
b. deformity	骨性畸形
b. eburnation	骨象牙质
b. erosion	骨侵蚀
b. exostosis	外生骨疣
b. fusion	骨性融合
b. landmark	骨性标志
b. prominence	骨突
b. union	骨性愈合
boring	钻孔〔术〕
bovine	牛
b. collagen	牛胶原
b. collagen graft	牛胶原移植
bowleg	膝内翻，"O"形腿
b. deformity	膝内翻畸形，"O"形腿畸形
boxer's fracture	拳击骨折
brace	①支架 ②背带
back b.	脊柱矫形器
functional b.	功能性支架
ischial weight-bearing b.	坐骨承重支具
long leg b. , LLB	长腿支具

neck b.	颈托
non-weight-bearing b.	免荷支具
short leg b. ，SLB	短腿支具
standing b.	站立位支具
brachial	臂的
b. artery［vein］	肱动（静）脉
b. plexus	臂丛
b. plexus block	臂神经丛阻滞
b. plexus injury	臂丛损伤
b. plexus palsy	臂丛［神经］麻痹
b. plexus paralysis	臂丛［神经］麻痹
b. plexus traction injury	臂丛牵拉损伤
brachialgia	臂痛，上肢痛
brachialis muscle	肱肌
brachiocephalic vein	头臂静脉
brachioradialis	肱桡肌
b. muscle	肱桡肌
b. reflex	肱桡肌反射
b. tendon	肱桡肌腱
b. transfer	肱桡肌转移术
brachybasia	碎步，小步
brachycephaly	短头
brachydactyly	短指（趾）症
brachykerkic	短前臂的
brachymelia	短肢症
brachymetacarpia	短掌骨症
brachymetatarsia	短跖骨症

brachyphalangia	短指（趾）骨症
brachytherapy	近距离放疗
brain stem	脑干
Braun frame	布朗架
breast	①胸　②乳腺
funnel b. (chest)	漏斗胸
pigeon b. (chest)	鸡胸
brevicollis	短颈畸形
bridge	桥
b. graft	桥状移植
b. plate	桥接钢板
bridge callus	桥梁骨痂
brisement force	强力矫正（强力矫正关节僵直）
brittle bones	骨形成不全
broach	开髓器
Brodie's	
B. abscess	Brodie 脓肿，骨髓炎
B. ligament	Brodie 韧带，肱骨横韧带
Brown-Sequard syndrome	Brown-Sequard 综合征，脊髓半切综合征
brown tumor	棕色瘤
bruise	①挫伤　②皮下出血
bone b.	骨挫伤
bucket-handle tear	桶柄状撕裂
buckle fracture	膨隆骨折
buckling	扭曲
bulbocavernous reflex	球海绵体反射

bulging   膨隆，突出

bullet wound   子弹伤，射伤

bundle   束

   neurovascular b.   神经血管束

bunion   踇指滑囊炎，踇外翻

bunionectomy   踇囊炎切除术

bunionette   小趾囊炎

bur，burr   磨钻

   Midas b.   Midas 磨钻（美敦力）

buried suture   包埋缝合

burn   烧伤

   b. contracture   烧伤性挛缩

   b. syndactyly   烧伤并指

bursa，bursae（复数）   囊，黏液囊

   adventitious b.   摩擦囊，偶发性滑囊

   iliopectineal b.   髂耻囊

   olecranon b.   鹰嘴皮下囊，鹰嘴滑囊

   prepatellar b.   髌前囊

   radial b.   桡侧囊

   subacromial b.   肩峰下囊

   trochanteric b.   转子囊

   ulnar b.   尺侧囊

bursal   囊的，黏液囊的

   b. cyst   滑膜囊肿

   b. inflammation   滑囊炎

bursectomy   黏液囊切除术

bursitis   黏液囊炎，滑囊炎

calcific b.	钙化性滑囊炎
subacromial b.	肩峰下滑囊炎
retrocalcaneal b.	跟后滑囊炎
bursocentesis	滑液囊穿刺术
bursopathy	滑囊病
bursotomy	滑液囊切开术
burst	爆裂
b. fracture	爆裂骨折
b. fracture of vertebral body	椎体爆裂骨折
butterfly	蝴蝶
b. fracture	蝶形骨折
b. vertebra	蝶形椎
buttock	臀部
buttress	支持，支持的
b. plate	支撑接骨板
b. plate fixation	支撑接骨板固定
b. screw	支撑螺钉

C

cable	钢缆
c. fixation	钢缆固定
cadence	步调
cage	椎间融合器
lumbar intersomatic fusion expandable c.	膨胀式椎间融合器融合术
calcaneal	跟骨的

c. apophysitis	跟骨粗隆炎
c. avulsion fracture	足跟撕脱性骨折
c. fat pad	跟脂肪垫
c. gait	跟足步态，仰足步态
c. osteotomy	跟骨截骨术
c. spur	跟骨骨刺
c. tenodesis	跟腱固定术
c. tuberosity	跟骨结节
c. valgus	仰趾外翻足
c. varus	仰趾内翻足
calcanectomy	跟骨切除术
calcaneoastragaloid	跟距的
calcaneocavovarus	仰趾内翻足
calcaneocavus	仰趾弓形足
calcaneocuboid	跟骰的
c. articulation	跟骰关节
c. coalition	跟骰融合
c. distraction arthrodesis	跟骰牵引关节融合术
c. joint	跟骰关节
c. ligament	跟骰韧带
c. subluxation	跟骰半脱位
calcaneodynia	跟痛症
calcaneofibular	跟腓的
c. ligament	跟腓韧带
calcaneonavicular	跟舟的
c. bar	跟舟骨连接
c. coalition	跟舟融合

C

c. joint	跟舟关节
c. ligament	跟舟韧带
calcaneoplantar	跟跖的
calcaneotibial	跟胫的
c. arthrodesis	跟胫关节融合术
c. ligament	跟胫韧带
calcaneovalgocavus	仰趾外翻 [弓形] 足
calcaneus，calcanei（复数）	跟骨
calcar	距
femorale c.	股骨距
femorale c. replacement prosthesis	股骨距置换型假体
calcemia	钙血症
calcific	钙化的
c. bursitis	钙化性滑囊炎
c. tendonitis	钙化性跟腱炎
calcification	钙化
heterotopic c.	异位钙化
c. of ligamentum flavum	黄韧带钙化
calcinosis	钙质沉着症
c. intervertebralis	椎间钙质沉着症
tumoral c.	瘤样钙质沉着症
calciprivia	钙缺失
calcitonin	降钙素
calcium，Ca	钙
c. carbonate	碳酸钙
c. deposit	钙质沉着
c. hydroxyapatite	羟基磷灰石

c. gluconate	葡萄糖酸钙
c. lactate	乳酸钙
c. phosphate ceramic	磷酸钙陶瓷
calf	腓肠（小腿肚）
calibration	校正
caliper	卡钳（尺）
callosity	胼胝
callotasis	骨痂延长术
callus	骨痂，胼胝
bony c.	骨痂
bridging c.	桥连骨痂
cartilaginous c.	软骨性骨痂
central c.	中央骨痂
definitive c.	永久骨痂
c. distraction	骨痂延长术
external c.	外骨痂
intermediate c.	中间骨痂
internal c.	内骨痂
permanent c.	永久骨痂
provisional c.	暂时性骨痂
sealing c.	髓腔骨痂
calvaria	颅顶
camptodactyly	先天性指屈曲
camptomelia	肢体弯曲
camptomelic dysplasia	弯肢发育异常
canal	管
adductor c.	收肌管

carpal c.	腕管
Guyon c.	尺管
Haversian c.	哈氏管
Hunter c.	收肌管
medullary c.	骨髓腔
obturator c.	闭孔管
sacral c.	骶管
spinal c.	脊髓管，脊髓中央管
tarsal c.	跗骨管
vertebral c.	椎管
Canale view	Canale 距骨相
cancellous	网状骨质的，网状的
c. bone	海绵骨，松质骨
c. bone screw	松质骨螺钉
c. insert graft	松质骨插入移植
c. strip graft	松质骨骨条移植
cancer	癌
cane	手杖
canulated screw fixation	空心螺钉固定术
capillary	毛细管
c. haemangioma	毛细血管瘤
capitate	有头的
c. bone	头状骨
c. -hamate joint	头钩关节
c. -lunate joint	头月关节
capitatum	头状骨
capitellum	肱骨小头

c. fracture	肱骨小头骨折
capsular	囊，关节囊
c. adhesion	关节囊粘连
c. ligament	关节囊韧带
c. release	关节囊松解
c. support tissue	关节囊支撑组织
capsule	囊，被膜
joint c.	关节囊
capsulectomy	关节囊切除术，晶状体囊切除术
capsulitis	关节囊炎
adhesive c.	粘连性关节囊炎
capsulodesis	关节囊固定术
capsuloplasty	关节囊成形术
capsulorrhaphy	关节囊缝合术（指关节）
capsulosynovectomy	关节囊滑膜切除术
capsulotomy	关节囊切开术
caput，capita（复数）	头
carbon	碳
c. dioxide	二氧化碳
c. fiber	碳纤维
c. fiber fixator	碳纤维固定器
c. fiber implant	碳纤维植入物
c. fiber plate	碳纤维接骨板
c. monoxide	一氧化碳
carboplatin，CBP	卡铂
carbuncle	痈
carcinoembryonic antigen，CEA	癌胚抗原

carcinoma 癌

  fistula c. arising from chronic osteomyelitis 慢性骨髓炎窦道继发癌

carcinosarcoma 癌肉瘤

cardiovascular accident，CVA 心血管意外

carotid 颈动脉

  c. sinus 颈动脉窦

carpal 腕

  c. bone 腕骨

  c. bone stress fracture 腕骨应力骨折

  c. instability 腕骨不稳定

  c. joint 腕关节

  c. ligament 腕关节韧带

  c. navicular bone 腕舟骨

  c. navicular fracture 腕舟骨折

  c. row 腕骨列

  c. scaphoid bone fracture 腕舟骨折

  c. synovectomy 腕关节滑膜切除

  c. tunnel（canal） 腕管

  c. tunnel release 腕管松解术

  c. tunnel syndrome 腕管综合征

carpale 腕骨

carpectomy 腕骨切除术

carpometacarpal，CM 腕掌的

  c. arthrodesis 腕掌关节融合术

  c. arthroplasty 腕掌关节成形术

  c. dislocation 腕掌关节脱位

c. fracture dislocation	腕掌关节骨折脱位
c. joint，CM joint	腕掌关节
c. joint fracture	腕掌关节骨折
carpophalangeal	腕指的
carporadial articulation	桡腕关节
carpus，carpi（复数）	腕
carrying angle	[肘] 外翻角
cartilage	软骨
articular c.	关节软骨
costal c.	肋软骨
elastic c.	弹性软骨
fibrous c.	纤维软骨
c. graft	软骨移植
hyaline c.	透明软骨
c. hypertrophy	软骨肥大
c. matrix	软骨基质
semilunar c.	半月板
triangular c.	[下尺桡] 三角形关节软骨
triradiate c.	髋臼软骨，Y 形软骨
Y c.	Y 形软骨
cartilaginous	软骨的
c. coalition	软骨联合
c. degeneration	软骨退行性变
c. growth plate	软骨生长板
c. loose body	软骨游离体
c. spur	软骨骨刺
c. tumor	软骨肿瘤

c. tumors of borderline malignancy	交界性软骨肿瘤
caseous necrosis	干酪样坏死
cast	石膏绷带，石膏管形
c. blade	石膏管形刀
body c.	躯干管形
c. breaker	石膏管形撬开器
corrective c.	矫正石膏管形
cylinder c.	管形石膏
hanging arm c.	手臂悬挂石膏
hip spica c.	髋关节人字石膏
localizer c.	定位石膏
long leg c., LLC	长腿石膏
padded c.	有衬石膏
c. padding	石膏管形内衬垫
plaster c.	石膏管形
c. removal	拆除石膏管形
serial c.	连续矫正石膏
short leg c., SLC	短腿石膏
skin-tight c.	无衬石膏
c. syndrome	石膏管形综合征
turnbuckle c.	套筒石膏
unpadded c.	无衬石膏
walking c.	可行走石膏
wedging c.	楔形石膏
catheter	导管
cauda equina	马尾
c. e. syndrome	马尾综合征

caudal block	骶管阻滞
caudocephalad，caudocranial	从尾侧向头侧
causalgia	灼性神经痛
cauterization	①烧灼止血　②灸
cautery	烧灼术
cavernous haemangioma	海绵状血管瘤
cavity	腔，[空] 洞，盂，窝
abdominal c.	腹腔
cotyloid c.	髋臼
epidural c.	硬膜外腔
glenoid c.	关节盂
joint c.	关节腔
marrow c.	骨髓腔
medullary c.	骨髓腔
pelvic c.	盆腔
thoracic c.	胸腔
cavocalcaneovalgus	高弓仰趾外翻足
cavoequinovarus	高弓马蹄内翻足
cavovalgus	高弓外翻足
cavovarus	高弓内翻足
cavus	弓形足
cellulitis	蜂窝 [组] 织炎
cellulose	纤维素
cement	①水泥　②黏固粉
c. impactor	骨水泥压实器
c. injection gun	骨水泥灌注器
c. interface	骨水泥界面

c. pressurizer	骨水泥加压器
c. removal	骨水泥去除术
c. removal chisel	骨水泥去除凿子
c. restrictor	骨水泥栓
cement-bone interface	骨水泥骨界面
cemented total hip arthroplasty	骨水泥全髋关节成形术
cementless prosthesis	非骨水泥关节
cementless total hip arthroplasty	无骨水泥全髋关节成形术
center	中心，中枢
c. of gravity	重心
c. of ossification	骨化核，骨化中心
central	中央的
c. band	中央索
c. column	[脊柱] 中央柱
c. disc protrusion	中央型椎间盘脱出症
c. dislocation	中心性脱位
c. nervous system，CNS	中枢神经系统
c. disk prolapse	中央型椎间盘脱出症
c. slip	中央腱束，中央囊
c. venous pressure，CVP	中心静脉压
centrifugal（efferent）fiber	离心性纤维
centripetal（afferent）fiber	向心性纤维
cephalomedullary nail	头向髓内钉
ceramic liner	陶瓷衬垫
cerclage	环扎术（折骨端）
cerebellar gait	小脑性步态
cerebral palsy，CP	脑性麻痹，脑瘫

cerebrospinal fluid，CSF	脑髓液
cerebrovascular accident，CVA	脑血管意外
cervical	颈部的
c. disc excision	颈椎间盘切除术
c. discectomy	颈椎间盘切除术
c. discography	颈椎间盘造影［术］
c. dislocation	颈椎脱位
c. fusion	颈椎融合术
c. ganglion	颈神经节
c. interbody fusion	颈椎椎体间融合术
c. laminectomy	颈椎椎板切除术
c. lordosis	颈椎前凸
c. midline disc herniation	中央型颈椎间盘脱出症
c. myelopathy	颈髓症
c. nerve	颈神经
c. nerve root injury	颈神经根损伤
c. orthosis	颈椎矫正器
c. osteotomy	颈椎截骨术
c. plexus	颈丛
c. radiculitis	颈神经根炎
c. rib	颈肋
c. rib syndrome	颈肋综合征
c. spine	颈椎
c. spine decompression	颈椎减压术
c. spine kyphotic deformity	颈椎后凸畸形
c. spine laminectomy	颈椎椎板切除术
c. spine posterior fusion	颈椎后路融合术

c. spondylolisthesis	颈椎滑脱
c. spondylosis	颈椎病
c. spondylotic amyotrophy	颈椎病性肌萎缩
c. spondylotic myelopathy，CSM	脊髓性颈椎病
c. traction	颈椎牵引
c. vertebra	颈椎
cervicobrachial syndrome	颈臂［肩］综合征
cervicocranial syndrome	颈颅综合征
cervicogenic headache	颈源性头痛
cervicooccipital fusion	颈枕融合
cervicothoracic	颈胸［廓］的
c. ganglion	颈胸神经节
c. orthosis	颈胸矫形架
cervicothoracolumbosacral orthosis，CTLSO	颈 - 胸 - 腰 - 骶矫形架
Chaput fragment	下胫腓韧带所附着的边缘胫骨块
Charcot joint	Charcot 关节
Charcot-Marie-Tooth disease，CMT	Charcot-Marie-Tooth 病，进行性神经性腓骨肌萎缩症
Charnley arthroplasty	Charnley 人工关节
Chauffeur's fracture	Chauffeur 骨折，桡骨茎突骨折，驾驶员骨折
cheilectomy	关节唇切除术
cheilotomy	骨唇切开术
cheiromegaly	巨手
chemoceptor	化学感受器，化学受体
chemodectoma	化学感受器瘤（非嗜铬性副神经

	节瘤）
chemonucleolysis	髓核［化学］溶解术
chemoradiotherapy	化学放射疗法
chemotherapy	化学疗法
adjuvant c.	辅助化疗
neoadjuvant c.	新辅助化疗，预调节化疗
chest	胸，胸廓
funnel c.（breast）	漏斗胸
pigeon c.（breast）	鸡胸
Chiari malformation	Chiari 畸形
chiasma	交叉（在遗传学上指染色体交叉）
c. tendinum	腱交叉（指浅屈肌腱）
chip graft	小片移植
chisel	骨凿
chondral	软骨的
chondralgia	软骨痛
chondrectomy	软骨切除术
chondrification	软骨化
chondritis	软骨炎
costal c.	肋软骨炎
chondroblast	成软骨细胞，软骨母细胞
chondroblastoma	成软骨细胞瘤，软骨母细胞瘤
chondrocalcinosis	软骨钙质沉着病，软骨钙化症
chondrocyte	软骨细胞
chondrodynia	软骨痛
chondrodysplasia	软骨发育异常，软骨发育不良
Jansen's metaphyseal c.	Jansen 型干骺端软骨发育异常

c. punctata	点状软骨发育不良
Schmid type metaphysial c.	Schmid 型干骺端软骨发育异常
Spahr type metaphysial c.	Spahr 型干骺端软骨发育异常
chondrodystrophia	软骨营养不良
c. calcificans	钙化性软骨营养不良
c. fetalis	胎儿性软骨营养不良
chondrodystrophy	软骨营养不良
chondroectodermal dysplasia	软骨及外胚层发育异常
chondroepiphyseal	软骨骺的
chondroepiphysis	软骨骺
chondroepiphysitis	软骨骺炎
chondrofibroma	软骨纤维瘤
chondrogenesis	软骨生成
chondroid	软骨样的
chondroitin	软骨素
c. sulfate	硫酸软骨素
chondrology	软骨学
chondrolysis	软骨溶解
chondroma	软骨瘤
juxtacortical c.	皮质旁软骨瘤
periosteal c.	骨膜软骨瘤
chondromalacia	软骨软化
c. patellae	髌骨软骨软化症
chondromatosis	软骨瘤病
chondrometaplasia	软骨化生
chondromucin	软骨黏蛋白
chondromyxoid fibroma	软骨黏液样纤维瘤

chondromyxoma	软骨黏液瘤
chondromyxosarcoma	软骨黏液肉瘤
chondronecrosis	软骨坏死
chondro-osteodystrophy	骨软骨营养不良
chondropathology	软骨病理学
chondropathy	软骨病
chondrophyte	①软骨疣 ②软骨棘
chondroplasty	软骨成形术
chondroprotein	软骨蛋白
chondrosarcoma	软骨肉瘤
central c.	中央性软骨肉瘤
clear cell c.	透明细胞软骨肉瘤
dedifferentiated c.	去分化软骨肉瘤
juxtacortical（periosteal）c.	骨膜软骨肉瘤
mesenchymal c.	间叶软骨肉瘤
peripheral c.	外周性软骨肉瘤
secondary c.	继发性软骨肉瘤
chondrosarcomatosis	软骨肉瘤病
chondrosis，chondrogenesis	软骨形成
chondrosteoma	软骨骨瘤
chondrosternoplasty	①胸肋软骨成形术 ②漏斗胸矫正术
chondrotomy	软骨切开术
Chopart	
C. joint	跗中关节
C. amputation	跗中截肢（距舟和跟骰关节间）
chordoblastoma	背索胚细胞瘤，成脊索细胞瘤

chordoma	脊索瘤
chordosarcoma	脊索肉瘤
chordotomy	脊髓［前侧柱］切断术，脊髓切断术
chorea	舞蹈病
chrome	铬
chromosome	染色体
chronic	慢性的
c. compartment syndrome	慢性间隔综合征
c. lower back pain	慢性腰痛
c osteomyelitis	慢性骨髓炎
chuck	用卡盘夹紧
Jacob c.	自紧式精密夹头
cineplastic amputation	运动成形切断术
circular	圆形的，循环的
c. external fixator	环状外固定器
c. saw	环锯
circulation	循环
circumduction	环形［运动］
c. gait	回转（旋）步态
circumference	周缘
c. wiring	环状钢丝
circumflex	旋支
c. femoral artery（vein）	旋股动（静）脉
c. iliac artery（vein）	旋髂动（静）脉
c. scapular artery（vein）	旋肩胛动（静）脉
cisplatin，DDP	顺铂

clamp	钳子
clamshell	蛤壳
c. brace	扇贝叶状支具
c. osteotomy	扇贝叶状冠状面截骨
claudication	跛行
intermittent c.	间歇性跛行
clavicle	锁骨
clavicotomy	锁骨切断术
clavicular	锁骨的
c. notch	锁切迹
claviculectomy	锁骨切除术
clavipectoral fascia	胸锁筋膜
clavus，clavi（复数）	鸡眼
claw	爪
c. finger	爪形指
c. foot	爪形足
c. hand	爪形手
c. toe	爪形趾
clear cell sarcoma，CCS	透明细胞肉瘤
cleft	裂开，裂缝
c. foot	裂足
c. hand	裂手
c. lip	唇裂
c. vertebra	脊柱裂
click sign	弹响征
clindamycin	克林霉素
clinodactyly	斜指症

clone	克隆
clonus	阵挛
ankle c.	踝阵挛
closed	闭合的
c. ankle fracture	闭合性踝关节骨折
c. dislocation	闭合性脱位
c. drainage system	闭合引流系统
c. fracture	闭合性骨折
c. injury	闭合损伤
c. irrigation	闭合冲洗
c. reduction	闭合性复位
c. soft tissue injury	闭合性软组织损伤
c. suction-irrigation	闭合性引流灌洗
c. wedge osteotomy	闭合楔形截骨术
c. wound	闭合性创伤
closure	闭合
vacuum-assisted c., VAC	负压伤口疗法
clot	凝块，血凝块
clothespin spinal fusion graft	H形骨块脊柱植骨融合
cloverleaf	三叶式立体交叉
c. pin	三叶针
c. plate	三叶接骨板
clubbed finger	杵状指
clubbing	指（趾）杵状变
clubfoot	马蹄内翻足
c. release	马蹄内翻足松解术
c. splint	马蹄内翻足夹板

clubhand	内翻畸形手
coagulation disorder	凝血功能异常
coalition	融合，联合
calcaneocuboid c.	跟骰融合
calcaneonavicular c.	跟舟融合
coaptation splint	石膏接合夹板
cobalt	钴
Coban wrap	3M Coban 绷带
cobra retractor	眼镜蛇形拉钩
coccygectomy	尾骨切除术
coccygeal	尾骨的
c. nerve	马尾神经
c. spine	尾椎
coccygodynia	尾骨痛
coccyx，coccyges（复数）	尾骨
c. fracture	尾骨骨折
cochlear joint	旋转关节，螺旋关节
cock-up splint	腕关节背伸夹板，托手夹板
Codman	
c. exercise	肩关节钟摆练习
c. triangle	Codman 三角（骨肉瘤 X 线成骨表现）
coenzyme A，CoA	辅酶 A
cohort study	队列研究，定群调查
cold abscess	冷脓肿
collinear reduction clamp	共线复位钳
collagen	胶原

c. disease   胶原病

c. fiber   胶原纤维

collapse   ①虚脱 ②塌陷

vertebral body c.   椎体塌陷

collar bone   锁骨

collar and cuff sling   颈腕吊带

collared stem   带领假体

collateral   侧的，侧支，副的

c. circulation   侧副循环

c. fibular ligament   腓侧副韧带

lateral c. ligament，LCL   外侧副韧带

c. ligament   侧副韧带

c. ligament rupture   侧副韧带断裂

medial c. ligament   内侧副韧带

radial c. ligament   桡侧副韧带

tibial c. ligament   胫侧副韧带

ulnar c. ligament   尺侧副韧带

Colonna capsuloplasty   Colonna 关节囊［股骨头缩小］
                                    成形术

column   柱

anterior c.   前柱

radial c.   桡侧柱

spinal c.   脊柱

vertebral c.   脊柱

combined anterior and posterior   前后路联合入路
approach

comminuted fracture   粉碎性骨折

common	通常的，共同的
c. carotid artery	颈总动脉
c. extensor tendon	指总伸肌腱
c. extensor tendon transfer	指总伸肌腱转移
c. iliac artery（vein）	髂总动（静）脉
c. peroneal nerve	腓总神经
c. peroneal nerve syndrome	腓总神经综合征
compact bone	骨密质
compartment	骨筋膜间室
osteofascial c. syndrome	骨筋膜间室综合征
compartmental pressure	间室压
compatibility	相容性
compensatory	补偿的，代偿的
c. curve	代偿性弯曲
c. deformity	代偿性畸形
c. scoliosis	代偿性脊柱侧弯（凸）
complete fracture	完全骨折
compliance	遵守
complication	并发症
component removal	假体组件取出术
composite	复合的，复合物
c. graft	复合移植
c. joint	复合关节
c. tissue transplantation	复合组织移植
compound	①混合的，复合的　②混合物，化合物
c. fracture	开放性骨折

c. joint	复关节，复合关节
c. muscle action potential	复合肌活动电位
compress	①压迫绷带 ②敷布
compression	压迫
nerve root c.	神经根压迫
c. arthrodesis	加压关节融合术
c. bandage	压迫绷带
c. dressing	压力包扎
c. fracture	压缩骨折
c. lag screw	加压拉力螺钉
c. myelopathy	压迫性脊髓症
c. neuropathy	压迫性神经障碍
c. plate	加压钢板
c. plate fixation	加压钢板固定
c. rod	加压棒
compressive	压缩的，有压力的
c. hyperflexion injury	压力过屈伤
c. hyperextension injury	压力过伸伤
c. trabeculae	压力骨小梁
computed	计算的，使用计算机的
c. tomographic discography，CTD	椎间盘造影 CT
c. tomographic myelography，CTM	脊髓造影 CT
c. tomography，CT	计算机断层摄影
computerized axial tomography，CAT	计算机轴位 X 线体层摄影
concentric contraction	向心收缩
conduction	传导
c. block	传导阻滞

c. velocity	传导速度
condylar	髁的
c. fracture	髁部骨折
c. plate	髁接骨板
c. screw fixation	髁螺钉固定
condylarthrosis	髁状关节
condyle	髁
lateral c.	外侧髁
medial c.	内侧髁
condylectomy	关节髁切除术
condyloid joint	髁状关节，椭圆关节
condylopatellar sulcus	股骨髁髌骨切迹
condylotomy	①髁切开术　②髁切断术
cone bur	锥形磨钻
congenital	先天的，天生的
c. anomaly	先天异常
c. club foot	先天性马蹄内翻足
c. coxa vara	先天性髋内翻
c. deformity	先天［性］畸形
c. dislocation of hip，CDH	先天性髋关节脱臼
c. hemivertebra	先天性半椎体畸形
c. high scapula，Sprengel's deformity	先天性高位肩胛，Sprengel 畸形
c. malformation	先天畸形
c. muscular torticollis	先天性肌性斜颈
c. pseudarthrosis of tibia	先天性胫骨假关节
c. vertical talus	先天性垂直距骨

congestion	充血
congruency	①适应性　②适配
connective tissue，CT	结缔组织
connective tissue disease，CTD	结缔组织病
connective tissue tumor	结缔组织肿瘤
consecutive dislocation	连续脱位
conservative management	保守治疗
consolidation	①巩固　②骨质硬化
constitution	体质
constitutional symptom	全身症状
constrained prosthesis	限制式假体
continuous passive motion，CPM	持续被动运动
contour	①外形　②塑形
contraction	收缩
concentric c.	向心收缩
eccentric c.	离心收缩
isokinetic c.	等动力收缩
isometric c.	等长收缩
isotonic c.	等张收缩
tetanic c.	强直收缩
tonic c.	强直收缩
voluntary c.	随意收缩
contracture	挛缩
Dupuytren c.	掌腱膜挛缩
extension c.	伸展挛缩
flexion c.	屈曲挛缩
gastrocnemius-soleus c.	小腿三头肌挛缩

intrinsic c.	内在肌挛缩
ischemic c.	缺血性挛缩，Volkmann 挛缩
muscle（muscular）c.	肌肉挛缩
myostatic c.	肌肉短缩性挛缩
paralytic c.	麻痹性挛缩
quadriceps c.	股四头肌挛缩
soft tissue c.	软组织挛缩
web space c.	指间挛缩
contraindication	禁忌证
contralateral	对侧的
contrast agent	造影剂
contusion	挫伤
conus medullaris	脊髓圆锥
conventional central osteosarcoma	骨内普通型骨肉瘤
convex	凸
coordination	协调
coracoacromial	喙肩的
c. arch	喙肩弓
c. ligament，CAL	喙肩韧带
coracoclavicular	喙锁的
c. arthrodesis	喙锁关节融合术
c. ligament，CCL	喙锁韧带
coracohumeral ligament	喙肱韧带
coracoid	喙突，喙骨
c. fracture	喙突骨折
c. process	喙突
c. tip avulsion	喙突尖撕脱

cord   索，带，束
  heel c.   跟腱
  spinal c.   脊髓
  tethered c. syndrome   脊髓栓系综合征
cordotomy   脊髓切断术
core decompression   [骨坏死] 髓心减压术
corkscrew femoral head extractor   螺丝锥股骨头取出器
coronal plane   冠状面
coronary ligament   冠状韧带
coronoid process   冠突
corpectomy   椎体切除术
correction   矫正
  manual c.   手法矫正
corrective cast   矫正石膏
corrosion resistance   耐腐蚀性
corset   围腰
cortical   皮质的
  c. bone   皮质骨，骨皮质
  c. bone remodeling   皮质骨重建
  c. bone screw   皮质骨螺钉
  c. fracture   皮质骨骨折
  c. strut graft   皮质骨支撑移植
  c. windowing   皮质骨开窗
corticocancellous graft   皮质海绵骨移植
corticotomy   皮质骨截骨术
cosmetic surgery   美容外科，整容外科
costa   肋骨

costal	肋骨的
c. cartilage	肋软骨
c. chondritis，Tietze's syndrome	肋软骨炎
costalgia	肋骨痛
costectomy	肋骨切除术
costochondral	肋软骨的
c. joint	肋软骨关节
costochondritis	肋软骨炎
costoclavicular	肋锁骨的
c. compression	肋锁间神经卡压征
c. syndrome	肋锁综合征
costocoracoid	肋喙突的
costoinferior	下肋的
costoscapular	肋肩胛的
costosternal	肋胸骨的
costosuperior	上肋的
costotransverse joint	肋骨横突关节
costotransversectomy	肋骨横突切除术
costovertebral	肋椎的
c. angle，CVA	肋椎角
c. joint	肋椎关节
costoxiphoid	肋剑突的
Cotton ankle instability test	Cotton 下胫腓关节不稳定试验
Coumadin	华法林钠
countertraction	对抗牵引
coxa，coxae（复数）	髋
c. magna	髋增大，大头髋畸形

c. plana	扁平髋
c. profunda	深髋臼
c. valga	髋外翻
c. valga luxans	脱臼性髋外翻
c. vara	髋内翻
coxarthropathy，coxarthrosis	髋关节病
coxitis	髋关节炎
coxotuberculosis	髋关节结核
cramp	痉挛
heat c.	热痉挛
cranial nerve	脑神经
craniomeningocele	颅部脑膜膨出
craniotabes	颅骨软化
C-reactive protein，CRP	C反应蛋白
crease	皱褶，皮皱
creeping	爬行，蠕动
c. substitution	①爬行替代　②匍行置换，爬行置换
crepitation	①捻发音　②骨摩擦音
crescent sign	[股骨头软骨下骨折] 新月征
crest	嵴
iliac c.	髂嵴
intertrochanteric c.	转子间嵴
pubic c.	耻骨嵴
sacral c.	骶嵴
supinator c.	旋后肌嵴
tibial c.	胫骨嵴

cretinism	呆小病，克汀病
crevice corrosion	缝隙腐蚀
cribriform fascia	筛筋膜
crick in neck	疼痛性颈痉挛
cripple	跛子，残疾者
critical limb ischemia	临界性肢体缺血
cross-arm flap	臂交叉皮瓣
cross-finger flap	指交叉皮瓣
cross-leg flap	小腿交叉皮瓣
cross-legged gait	交叉腿步态
cross-locking screw	交锁螺钉
crossmatch	交叉配血
cross-resistance	交叉抗药性
cross-sensitization	交叉致敏
cruciate	十字形的，交叉的
c. ligament	交叉韧带
c. ligament reconstruction	交叉韧带重建
c. ligament rupture	交叉韧带撕裂
crural fascia	小腿筋膜
crush	压伤，压碎
c. fracture	碾挫骨折
c. injury	挤压伤，碾挫伤
c. syndrome	挤压综合征
c. wound	碾挫伤
crust	痂，痂皮
crutch	拐杖，支具
axillary c.	腋拐

elbow c.	肘拐
Lofstrand c.	Lofstrand 拐，前臂拐
cryosurgery	冷冻手术
cryptomerorachischisis，spina bifida occulta	隐性脊柱裂
crystal-induced	晶状，结晶
c. -i. arthritis	晶体性关节炎
c. -i. synovitis	晶体性滑膜炎
cubic centimeter，cm^3	立方厘米
cubital	肘的
c. fossa	肘窝
c. tunnel（canal）	肘管
cubitus，cubiti（复数）	肘
c. valgus	肘外翻
c. varus	肘内翻
cuboid	骰骨
cuff	袖口（形状构造），套
musculotendinous c.	肌腱袖，肩袖
rotator c.	肩袖
rotator c. tear arthropathy	肩袖损伤性关节病
cuneiform	楔状的
c. bone	楔骨
c. osteotomy	楔形截骨术
cuneonavicular joint	楔舟关节
cup arthroplasty	臼杯成形术
curative radiotherapy	治愈性放疗
curet	刮匙

curettage	刮除术，搔爬术
curettage and bone grafting	刮除植骨术
curette	刮匙
curved scissors	弯剪刀
cutaneous nerve	皮神经
cyanosis	发绀
cylinder cast	管形石膏
cyst	囊肿
aneurysmal bone c. , ABC	动脉瘤性骨囊肿
Baker's c.	Baker 囊肿（腘窝滑液囊肿）
bone c.	骨囊肿
dermoid c.	皮样囊肿
epidermoid c.	表皮样囊肿
juxta-articular bone c.	近关节骨囊肿
meniscal c.	半月板囊肿
popliteal c.	腘窝囊肿
solitary bone c. , SBC	单一性骨囊肿
synovial c.	滑膜囊肿
cystic	囊的，膀胱的，胆囊的
c. angiomatosis	囊状血管瘤病
c. change	囊性变
c. hygroma	囊性淋巴管瘤
cystography	膀胱造影［术］
cytogenetic abnormalities	细胞遗传异常

D

dacarbazine，DTIC	氮烯咪胺，达卡巴嗪
dactylitis	指（趾）炎
dactylogram	①指纹 ②指印
dactylogryposis	弯指
dactylolysis	指（趾）分离术
dactylomegaly	巨指（趾）畸形
dactylus	指（趾）节
Dall-Miles cable passer	Dall-Miles 钢缆顺过器
dancing gait	舞蹈步态
Danis-Weber classification	Danis-Weber［踝关节骨折］分型
dashboard	仪表板
d. dislocation	仪表板撞击性（髋）关节脱位
d. fracture	仪表板撞击性骨折
d. injury	仪表板撞击伤
dead space	无效腔，死腔
dead on arrival，DOA	送达即亡，到院死亡
débride	清创
débridement	清创术
irrigation and d.	冲洗清创术
debris	碎片，坏死组织片
decalcification	脱钙
decapitation	断头术，［骨］头切除术
decompression	减压术
d. and fusion	减压融合术

d. fasciotomy	筋膜切开减压术
nerve root d.	神经根减压术
decompressive laminectomy	椎板减压切除术
decortication	皮质剥除术，剥外皮法
d. bur	去皮质磨钻
decubitus	卧位
d. ulcer	褥疮
deep	深的，深入的
d. circumflex iliac artery	旋髂深动脉
d. fascia	深筋膜
d. palmar arch	掌深弓
d. peroneal nerve	腓深神经
d. reflex	深反射
d. retractor	深拉钩
d. soft tissue sarcoma	深部软组织肉瘤
d. vein thrombosis，DVT	深静脉血栓
d. wound infection	深部伤口感染
defect	缺陷，缺损
birth d.	出生缺陷
fibrous cortical d.	纤维性骨皮质缺损
metaphyseal fibrous cortical d.	骨干骺端纤维性皮质缺损
d. nonunion	缺损不愈合
segmentation d. of vertebral	脊椎骨分节障碍（缺陷）
deformity	变形，畸形
degeneration	①退化　②变性
degenerative	变性，退化
d. arthritis	退行性关节炎

D

d. intervertebral disc	椎间盘退变
d. joint disease，DJD	退行性关节病，关节退变性疾病
d. lumbar scoliosis	退行性腰椎侧凸
d. osteoarthritis	退行性骨关节炎
d. spondylolishesis	退行性脊椎滑脱
d. spondylosis	退行性脊椎病
d. tear	退行性断裂
degloving injury	脱套伤，套状撕裂伤
dehiscence	裂开
delayed	延迟的，迟缓的
d. closure	延迟闭合伤口
d. flap	延迟皮瓣
d. primary closure	一期延迟缝合
d. union	[骨折的] 延迟愈合
Delbet classification	Delbet 小儿股骨颈骨折分型
deltoid	三角肌，三角形的
d. bursa	三角肌滑囊
d. fascia	三角肌筋膜
d. ligament	三角韧带（踝关节内侧）
d. ligament tear	三角韧带断裂
d. muscle	三角肌
deltopectoral groove	三角肌胸大肌间沟
demarcation	分界，划分
dementia	痴呆
demineralization	去矿化，[水的] 软化 [作用]
demineralized bone matrix，DBM	脱矿骨基质

denervation	去神经，失神经支配
Denis Brown spinal fracture classification	Denis Brown 脊柱三柱骨折分级
dens	[枢椎的] 齿突
d. fracture	[枢椎的] 齿突骨折
dental pick	锐口牙刮匙 (探子)
denticulate ligament	齿状韧带
deposit	沉淀
calcium d.	钙沉淀
deposition	沉淀，沉着
depressed	凹陷的，压低的
d. biceps jerk	二头肌腱反射减弱
d. fracture	凹陷骨折
depression	凹陷，压低，窝
depressor	压板
depth gauge	测深尺
Dermabond	多抹棒皮肤黏合剂
dermatoarthritis	皮肤病关节炎
dermatofibroma	皮肤纤维瘤
dermatofibrosarcoma	皮肤纤维肉瘤
d. protuberans，DFST	隆凸性皮肤纤维肉瘤
dermatographism	皮肤划痕症
dermatome	取皮机 (植皮用的)，皮区，皮节
dermatomyositis，DM	皮肌炎
dermoid cyst	皮样囊肿
derotation	去旋转
derotational osteotomy	去旋转截骨术

desmoid	硬纤维瘤
d. fibroma	韧带样纤维瘤
desmoplastic fibroma	结缔组织增生纤维瘤
desmotomy	韧带切开术
destructive spondyloarthropathy	破坏性脊椎关节病
devascularization	血运阻断，血供应阻断
developmental	发育的
d. anomaly	发育异常
d. arrest	发育停止
d. coxa vara	发育性髋内翻
d. dislocated hip	发育性髋关节脱位
d. dysplasia of hip，DDH	髋发育不良
deviation	偏位，偏差
radial d.	桡偏
ulnar d.	尺偏
device	器械，装置
devitalized bone graft	灭活骨移植物
dexamethasone	地塞米松
diabetic	糖尿病，糖尿病的
d. neurotrophic ulcer	糖尿病性神经营养性溃疡
d. polyradiculopathy	糖尿病性多发神经根病
diacondylar fracture	经髁骨折
diagnostic arthroscopy	诊断性关节镜检查
dial osteotomy	圆弧状截骨术
diaphragm	膈肌
diaphyseal	骨干
d. aclasis	骨干续连症，干骺端发育不

	良，骨软骨瘤病
d. dysplasia	骨干发育不良
d. fracture	骨干骨折
d. tuberculosis	骨干结核
diaphyseal-epiphyseal fusion	骨干骺融合术
diaphysectomy	骨干切除术
diaphysis，diaphyses（复数）	骨干
diaplasis	复位术
diarthrodial joint	可动关节
diarthrosis	动关节
diastasis	脱离，分离
pubic d.	耻骨分离
diastematomyelia	脊髓纵裂
diffuse	弥漫性
d. idiopathic skeletal hyperostosis，DISH	弥漫性特发性骨肥大症
d. infantile fibromatosis	婴儿弥漫性纤维瘤病
digit	指，趾
digital	指（趾）的
d. amputation	指（趾）截肢
d. aponeurosis	指（趾）腱膜
d. contracture	指（趾）挛缩
d. extensor tendon	指（趾）伸肌腱
d. flexor tendinitis	指（趾）屈肌腱炎
d. flexor tendon	指（趾）屈肌腱
d. nerve block	指根神经阻滞
d. subtraction angiography，DSA	数字减影血管造影

d. sympathectomy	指（趾）交感神经切除术
d. theca	指（趾）腱鞘
digitus	指（趾）
d. valgus	外翻指（趾）
d. varus	内翻指（趾）
diplegia	双侧瘫痪
diploe	板障（颅骨间松质骨）
disability	能力低下，障碍
permanent d.	永久伤残
Disabilities of Arm，Shoulder and Hand，DASH	肩、臂、手功能障碍评分
disabled	有障碍的，伤残的，丧失能力的
disarticular amputation	关节离断术
disarticulation	关节离断术
disc	盘，板，（圆）片
articular d.	关节盘
d. degeneration	椎间盘退变，椎间盘变性
extruded d.	椎间盘脱出
herniated intervetebral d.	椎间盘突出
intervertebral d.	椎间盘
d. prolapse	椎间盘脱出
protruded d.	椎间盘膨出
d. protrusion	椎间盘膨出
sequestrated d.	椎间盘分离脱出（游离脱出）
discectomy	椎间盘切除术
discharge	①排除［物］　②放电［疗法］ ③出院

discitis	椎间盘炎
discogram	椎间盘造影片
discography	椎间盘造影术
discoid	盘状
d. lateral meniscus	外侧盘状半月板
d. meniscus saucerization	盘状半月板碟形手术
discopathy	椎间盘病变，椎间盘症
discrepancy	差异，不符合，不一致
disease free survival，DFS	无病生存率
disease-modifying antirheumatic drugs，DMARDs	缓解病情的抗类风湿药物
disk，disc	盘，椎间盘
diskectomy	椎间盘切除术
percutaneous d.	经皮椎间盘切除术
diskitis	椎间盘炎
diskogram	椎间盘 X 线片
diskography	椎间盘 X 线造影术
dislocation	脱位
central d.	中心性脱位
closed d.	闭合脱位
complete d.	完全脱位
compound d.	开放脱位，复合性脱位
congenital d.	先天脱位
congenital d. of the hip，CDH	先天性髋脱位
consecutive d.	连续性脱位
divergent elbow d.	分开性脱位，分离性脱位（尺桡骨分离）

d. fracture	脱位伴骨折，脱位性骨折
fracture d.	骨折伴脱位，骨折脱位
habitual d.	习惯性脱位
incomplete d.	不全脱位
open d.	开放脱位
pathologic d.	病理性脱位
perilunar d.	月骨周围脱位
surgical hip d.	手术髋关节脱位
traumatic d.	创伤性脱位
dismemberment	截肢，肢体切断
displaced intraarticular fracture	关节内移位骨折
displacement	移位，移动
disruption	断裂
dissecans	剥脱性
osteochondritis d. ，OCD	剥脱性骨软骨炎
disseminated intravascular coagulation，DIC	弥散性血管内凝血
dissimilation	异化［作用］
dissociation	分离
scapholunate d.	舟月骨分离
scapulothoracic d.	胸肩胛分离
syringomyelic d.	脊髓空洞症性感觉分离（痛、温觉丧失，触觉保留）
d. anesthesia	分离麻醉
distal	离心的，末端的
d. circulation	末梢循环
d. clavicle	锁骨远端

d. femoral osteotomy	股骨远端截骨术
d. femoral varus osteotomy	股骨远端内翻截骨术
d. hamstring lengthening	腘绳肌远端延长术
d. hamstring release	腘绳肌远端松解术
d. interphalangeal，DIP	远端指（趾）节间的
d. interphalangeal joint，DIP joint	远端指（趾）间关节
d. metaphysis	远端干骺端
d. palmar crease	远端掌皱褶
d. phalanx	①末节　②远节指骨
d. radioulnar joint，DRUJ	桡尺远侧关节
d. rectus femoris transfer	股直肌远侧转移术
d. tibiofibular joint	下胫腓关节
distraction	①延伸　②骨折分离　③撑开
d. hook	撑开牵引钩
d. injury	牵拉伤
d. lengthening	牵伸延长术
d. osteogenesis	牵张成骨
d. rod	延伸棒
distractor	牵引器，撑开器
disuse atrophy	失用性萎缩，废用性萎缩
divergent dislocation	分离性脱位
dome	穹顶，圆顶
d. proximal tibial osteotomy	胫骨近端穹形／杵臼截骨
talar d.	距骨（圆）顶
donor	供者，供血者，供体
dorsal	背部
d. column	后索（脊髓的）

d. digital artery	指（趾）背动脉
d. extension block splint	防背伸夹板
d. interosseous muscle	骨间背侧肌
d. root ganglion	背根神经节
d. scapular artery（vein）	肩胛背动（静）脉
d. scapular nerve	肩胛背神经
dorsalis	背的，背侧的
d. pedis artery（vein）	足背动（静）脉
d. pedis fasciocutaneous flap	足背筋膜皮瓣
dorsiflexion	背屈
dorsolateral	背外侧
dorsolumbar	腰背侧
dorsomedial	背内侧
dorsoplantar	跖背侧，背跖位
dorsoradial	背桡侧
dorsoulnar	背尺侧
dorsoventral	背腹的
double	双
d. arthrodesis	双关节融合术
d. fracture	双［处］骨折
d. pedicle flap	双蒂皮瓣
d. plate fixation	双钢板固定
d. hip spica cast	双髋人字石膏绷带
double-threaded Herbert screw	双螺纹 Herbert 螺钉
dowel interbody fusion	骨栓［移植］椎体间融合
drain	①引流管 ②引流
drainage	引流［法］

closed d.	闭合引流 [术]
open d.	开放引流
postural d.	体位引流
suction d.	吸引引流
drape	布单，被单
surgical d.	手术单
drawer sign	抽屉征
dressing	①包裹 [伤口] ②敷料
compression d.	①加压包扎 ②压迫绷带
drill	钻，锥
air d.	气钻
hand d.	手摇钻
drill-guide	钻头导引
drilling	钻孔 [术]
dropped transverse arch	横弓塌陷（足）
dual-energy X-ray absorptiometry, DEXA	双能量 X 线吸收法
Duchenne-Erb paralysis	Duchenne-Erb 麻痹（第五、六颈神经根受损出现的麻痹）
Duchenne' muscular dystrophy	进行性假肥大性肌营养不良
duct	管
thoracic d.	胸导管
dull pain	隐痛，钝痛
dumbbell tumor	哑铃形肿瘤
Dunn	
D. osteotomy	Dunn 股骨颈楔形截骨术（股骨头骨骺滑脱）

modified D. procedure	改良 Dunn 股骨颈楔形截骨术（经髋脱位术）
duplex Doppler ultrasonography	双功能多普勒超声检查
Dupuytren contracture	掌腱膜挛缩
dura mater	硬膜
durability	使用寿命
dural	硬脑（脊）膜的
d. ectasia	硬脑（脊）膜膨隆
d. tear	硬脑（脊）膜撕裂
dwarf	侏儒，矮小［畸形］
dwarfism	侏儒症
dynamic	动力的，动态的
d. axial fixator	动力性中轴固定器
d. compression plate	动力性加压接骨板
d. compression plate fixation	动力性加压接骨板固定
d. condylar screw	动力性髁部螺钉
d. condylar screw fixation	动力性髁部螺钉固定
d. hip screw	动力髋螺钉
d. magnetic resonance imaging, dMRI	动态磁共振成像
d. spinal instrumentation	动力性脊柱器械
d. splint	动力性夹板
d. tenodesis	动力性腱固定术
dynamometer	肌力计，肌力测量器
dysbasia	行走障碍，行走困难
dyschondroplasia	软骨发育不良，软骨发育异常
dyschondrosteosis	软骨及骨生成障碍

dysesthesia	感觉迟钝
dysfunction	功能障碍，功能不良
dysgenesis	发育不全，生殖障碍
dysmelia	肢体发育异常
dysostosis	成骨不全，骨发育障碍
cleidocranial d.	颅骨锁骨发育不全
craniofacial d.	颅骨面骨发育不全
mandibulofacial d.	下颌面骨发育不全
metaphyseal d.	干骺端成骨不全
spondylo-costal d.	脊柱肋骨发育不全
d. multiplex / Hurler syndrome/ Mucopolysaccharidosis VI	多发性成骨不全，黏多糖贮积症Ⅵ型
dysplasia	发育不良，发育异常
acetabular d.	髋臼发育不良
cleidocranial d.	颅骨锁骨发育不良
craniodiaphyseal d.	颅骨骨干发育不良
craniometaphyseal d.	颅骨干骺端发育不良
diaphyseal d.	骨干发育不良
diastrophic d.	畸形性发育不良
d. epiphysealis hemimelica	半侧肢体发育不良
fibrous d.	骨纤维异样增生症，纤维性发育不良
metaphyseal d.；Pyle's disease	骨干骺端发育不良，Pyle 病
monostotic fibrous d.	单骨纤维性结构不良
multiple epiphyseal d.，MED；Fairbank's disease	多发性骨骺发育不良
polyostotic fibrous d.	多骨纤维性结构不良

short rib d.	短肋骨发育不良
spondyloepimetaphyseal d.	脊椎骨骺干骺端发育不良
spondyloepiphyseal d. congenita, SED congenita	先天性脊椎骨骺发育不良
spondyloepiphyseal d. tarda, SED tarda	迟发性脊椎骨骺发育不良
dysraphism	神经管闭合不全
spinal d.	脊椎管愈合不全
dystrophy	营养障碍，营养不良
Duchenne's muscular d.	进行性假性肥大性肌营养不良
muscular d., MD	肌营养不良
myotonic d.	肌强直性营养不良
progressive muscular d., PMD	进行性肌营养不良
pseudohypertrophic muscular d.	假性肥大性肌营养不良
reflex sympathetic d., RSD	反射性交感神经营养不良

E

ebonation	碎骨片清除术（损伤后）
eburnation	骨硬化，骨质象牙化
eccentric contraction	离心收缩
ecchondroma	外生软骨瘤
ecchondrosis	外生软骨瘤病
ecchymosis, ecchymoses（复数）	瘀斑，出血斑
echography	超声描述记术，超声检查
ectoderm	外胚层
ectopic	异位的，离原位的

e. bone	异位骨
e. bone formation	异位骨形成
e. calcification	异位钙化
e. ossification	异位骨化
ectrodactyly	先天性缺指（趾）
ectromelia	缺肢
ectropody	缺足畸形，无趾畸形
edema	水肿
efferent（centripetal）fiber	传出纤维
effusion	流出，泻出
elastic	有弹性的
e. bandage	弹性绷带
e. cartilage	弹性软骨
e. fiber	弹性纤维
e. fixation	弹性固定
elastofibroma dorsi	背部弹性纤维瘤
elbow	肘
e. arthroplasty	肘关节成形术
baseball e.	棒球肘
e. crutch	肘拐，肘支具
e. disarticulation	肘关节离断术
e. dislocation	肘关节脱位
e. fracture	肘关节骨折
hinged e.	铰链式肘关节
e. jerk	肘关节反射
e. joint	肘关节
miner's e.	矿工肘，矿工鹰嘴滑囊肿

E

pulled e.	桡骨头半脱位，牵引肘
e. sleeve	肘关节袖，肘关节弹力套袖
tennis e.	网球肘，肱骨外上髁炎
electric	电的
e. bone saw	电动骨锯
e. cast saw	石膏电锯
e. wheelchair	电动轮椅
electrical	电的
e. injury	电击伤，电损伤
e. stimulation	电刺激
electroacupuncture	电针疗法
electrocardiography, ECG	心电图
electrocautery	电灼术
electrode	电极
electrodiagnosis	电诊断法
electrodiagnostics	电诊断学
electroencephalography, EEG	脑电图
electromyogram	肌电图检查
electromyography, EMG	肌电图检查，肌电图学
electrothermal arthroscopy	电热凝关节镜术
elephantiasis	象皮肿
elevated scapula	高肩胛骨症
elevation	上举
elevator	起子，牙梃子
periosteal e.	骨膜剥离器
ellipsoidal joint	椭圆关节
elongation	延长［术］

bone e.	骨延长［术］
tendon e.	腱延长［术］
embedded toe nail	嵌甲
embolism	栓塞
embolization	栓塞，栓子形成
en bloc	一块的，大块的
enarthrodial joint，enarthrosis	杵臼关节
encephalomyelocele	脑脊髓膨出
enchondroma	内生软骨瘤
enchondromatosis，Ollier's disease	内生软骨瘤病，Ollier 病
e. with hemangioma，Maffucci syndrome	血管瘤伴内生软骨瘤病，Maffucci 综合征
end-bearing socket	断端负重接受腔，末端复合臼
endochondral	软骨内的
e. bone	软骨内成骨
e. ossification	软骨内骨化
endocrine disorders	内分泌紊乱
endoderm	内胚层
endomysium	肌内膜
endoneurium	神经内膜
endoneurolysis	神经内松解术，神经纤维松解法
endoprosthesis	（内）假体
porous-coated e.	多孔涂层假体
smooth e.	光滑假体
endoscopic	内镜的
e. anterior cruciate ligament reconstruction	内镜下前交叉韧带重建

e. anterior lumbar interbody fusion	前路内镜下腰椎椎体间融合术
e. carpal tunnel release	内镜下腕管松解术
e. planter fasciotomy	内镜下跖筋膜切开术
e. release	内镜下松解术
endoscopy	内镜检查术
endoskeletal	内骨骼
e. lower limb prosthesis	内骨骼构造下肢假肢
endosteal	骨内膜的, 骨内 [生] 的
e. hyperostosis	骨内性骨增殖
endosteitis	骨内膜炎
endosteum	骨内膜
endotenon	腱内膜
endplate	终板
motor e.	运动终板
e. ossification	终板内骨化
e. sclerosis	终板硬化
end-to-end	端端
e. -t. -e. anastomosis	端端吻合
e. -t. -e. suture	端端缝合
e. -t. -e. tendon repair	端对端肌腱修复
end-to-side	端侧
e. -t. -s. anastomosis	端侧吻合
e. -t. -s. repair	端侧修复
Enneking benign tumor classification	Enneking 良性肿瘤分类
Enneking staging of malignant bone and soft tissue tumors	Enneking 恶性骨与软组织肿瘤分期

enostosis	内生骨疣
enteropathic arthritis	肠病性关节炎
enthesitis	肌腱骨止点炎症
enthesopathy	起止点病（肌腱或韧带在骨的附着部位病变）
entoderm	内胚层，内胚叶
entrapment neuropathy	神经嵌压症
enzyme	酶
eosinophilic granuloma	[骨] 嗜酸细胞肉芽肿
epicondylalgia	上髁痛
epicondylar avulsion fracture	上髁撕脱骨折
epicondyle	上髁
epicondylectomy	上髁切除术
epicondylitis	上髁炎
lateral humeral e.	肱骨外上髁炎
epidemic myositis	流行性肌炎
epidermoid	①表皮样瘤　②表皮样的
e. cyst	表皮样囊肿
epidural	硬膜外
e. anesthesia	硬膜外麻醉 [法]
e. space	硬膜外腔
epidurography	硬膜外造影 [术]
epimysiotomy	肌外膜切开术
epimysium	肌外膜
epineurial	神经外膜的
e. neurorrhaphy	神经外膜缝合术
e. suture	神经外膜缝合

epineurium	神经外膜
epiphyseal，epiphysial	骨骺的
e. arrest	骨骺生长停止
e. cartilage	骨骺软骨
e. closure	骨骺闭合
e. dysgenesis	骨骺生长不良
e. exostosis	骨骺外生性骨疣
e. fracture	骨骺骨折
e. growth plate	骨骺生长板
e. hyperplasia	骨骺过度生长
e. ischemic necrosis	骨骺缺血性坏死
e. line	骨骺线
e. osteochondritis	骨骺骨软骨炎
e. osteochondroma	骨骺骨软骨瘤
e. ring	骨骺环
e. separation	骨骺分离
e. stapling	骨骺 U 形钉固定
epiphysiodesis	骺骨干固定术，骨骺过早融合
epiphysiolysis	骺分离
epiphysiopathy	骨骺病
epiphysis，epiphyses（复数）	骨骺
slipped femoral capital e.	股骨头骨骺滑脱
stippled e.	斑点骺，点［彩］样骨骺症
epiphysitis	骨骺炎，骨骺病
vertebral e.	椎骨骨骺炎（椎体骨软骨病）
epirubicin，EPI	表柔比星
epitenon	腱鞘

epithelialization	上皮化，上皮形成
epithelioid sarcoma	上皮样肉瘤
eponychium	甲上皮（指）
equine gait	髋屈足下垂步态，马行步态
equinovalgus	马蹄外翻足
equinovarus	马蹄内翻足
equinus	马蹄足
e. gait	马蹄足步态
equivocal symptom	非特征性症状
Erb-Westphal sign	Erb-Westphal 征，膝反射缺失
erector spinae	竖脊肌
ergometer	测力计
ergonomics	人类工程学，工效学
erosion	侵蚀，腐蚀
erythema nodosum	结节性红斑
erythromelalgia	红斑性肢痛症
erythropoietin，EPO	[促] 红细胞生成素
eschar	焦痂
escharotomy	焦痂切开术
Esmarch's rubber bandage	驱血绷带
estimated blood loss，EBL	估计失血量
evacuation	①排除　②排泄　③清空
Evans calcaneal lengthening osteotomy	Evans 跟骨延长截骨术
eversion	外翻
e. -external rotation deformity	外翻外旋畸形
e. osteotomy	外翻截骨 [术]

evertor	外翻肌
evidence based medicine，EBM	循证医学
evoked potential	诱发电位
Ewing sarcoma	尤因肉瘤
excessive	过度的
excision	切除［术］
intralesional e.	病灶内切除
marginal e.	边缘切除
physeal bar e.	骨桥切除
radical e.	根治性切除
ray e.	［指］列切除（足跖部）
wide e.	广泛切除
excisional biopsy	切除活检
excitatory postsynaptic potential， EPSP	兴奋性突触后电位
excoriation	抓痕，擦伤
exercise	运动，体操，锻炼
active e.	主动运动（肌肉）
active resistive e.	主动抗阻训练
isokinetic e.	等速运动
isometric e.	等长运动
isotonic e.	等张运动
muscle e.	肌训练
muscle setting e.	肌静态操练
muscle strengthening e.	肌力增强训练
passive e.	被动运动
quadriceps setting e.	四头肌训练

respiratory e.	呼吸训练
static e.	静力性操练
therapeutic e.	医疗体操，运动疗法
underwater e.	水下运动
rastus medialis oblique，VMO e.	股内侧斜肌训练
exostectomy	外生骨疣切除术
exostosis，exostoses（复数）	外生骨疣
multiple cartilaginous e.	多发性软骨性外生骨疣（骨干性连续症）
e. osteocartilaginous multiplex	多发性骨软骨外生骨疣
osteocartilaginous e.	骨软骨性外生骨疣
expandable lumbar interbody fusion cage	可膨胀椎间融合器
exploratory surgery	诊查手术，探查手术
explosion injury	爆炸伤
exposure	显露
extended trochanteric osteotomy	大转子延长截骨术
extensile approach	扩大手术入路
extension	伸展，牵引
e. contracture	伸展挛缩
e. fracture	伸展骨折
terminal e.	终末伸展
extensor	伸肌
e. aponeurosis	指背腱膜，伸肌腱膜
e. apparatus	伸肌腱装置
e. carpi radialis brevis，ECRB	桡侧腕短伸肌
e. carpi radialis longus，ECRL	桡侧腕长伸肌

e. carpi ulnaris，ECU	尺侧腕伸肌
e. digiti minimi，EDM	小指伸肌
e. digitorum，ED	指伸肌
e. digitorum brevis，EDB	趾短伸肌
e. digitorum communis，EDC	指总伸肌
e. digitorum longus，EDL	趾长伸肌
e. hallucis brevis	踇短伸肌
e. hallucis longus，EHL	踇长伸肌
e. hallucis longus lengthening	踇长伸肌延长术
e. indicis	示指伸肌
e. indicis proprius，EIP	示指固有伸肌
e. lag	主动伸展不全
e. mechanism	伸膝结构
e. pollicis brevis，EPB	拇短伸肌
e. pollicis longus，EPL	拇长伸肌
e. retinaculum	伸肌支持带
e. tendon repair	伸肌腱修复术
external	外部的，体外的
e. carotid artery	颈外动脉
e. fixation	外固定［法］
e. fixator	外固定器
e. iliac artery（vein）	髂外动（静）脉
e. jugular vein	颈外静脉
e. rotation	外旋
e. rotation osteotomy	外旋截骨术
e. skeletal fixation	［创伤］骨外固定
extirpation	摘出［术］

extorsion	外旋
extra-articular	关节外［的］
e. -a. arthrodesis	关节外［关节］融合
e. -a. resection and prosthetic reconstruction	关节外切除及假体重建
e. -a. tuberculosis	关节外结核
extracapsular	囊外［的］
e. ankylosis	关节囊外关节强直
e. fracture	囊外骨折
e. osteotomy	囊外截骨术
extraction	①拔出　②抽出
extractor	拔出器
extradural	硬膜外的
extraosseous calcification	骨外钙化
extraperiosteal，extraperitoneal	骨膜外的
extraskeletal	骨外的
e. chondroma	骨外软骨瘤
e. chondrosarcoma	骨外软骨肉瘤
e. osteosarcoma，EOSE	骨外骨肉瘤
extremity	肢
lower e.	下肢
upper e.	上肢
extrinsic	外部的，外源性的
e. muscle	外在肌
extruded disc	椎间盘脱出
extrusion	①挤压　②突出
extubation	拔管，除管法

exudate	渗出物

F

fabella，fabellae（复数）	腓肠豆骨（腓肠肌内籽状纤维软骨）
facet	①椎间关节　②小关节（面）
f. block	椎间关节阻滞
f. fusion	椎间关节融合术
f. injection	椎间关节注射
f. interlocking	椎间关节嵌顿
f. joint	椎间关节，椎关节突关节
f. syndrome	脊柱小关节综合征
facetectomy	椎间关节切除术，椎骨关节面切除术
facial palsy	面瘫，面神经麻痹
facilitation	助长
facioscapulohumeral	面肩胛臂的，面肩胛肱的
f. muscular dystrophy	面肩胛肱型肌营养不良症
factor	因子
antihemophilic f.	抗血友病因子
nerve growth f.	神经生长因子
osteoclast activating f.	破骨细胞活化因子
rheumatoid f.，RF	类风湿因子
risk f.	危险因素，风险因素
tumor necrosis f.，TNF	肿瘤坏死因子
fall onto an outstretched hand，	上肢在伸展位跌倒

FOOSH

false	假的，伪造的
f. aneurysm	假性动脉瘤
f. joint	假关节
f. rib	假肋
false-negative result	假阴性结果
fascia，fasciae（复数）	筋膜
Camper f.	腹前壁下部的浅筋膜浅层
cribriform f.	筛状筋膜
f. cruris	小腿筋膜
deep f.	深筋膜
fibroareolar f.	浅筋膜
f. lata	阔筋膜
f. lata graft	阔筋膜移植
lumbodorsal f.	腰背筋膜
palmar f.	掌腱膜
pelvic f.	盆筋膜
plantar f.	足底筋膜，跖腱膜
prevertebral f.	椎前筋膜
Scarpa f.	腹前壁下部的浅筋膜深层
fascial	筋膜的
f. graft	筋膜移植
f. arthroplasty	筋膜关节成形术
f. fibromatosis	筋膜纤维瘤病
f. patch	筋膜补丁
f. release	筋膜松解
fasciaplasty	筋膜成形术

fasciculation	肌束震颤
fasciectomy	筋膜切除术
fasciitis，fascitis	筋膜炎
fasciodesis	筋膜固定术
fascioplasty	筋膜成形术
fasciorrhaphy	筋膜缝合术
fasciotome	筋膜刀
fasciotomy	筋膜切开术
fat	脂肪的
f. embolism	脂肪栓塞
f. embolism syndrome，FES	脂肪栓塞综合征
f. graft	脂肪移植
f. pad	脂肪垫
fatigue fracture	疲劳骨折
fatty acid	脂肪酸
fecal incontinence	大便失禁
feeding artery	滋养动脉
femoral	股骨的
f. antetorsion	股骨旋前
f. anteversion	股骨前倾
f. artery	股动脉
f. circumflex artery	旋股动脉
f. condyle	股骨髁
f. endoprosthesis	股骨植入假体
f. focal deficiency	股骨局限性缺损
f. head	股骨头
f. head prosthesis	人工股骨头

f. neck	股骨颈
f. nerve	股神经
f. osteotomy	股骨截骨术
f. retrotorsion	股骨后旋
f. retroversion	股骨后倾
f. ring	股管环
f. rollback	股骨后方滚动
f. sheath	股血管鞘
f. supracondylar fracture	股骨髁上骨折
f. triangle	股三角
f. vein	股静脉
femoroiliac	股骨髂骨的
femoroischial	股骨坐骨的
femorotibial	股骨胫骨的
f. angle，FTA	膝外翻角，股骨胫骨角
femur，femora（复数）	股骨，大腿
femoris	股骨
fenestration	开窗术
festinating gait	慌张步态
fever of undetermined origin，FUO	不明原因发热
fiber	纤维
afferent f.	传入纤维，向心纤维
carbon f.	碳纤维
collagen f	胶原纤维
efferent f.	传出纤维，离心纤维
elastic f.	弹性纤维
fast-twitching muscle f.	快肌纤维

Sharpey f.	穿通纤维
fibrillation	肌纤维震颤
fibrinoid degeneration	纤维蛋白样变性
fibroblast	成纤维细胞
f. tumor	成纤维细胞瘤
fibrocartilage	纤维软骨
fibrochondritis	纤维软骨炎
fibrochondrocyte	纤维软骨细胞
fibrochondroma	纤维软骨瘤
fibrodysplasia	纤维发育不良
fibrodysplasia ossificans progressiva	进行性骨化纤维发育不良
fibrokeratoma	纤维角化瘤
fibrolipoma	纤维脂肪瘤
fibrolipomatosis	纤维脂肪瘤病
fibroma	纤维瘤
chondromyxoid f.	软骨黏液样纤维瘤
desmoplastic f.	结缔组织增生纤维瘤，成纤维性纤维瘤
nonossifying f.	非骨化性纤维瘤
ossifying f.	骨化性纤维瘤
fibromatosis	纤维瘤病
congenital generalized f.	先天性泛发性纤维瘤病
palmar f.	掌腱膜纤维瘤病
plantar f.	跖腱膜纤维瘤病
pseudosarcomatous f.	假肉瘤样纤维瘤病
fibromyalgia syndrome	纤维肌痛综合征
fibromyositis	纤维肌炎

fibromyxoma	纤维黏液瘤
fibromyxosarcoma	纤维黏液肉瘤
fibro-osseous sheath	纤维骨鞘
fibro-osseous tunnel	纤维骨管
fibroplasia	纤维增生
fibrosarcoma	纤维肉瘤
fibrosis	纤维化，纤维变性
fibrositis	纤维织炎
fibrous	纤维的
f. adhesion	纤维性粘连
f. ankylosis	纤维性强直
f. cartilage	纤维软骨
f. cortical defect	纤维性骨皮质缺损
f. digital sheath	指（趾）纤维鞘
f. dysplasia	纤维性发育不良
f. hamartoma	纤维错构瘤
f. loose body	纤维游离体
polyostotic f. dysplasia，McCune-Albright syndrome	多发性骨纤维发育不良，McCune-Albright 综合征
f. scar	纤维瘢痕
f. xanthoma	纤维黄色瘤
fibroxanthoma	纤维黄色瘤
fibula	腓骨
f. -pro-tibia synostosis	经腓骨固定胫骨自体植骨
fibular	腓骨的
f. neck	腓骨颈
f. notch	腓切迹

fibulectomy	腓骨切除
fibulotalar arthrodesis	距腓关节融合术
fibulotalocalcaneal ligament	腓距跟韧带
Ficat avascular necrosis classification（Ⅰ～Ⅳ）	Ficat 股骨头缺血性坏死分期
figure-of-4 position	4 字位
figure-of-8	8 字
f. -o. -8 bandage	8 字绷带
f. -o. -8 suture	8 字缝合
f. -o. -8 wiring	8 字钢丝固定
file	锉
filum terminale	终丝
fine-needle aspiration biopsy	细针抽吸活检
finger	指
baseball f.	槌状指
clubbed f.	杵状指
index f.	示指
f. joint replacement	人工指关节置换术
little f.	小指
long f.	中指
mallet f.	槌状指
middle f.	中指
f. pulp	指腹
ring f.	环指
trigger f.	弹响指，扳机指
webbed f.	蹼指，并指
fingernail	指甲

fingerprint	指纹
fingertip	指尖
finite element method，FEM	有限元法
fish vertebra	鱼椎
fishmouth	鱼口状
f. amputation	鱼口状切断术
f. anastomosis	鱼口状吻合术
f. end-to-end suture	鱼口状缝合（肌腱的一种缝合方法）
f. incision	鱼口状切口
fissure	裂纹，裂隙
fissured fracture	裂缝骨折
fistula，fistulae/fistulas（复数）	瘘，瘘管
arteriovenous f.，AVF	动静脉瘘
fistulectomy	瘘管切除术
fistulization	瘘管形成，造瘘术
fistulography	瘘管造影
fistulotomy	瘘管切开术
fitting	适合，适配
fixation	固定
atlantoaxial rotatory f.，AARF	寰枢关节旋转固定
external f.	外固定，创伤外固定
internal f.	内固定
intramedullary rod（nail）f.	髓内钉固定
pedicle screw f.	椎弓根螺钉固定
transpedicular screw f.	经椎弓根螺钉固定
wire loop f.	钢丝环状固定

fixator　　　　　　　　　　固定器

   external f.　　　　　　外固定器

   f. frame　　　　　　　固定器支架

fixed　　　　　　　　　　固定的，不变的

   f. deformity　　　　　固定畸形

   f. flexion contracture，FFC　　固定屈曲挛缩

flaccid　　　　　　　　　弛缓，松弛的

   f. paralysis　　　　　松弛性瘫痪，弛缓性麻痹

   f. paresis　　　　　　松弛性不全麻痹

flail　　　　　　　　　　连枷

   f. chest　　　　　　　连枷胸

   f. segment　　　　　　连枷段

flake hamate fracture　　　钩状骨剥脱骨折

flap　　　　　　　　　　皮瓣

   abdominal f.　　　　　腹部皮瓣

   advancement f.　　　　推进皮瓣

   bipedicle dorsal f.　　双蒂背皮瓣

   cross-arm f.　　　　　臂交叉皮瓣

   cross-finger f.　　　　指交叉皮瓣

   cross-leg f.　　　　　小腿交叉皮瓣

   direct f.　　　　　　　直接皮瓣

   distant f.　　　　　　远位皮瓣

   double pedicle f.　　　双蒂皮瓣

   fingertip f.　　　　　指尖皮瓣

   free vascularized f.　　游离带血管蒂皮瓣

   groin f.　　　　　　　腹股沟皮瓣

   island pedicle f.　　　岛状有蒂皮瓣

jump f.	迁移皮瓣
local f.	局部皮瓣
muscle f.	肌瓣
musculocutaneous (myocutaneous) f.	肌皮瓣
musculofascial f.	肌筋膜瓣
neurosensory skin f.	感觉神经皮瓣
neurovascular f.	神经血管蒂皮瓣
osteocutaneous f.	带骨皮瓣
pedicle f.	带蒂皮瓣
rotational f.	回转皮瓣
single pedicle f.	单蒂皮瓣
sliding f.	滑动皮瓣
tripedicle f.	三蒂皮瓣
tubed pedicle f.	筒状有蒂皮瓣
turn-down muscle f.	翻转肌瓣
vascularized f.	血管蒂皮瓣
V-Y f.	V-Y 皮瓣
flat	扁平的，平的
f. back deformity	平背畸形
f. bone	扁骨
f. retractor	平拉钩
flatfoot	平足，扁平足
congenital f.	先天性扁平足
peroneal spastic f.	腓骨肌痉挛性扁平足
flat-top talus	平顶距
flexed position	屈曲位
flexible reamer	可弯曲钻

flexion   屈曲

 f. -burst fracture   屈曲爆裂骨折

 f. -compression fracture   屈曲压缩骨折

 f. contracture   屈曲挛缩

 f. fracture   屈曲骨折

 f. injury   屈曲损伤

 palmar f.   掌屈

 plantar f.   跖屈

 volar f.   掌屈

flexor   屈肌

 f. carpi radialis，FCR   桡侧腕屈肌

 f. carpi radialis tendon transfer   桡侧腕屈肌腱转移术

 f. carpi ulnaris，FCU   尺侧腕屈肌

 f. carpi ulnaris tendon transfer   尺侧腕屈肌腱转移术

 f. digiti minimi   小指屈肌

 f. digiti minimi brevis，FDMB   小指短屈肌

 f. digitorum brevis   趾短屈肌

 f. digitorum longus，FDL   趾长屈肌

 f. digitorum profundus，FDP   指深屈肌

 f. digitorum profundus tendon   指深屈肌腱转移术
  transfer

 f. digitorum superficialis（sublimis），   指浅屈肌
  FDS

 f. digitorum superficialis   指浅屈肌腱转移术
  tendon transfer

 f. hallucis brevis   姆短屈肌

 f. hallucis longus，FHL   姆长屈肌

f. hallucis longus tendon transfer	踇长屈肌腱转移术
f. pollicis brevis，FPB	拇短屈肌
f. pollicis longus，FPL	拇长屈肌
f. pollicis longus tendon transfer	拇长屈肌腱转移术
f. retinaculum	屈肌支持带
f. tendon grafting	屈肌腱转移术
f. tendon repair	屈肌腱修复术
f. tenosynovectomy	屈肌腱鞘滑膜切除
flexorplasty	屈肌成形术
floating	浮动的，漂浮的
f. elbow fracture	浮游肘骨折
f. knee fracture	浮游膝骨折
f. patella	浮髌
f. rib	浮肋
floppy infant	无力儿
flow cytometry	流式细胞计
fluctuation	波动
fluid effusion	液体渗出
fluoroscopy	荧光透视法
focus，foci（复数）	病灶，焦点
fold	皱襞，折叠
synovial f.	滑膜皱襞
gluteal f.	臀皱襞，臀褶
folliculitis	毛囊炎
follow-up	随访
foot	足
arch of f.	足弓

ball of f	前脚掌横弓
cleft f.	裂足
drop f.	足下垂
equinovarus f.	内翻足
equinus f.	马蹄足
flat f.	扁平足，平足症
march f.	行军足
f. positioner	足体位架
rocker-bottom f.	摇椅足（先天性凸状外翻足）
sole of f.	足底，脚掌
splay f.	张开足，扇形足，八字足
split f.	裂足
f. sprain	足部扭伤
spread f.	阔足
trench f.	壕沟足病，浸泡足
footdrop	足下垂
footprint	脚印，足迹
foramen，foramina（复数）	孔
greater sciatic f.	坐骨大孔
intervertebral f.	椎间孔
lesser sciatic f.	坐骨小孔
transverse f.	横突孔（颈椎）
Weitbrecht f.	肩关节囊孔
foraminal	孔的
f. osteophyte encroachment	椎间孔骨赘压迫狭窄
f. stenosis	孔狭窄
foraminotomy	椎间孔切开术

forceps	①钳子 ②镊子
artery f.	动脉钳
bone f.	骨钳
bone-cutting f.	碎骨钳
bone-holding f.	持骨钳
hemostatic f.	止血钳
mosquito f.	蚊式钳
mouse-tooth f.	鼠牙镊（钳）
sequestrum f.	死骨钳
thumb f.	按捏钳，直镊
tissue f.	组织镊
forearm	前臂
f. amputation	前臂截肢
f. compartment syndrome	前臂间室综合征
f. contracture	前臂挛缩
f. flap	前臂皮瓣
forefinger	示指，食指
forefoot	足前段
f. abductus	前足外展
f. adductovarus	前足内收内翻
f. adductus	前足内收
f. arthroplasty	前足关节成形术
f. valgus	前足外翻
f. varus	前足内翻
foreign body	异物
foreign body granuloma	异物肉芽肿
forequarter amputation	肩胛带离断术

Forestier's disease	Forestier 病（弥漫性特发性骨肥厚症）
formication	蚁走感
forward flexion	前屈
fossa	窝
acetabular f.	髋臼窝
antecubital f.	肘窝
axillary f.	腋窝
cubital f.	肘窝
infraclavicular f.	锁骨下窝
popliteal f.	腘窝
supraclavicular f.	锁骨上窝
fracture	骨折
avulsion f.	撕脱性骨折
Barton f.	Barton 骨折，桡骨远端掌侧关节面骨折伴移位
basal skull f.	颅底骨折
bending f.	屈曲骨折
Bennett f.	Bennett 骨折，第一掌骨基底部腕掌关节内骨折
bicondylar f.	双髁骨折
bimalleolar f.	双踝骨折
birth f.	分娩骨折，产伤骨折
boxer's f.	拳击骨折，中掌骨颈部骨折
bumper f.	车撞骨折，胫骨平台外侧压缩骨折
burst f.	爆裂骨折

butterfly f.	蝶形骨折
f. callus	骨折骨痂
Chance f.	屈曲牵张型椎骨的横行骨折
Chauffeur's f.	桡骨茎突骨折
chip f.	碎裂骨折
closed f.	闭合性骨折
Colles f.	Colles 骨折，桡骨远端背伸骨折
comminuted f.	粉碎性骨折
complete f.	完全骨折
compound f.	开放骨折，复合骨折
compression f.	压缩骨折
condylar f.	髁部骨折
Cotton f.	（三）踝骨折
depressed f.	凹陷骨折
diacondylar f.	经髁骨折
diaphyseal f.	骨干骨折
direct f.	直接骨折
f. dislocation	骨折脱位
double f.	双骨折
Dupuytren f.	腓骨下端骨折伴脱位
Duverney f.	髂骨翼的骨折（髂前上棘以下）
epiphyseal f.	骨骺骨折
extraarticular f.	关节外骨折
fatigue f.	疲劳骨折
fissure f.	裂缝骨折
flexion-distraction f.	屈曲牵张型骨折

Galeazzi f.	桡骨骨折伴尺骨远侧端脱位
f. gap	骨折段间缝隙
greenstick f.	青枝骨折
healed f.	骨折已愈合
f. healing	骨折愈合中
Hill-Sachs f.	肱骨头压缩性骨折
impacted f.	嵌入骨折
incomplete f.	不全骨折
indirect f.	间接骨折
insufficiency f.	脆弱骨折
intercondylar f.	髁间骨折
intertrochanteric f.	粗隆间骨折
intraarticular f.	关节内骨折
f. line	骨折线
linear f.	线性骨折
Malgaigne f.	垂直剪切不稳定骨盆骨折
malleolar f.	踝部骨折
march f.	行军骨折
metaphyseal f.	干骺端骨折
Monteggia f.	Monteggia 骨折，尺骨干骨折伴桡骨头脱位，孟氏骨折
multiple f.	多发骨折
nonunited f.	骨折不愈合
oblique f.	斜形骨折
occult f.	隐匿性骨折
open f.	开放性骨折
osteochondral f.	骨软骨骨折

pathological f.	病理性骨折
pertrochanteric f.	经转子骨折
pilon f.	距骨头侧移位伴胫腓骨远端粉碎骨折
Pipkin f.	Pipkin 骨折，股骨头骨折（可伴脱位）
plastic bowing f.	弯曲塑性骨折
Pott f.	双踝骨折
f. reduction	骨折复位
Rolando f.	Rolando 骨折（第一掌骨基底脱部腕掌关节内粉碎性骨折伴位）
segmental f.	寸断骨折
Segond f.	胫骨外侧平台撕脱骨折（常伴有前交叉韧带损伤）
simple f.	简单骨折，闭合骨折
Smith f.	Smith 骨折，桡骨远端掌屈骨折
spiral f.	螺旋形骨折
split f.	分裂骨折
spontaneous f.	自发骨折
stress f.	应力骨折
subcapital f.	头下骨折
subtrochanteric f.	转子下骨折
supracondylar f.	髁上骨折
surgical neck f.	外科颈骨折
f. table	骨折手术台
torus f.	隆起骨折

transcondylar f.	经髁骨折
transverse f.	横形骨折
trimalleolar f.	三踝骨折
fragment	骨片，骨折片，碎片
bone f.	骨片，骨折片
fragmentation	断裂，碎裂
frame	框架
free	游离的，自由的
f. body	游离体
f. flap	游离皮瓣
f. skin graft	游离皮片
f. tissue graft	游离组织移植物
f. nerve graft	游离神经移植物
freeze	结冰，凝固
freeze-dried bone grafting	冻干骨移植
fresh frozen allograft	新鲜冻干异体骨
Froment test	Froment 试验，拇示指捏夹试验
frontal plane	额面，冠状面
frostbite	冻伤
frozen	冻结的，冰冷的
f. section	冷冻切片
f. shoulder	冻结肩，五十肩
full-thickness skin graft，FTSG	全厚皮片移植
full weight bearing，FWB	完全负重
function	功能
functional	功能的
f. electrical stimulation，FES	功能性电刺激疗法

f. loads	生理负荷
f. orthosis	功能性矫形器
f. position	功能位，便利的肢体位置
f. scoliosis	功能性脊柱侧弯（凸）
f. subluxation	功能性半脱位
fungus，fungi（复数）	真菌，霉菌
funicular nerve suture	神经束缝合
funiculus，funiculi（复数）	索，束
anterior f.	前索
lateral f.	侧索
posterior f.	后索
funnel breast（chest）	漏斗胸
fusion	融合
anterior spinal f.	椎体前路融合术
diaphyseal-epiphyseal f.	骨干骺端融合术
dowel spinal f.	骨栓［移植］脊椎间融合
facet f.	椎间关节融合术
interbody spinal f.	椎体间融合术
intertransverse f.	横突间融合术

G

G

gabapentin	［正］加巴喷丁
gadolinium-enhanced MRI	钆增强核磁共振扫描
Gaenslen test	床边试验
gait	步态，步法

abducted lurch g.	外展倾斜步态
g. analysis	步态分析
antalgic g.	疼痛回避步态，防痛步态
ataxic g.	共济失调步态
calcaneal g.	跟足步态
cerebellar g.	小脑病步态，摇摆步态
circumduction g.	环形步态，回转步态
crouch g.	[痉挛型脑瘫] 蹲伏步态
g. disturbance	步态不稳，步态障碍
duck waddle g.	鸭步，蹒跚步态
equinus g.	马蹄足步态，垂足步态
gluteus maximus g.	臀大肌步态 (见于臀大肌麻痹)
gluteus medius g.	臀中肌步态 (见于臀中肌麻痹)
hemiplegic g.	偏瘫步态，半身不遂步态
pigeon-toeing g.	内八字步态
quadriceps g.	股四头肌步态 (膝过伸，躯体前倾)
scissors g.	剪刀步态
spastic g.	痉挛性步态
staggering g.	蹒跚步态 (与酒精中毒有关)
steppage g.	跨阈步态 (下位运动神经元损害及马尾神经损害)
swaying g.	摇摆步态
tabetic g.	共济失调步态
waddling g.	鸭步，蹒跚步态
Galeazzi's fracture	Galeazzi 骨折，桡骨骨折伴尺骨远侧端脱位

Galeazzi's test	Galeazzi 试验（检查先天髋脱位）
gamma nail	γ钉
gangliocytoma	神经节细胞瘤
ganglion，ganglia/ganglions（复数）	腱鞘囊肿，神经节
cervical g.	颈神经节
cervicothoracic g.	颈胸部神经节
g. cyst	腱鞘囊肿
dorsal g.	背神经节
intraosseous g.	骨内腱鞘囊肿
lumbar g.	腰神经节
spinal g.	脊神经节
stellate g.	星状神经节
wrist g.	腕部腱鞘囊肿
ganglionectomy	神经节切除术
ganglioneuroma	神经节瘤，节细胞神经瘤
ganglionitis	神经节炎
gangrene	坏疽
angiosclerotic g.	血管硬化性坏疽
circumscribed g.	局限性坏疽
diabetic g.	糖尿病［性］坏疽
dry g.	干性坏疽
gas g.	气性坏疽
Pott g.	Pott 坏疽，老年坏疽
static g.	血淤滞性坏疽
venous g.	静脉性坏疽
thrombotic g	血栓性坏疽
gangrenous necrosis	坏疽性坏死

ganoblast	成釉细胞
Ganz periacetabular osteotomy	Ganz 髋臼周围（旋转）截骨术
gap healing	骨折缝隙愈合
Garden femoral neck fracture classification	Garden 股骨颈骨折分型
Gartland supracondylar fracture classification	Gartland 肱骨髁上骨折分型
gas embolism	气体栓塞
gastrocnemius	腓肠肌
g. equinus	腓肠肌性马蹄足
g. muscle（flap）	腓肠肌（肌瓣）
Gaucher disease	戈谢病
gauge	标准度量，测量仪
gauze	纱布
gene	基因
tumor suppressor g.	肿瘤抑制基因，抑癌基因
genealogy	家系，血统
general anesthesia	全身麻醉
generalized	全身的，泛发的
g. fibromatosis	泛发性纤维瘤病
g. osteitis fibrosa cystica	全身纤维囊性骨炎
genetic disease	遗传病
genu，genua（复数）	膝
g. recurvatum	膝反屈
g. valgum	膝外翻
g. varum	膝内翻
genucubital（knee-elbow）position	肘膝位

Gerdy tibial tubercle	Gerdy 胫骨结节
giant	庞大的，巨大的
g. cell arteritis	巨细胞性动脉炎
g. cell granuloma	巨细胞肉芽肿
g. cell tumor，GCT	巨细胞瘤
g. cell tumor of bone	骨巨细胞瘤
gibbus	驼背
gigantism	巨人症
Gigli saw	Gigli 线锯
girdle	带
pelvic g.	骨盆带
shoulder g.	肩胛带
Girdlestone hip resection	Girdlestone 髋关节切除术
gladiolus	胸骨体
Glasgow coma scale，GCS	Glasgow 昏迷评分
glenohumeral	盂肱的
g. joint	盂肱关节，肩关节
g. internal rotation deficit，GIRD	盂肱关节内旋受限
glenoid	盂样的，浅窝的
g. cartilage	关节盂
g. cavity	肩臼
g. fossa	关节窝
g. labrum	盂唇
g. resurfacing	关节盂表面重建
g. rim	关节盂缘
glenolabral articular disruption，GLAD	[盂肱关节] 盂唇关节断裂

glenoplasty	关节盂成形术
gliding joint	平面关节，滑动关节
glioma	神经胶质瘤
gliosarcoma	神经胶质肉瘤
globulin	球蛋白
glomangiomyoma	血管球肌瘤
glomus tumor	血管球瘤
glove	手套
g. anesthesia	手套状知觉消失
glucosamine sulfate	硫酸氨基葡萄糖
gluteal	臀的
g. fold	臀沟
inferior g. nerve	臀下神经
g. line	臀肌线
superior g. nerve	臀上神经
g. tuberosity	臀肌粗隆
gluteus	臀肌
g. contracture	臀肌挛缩
g. maximus	臀大肌
g. maximus gait	臀大肌步态
g. medius	臀中肌
g. medius gait	臀中肌步态
g. minimus	臀小肌
Goldenhar's syndrome	Goldenhar 综合征，眼耳脊椎发育不良综合征
gonagra	膝关节痛风
gonalgia	膝痛

gonarthritis	膝关节炎
gonarthromeningitis	膝关节滑膜炎
gonarthrosis	膝关节病
goniometer	测角计
gonitis	膝关节炎
gonococcal septic arthritis	淋球菌化脓毒性关节炎
gouge	圆凿
bone g.	骨圆凿
gout	痛风
gouty	痛风的
g. arthritis	痛风性关节炎
g. tophaceous deposit	痛风性痛风石关节炎
g. tophus	痛风石
gracilis	股薄肌
g. muscle flap	股薄肌肌瓣
g. transplantation	股薄肌移植
graft	移植物，移植片
allogeneic g.	同种异体移植
autologous g.	自体移植
bone g.	骨移植
bridge g.	桥状移植
by-pass bone g.	旁路骨植骨
cable nerve g.	电缆式神经移植
cancellous insert g.	松质骨插入移植
cancellous morselized bone g.	松质骨粒移植
cancellous strip g.	松质骨条移植
clothespin spinal fusion g.	H 形骨片脊柱融合骨移植

composite g.	复合移植
cortical bone g.	皮质骨移植
corticocancellous g.	皮质海绵骨移植
dowel bone g.	骨栓移植
fascia g.	筋膜移植
fascicular g.	神经束移植
free skin g.	游离植皮片
full-thickness skin g. ，FTSG	全厚皮片移植
g. harvest	移植物采集（取出）
heterodermic g.	异体皮移植
heterologous g.	异种移植
homologous g.	同种异体移植
iliac crest bone g. ，ICBG	髂嵴骨移植
inlay bone g.	嵌入骨移植
intercalary g.	中间插入移植
island g.	岛状移植
mesh skin g.	网状皮片移植
muscle pedicle bone g.	带肌蒂骨移植
nerve g.	神经移植
neurovascular island g.	神经血管岛状移植
neurovascular pedicle g.	带神经血管蒂移植
omental g.	网膜移植
onlay bone g.	骨贴附移植
osteoarticular g.	骨关节移植
osteochondral g.	骨软骨移植
osteoperiosteal bone g.	带骨膜骨移植
pedicle g.	带蒂移植

peg bone g.	骨钉移植
rotational flap g.	回旋皮瓣移植
skin g.	皮片移植
split-thickness skin g. ，STSG	中厚皮片移植
strut bone g.	支柱骨移植
tendon g.	肌腱移植
vascularized bone g.	带血管蒂骨移植
graft versus host disease，GVHD	移植物抗宿主病
grafting	移植术
gram，g	克
granulation	肉芽形成
granulocyte colony-stimulating factor，G-CSF	粒细胞集落刺激因子
granulocyte-macrophage colony-stimulating factor，GM-CSF	粒细胞 - 巨噬细胞集落刺激因子
granuloma	肉芽肿
eosinophilic g.	嗜酸细胞肉芽肿
gray matter	灰质
great toe	踇趾
greater	大的
g. trochanter	大转子
g. tuberosity	[肱骨] 大结节
g. sciatic foramen	坐骨大孔
Green-Anderson growth remaining chart	Green-Anderson 生长剩余曲线
greenstick fracture	青枝骨折
grip	握

g. strength	握力
g. tester	握力计
Gritti's amputation	Gritti 切断术
groin	腹股沟
g. pain	腹股沟痛
groove	沟
deltopectoral g.	三角肌 - 胸大肌间沟
nasolabial g.	鼻唇沟
spiral g.	桡神经沟
ground reaction force	地面反作用力
growing pain	生长痛
growth	生长，发育
g. arrest	生长停止
g. hormone，GH	生长激素
g. plate	［骨骺］生长板
gunshot wound，GSW	枪弹伤
Gustilo-Anderson open fracture classification	Gustilo-Anderson 开放性骨折分类
Guyon canal	尺管

H

H-graft	H 形植骨术
habitual dislocation	习惯性脱臼
habitual scoliosis	习惯性侧弯（凸）
habitus	①体型　②体质
hacking	掌缘叩击（按摩）

haemangioma	血管瘤
Haglund's deformity	跟腱止点末端病
hairline fracture	发丝状裂缝骨折
Haldol	氟哌啶醇
hallucination	幻觉
hallucis brevis tenodesis	足踇短肌腱固定术
hallux，halluces（复数）	踇趾
h. abductovalgus，HAV	踇外展外翻
h. abductus	踇趾外展肌
h. extensus	踇趾强直伸直
h. flexus	锤状趾
h. malleus	锤（槌）状趾
h. rigidus	足踇趾僵化
h. valgus	踇趾外翻
h. varus	踇趾内翻
halo-femoral traction	颅骨大腿牵引
halo-pelvic traction	颅骨骨盆牵引
halo traction	颅骨牵引
halo-vest traction	颅骨胸廓牵引
hamartoma	错构瘤
hamate	钩骨
h. -lunate joint	钩月关节
hammer	锤
hammer toe	锤状趾
hamstring	腘绳肌 [腱]
inner h.	内侧腘绳肌 [腱]
h. lengthening	腘绳肌延长术

H

outer h.	外侧腘绳肌［腱］
h. release	腘绳肌松解术
h. tightness	腘绳肌紧张
hand	**手**
h. amputation	手截肢术
ape h.	猿手
claw h.	爪形手
cleft h.	分裂手
h. drill	手钻
drop h.	下垂手
h. dynamometer	握力计
flat h.	扁平手
h. grasp strength	手握力
h. grip strength	手握力
lobster-claw h.	龙虾钳形手
mirror h.	镜像手
mitten h.	并指［畸形］
mutilated h.	重度损伤手
opera-glass h.	望远镜手
h. reamer	手钻
skeleton h.	枯骨状手
spade h.	铲形手
spastic h.	痉挛手
split h.	裂手
tetraplegic h.	四肢麻痹手
Hand-Schüller-Christian disease	Hand-Schüller-Christian 病（表现为尿崩症、眼球突出和溶骨

性破坏）

handicap	缺陷
handicapped	残疾者
handsaw	手锯
hanging-arm cast	悬臂石膏
Hardinge lateral hip approach	Hardinge 外侧髋入路
Harrington-Luque technique	Harring-Luque 技术
Harris hip score，HHS	髋关节 Harris 评分
Haversian	
h. canal	中央管，哈氏管
h. system	哈氏系统
Hawkins talus fracture（Ⅰ～Ⅳ）	Hawkins 距骨骨折分型（Ⅰ～Ⅳ型）
healing	愈合
primary h.	一期愈合
secondary h.	二期愈合
h. retardation	愈合迟缓
heat	热
h. cramp	热痉挛
h. exhaustion	热衰竭
heat-press injury	热压伤
Heberden nodes	骨关节病结节（远端指间关节）
heel	足跟
h. cord	跟腱
h. equinus	马蹄足
h. fat pad	足跟脂肪垫
painful h.	足跟痛

prominent h.	足跟隆突
h. spur	足跟骨刺
h. valgus	足跟外翻
h. varus	足跟内翻
heel-and-toe gait	跟趾步态
heel-off phase	足跟离地相
hemadostenosis	血管狭窄
hemangiectasis	血管扩张
hemangioendothelioma	血管内皮瘤
hemangioendotheliosarcoma	血管内皮肉瘤
hemangioma	血管瘤
hemangiopericytoma	血管外皮细胞瘤
hemangiosarcoma	血管肉瘤
hemarthrosis	关节积血
hematencephalon	脑出血
hemathorax	血胸，胸腔积血
hematoma	血肿
subdural h.	硬膜下血肿
hematomyelia	脊髓出血
hematorrhachis	椎管内出血，脊髓出血
hemiarthroplasty	半关节成形术
hemicondylar fracture	单侧髁骨折
hemiepiphysiodesis	半侧骺骨干固定
hemihypertrophy	偏侧肥大
hemilaminectomy	半侧椎板切除术
hemimelia	半肢畸形
fibular h.	腓侧半肢畸形

   radial h.   桡侧半肢畸形

   tibial h.   胫侧半肢畸形

   ulnar h.   尺侧半肢畸形

hemiparesthesia   偏身感觉异常

hemiparetic   偏瘫的

hemipelvectomy   半骨盆切除术

   internal h.   保留下肢的半骨盆切除术

hemipelvis   半骨盆

hemiphalangectomy   指（趾）部分切除术

hemiplegia   偏瘫，半身不遂

hemiplegic gait   偏瘫步态

hemirachischisis   隐性脊柱裂

hemisacralization   [第五腰椎] 半骶化

hemisection   部分切除

hemisurface arthroplasty   半表面关节成形术

hemivertebra，hemivertebrae（复数）   半椎体

hemivertebral excision   椎体部分切除术

hemoglobin，Hgb   血红蛋白

hemophilia   血友病

hemophilic   血友病的

   h. arthritis   血友病性关节炎

   h. arthropathy   血友病性关节病变

hemopneumothorax   血气胸

hemorrhage   出血

hemostat   ①止血钳　②止血药

hemothorax   血胸

Hemovac   （自吸引）引流器（壶）

heparin	肝素
hepatitis A virus，HAV	甲型肝炎病毒
hepatitis B，HB	乙型肝炎
Herbert screw	Herbert 螺钉（关节面螺钉）
hereditary	遗传的，遗传性的
h. multiple exostosis	遗传性多发性外生骨疣
h. motor sensory neuropathy，HMSN	遗传性运动感觉神经病
h. osteoonychodysplasia，HOOD	遗传性骨甲发育不良
hernia	疝，突出
herniated	脱垂，脱肠
h. intervetebral disc	椎间盘突出
h. nucleus pulposus，HNP	髓核突出
herniation	①疝形成　②突出形成
nuclear h.	髓核突出
herpes	疱疹
Herring lateral pillar radiographic classification	Herring 股骨头外侧柱影像分型
heterogeneous	①异质的　②不同的
heterograft	异种移植物
heterotopic	异位的
h. bone	异位骨
h. calcification	异位钙化
h. ossification	异位骨化
heterotransplantation	异种移植
hexadactyly	六指畸形
Hexagonal slot-cap screw	六角槽螺钉

hiatus 　　　　　　　　　　　　　　裂孔，孔

   adductor h., h. tendineus 　　　收肌腱裂孔，腱裂孔

Hibbs retractor 　　　　　　　　　Hibbs 直角拉钩

high density polyethylene，HDP 　高密度聚乙烯

high-energy 　　　　　　　　　　 高能量

   h. -e. fracture 　　　　　　　　 高能量骨折

   h. -e. trauma 　　　　　　　　　 高能量创伤

high-grade 　　　　　　　　　　　高度

   h. -g. spondylolisthesis 　　　　　重度脊椎前移

   h. -g. surface osteosarcoma 　　　表面高度恶性骨肉瘤

high oxygen pressure，HOP 　　　高压氧

high-riding 　　　　　　　　　　 高位的

   h. -r. patella 　　　　　　　　　 高位髌骨

   h. -r. scapula 　　　　　　　　　 高位肩胛骨

high-speed saw 　　　　　　　　　高速锯

high tibial osteotomy 　　　　　　高位胫骨截骨术

hindfoot 　　　　　　　　　　　　后足部（距骨和跟骨）

   h. arthrodesis 　　　　　　　　　后足关节融合术

   h. valgus 　　　　　　　　　　　后足外翻

hindquarter amputation 　　　　　半骨盆切除术

hinged 　　　　　　　　　　　　　铰链，铰合

   h. joint 　　　　　　　　　　　　铰链式关节

   h. total knee prosthesis 　　　　　铰链式人工全膝关节

hip 　　　　　　　　　　　　　　　髋关节

   h. arthrodesis 　　　　　　　　　髋关节融合术

   h. click 　　　　　　　　　　　　髋弹响

   h. contusion 　　　　　　　　　　髋部挫伤

developmental dysplasia of h. , DDH　　髋关节发育不良

hip disability and osteoarthritis outcome score，HOOS　　髋关节炎疗效评分

h. disarticulation　　髋关节离断术

h. fracture　　髋关节骨折

h. joint　　髋关节

h. orthosis　　髋矫形器

h. pointer　　髋挫伤

h. reconstruction　　髋关节重建

h. reduction　　髋关节复位

snapping h.　　弹响髋

h. spica cast　　髋关节人字形石膏

h. subluxation　　髋关节半脱位

hip-knee-ankle-foot orthosis，HKAFO　　髋膝踝足矫形支具

hirudin　　水蛭素

histiocytoma　　组织细胞瘤

histiocytosis　　组织细胞增多症

Langerhans cell h.　　朗格汉斯细胞组织细胞增生症

histochemistry　　组织化学

histocompatibility　　组织相容性

histogenesis　　组织发生

histological feature　　组织学特征

histology　　组织学

histopathology　　病理组织学

Hoffa fracture　　Hoffa 骨折，股骨髁后方的冠状

位骨折

Hoke osteotome	Hoke 精细骨凿
hollow back	脊柱前凸
holorachischisis	脊椎全裂
Holstein-Lewis fracture	Holstein-Lewis 骨折（肱骨远端 1/3 骨折伴桡神经嵌压）
Holt-Oram syndrome	Holt-Oram 综合征，心手综合征
homocystinuria	同型胱氨酸尿症
homogenous graft	同种异体移植物
homograft	同种异体移植
homologous blood transfusion	同种异体输血
homologous graft	同种异体移植物
hook	钩
bone h.	骨钩
skin h.	皮肤钩
hook and rod fixation	钩棒固定术
horizontal	水平的
h. abduction	水平外展
h. adduction	水平内收
h. fracture	水平骨折
h. medial meniscus tear	内侧半月板水平撕裂
hormone	激素
hormonotherapy	激素疗法
horn	角
horseshoe abscess	马蹄状脓肿
host	①移植床 ②受体 ③宿主
housemaid's knee	髌前滑囊炎

Howship lacuna	骨吸收腔隙
H-type sacral fracture with associated spinopelvic dissociation injury	骶骨 H 形骨折致脊柱骨盆分离损伤
human	人的，人类的
h. gamma globulin，HGG	人 γ 球蛋白
h. growth hormone，HGH	人生长激素
h. leucocyte antigen，HLA	人类白细胞抗原
human T lymphotropic virus，HTLV	人类 T 淋巴细胞病毒
HTLV associated myelopathy，HAM	HTLV 相关脊髓病
humeral	肱骨的
humeral avulsion of glenohumeral ligament，HAGH	盂肱韧带肱骨撕脱
h. condyle	肱骨髁、
h. epicondyle	肱骨上髁
h. neck	肱骨颈
humeroradial	肱桡的
h. joint	肱桡关节
humeroscapular	肱肩胛的
humeroulnar	肱尺的
h. joint	肱尺关节
humerus，humeri（复数）	肱骨
humpback	驼背
Hunter canal，adductor canal	收肌管
hyaline cartilage	透明软骨
hyaluronan，hyaluronate，hyaluronic acid	透明质酸
hyaluronidase	透明质酸酶

hybaroxia	高压氧疗法
hybrid	杂交体，混血儿
hydrarthrosis	关节积水
intermittent h.	间歇性关节积水
hydrodynamic lubrication	液体动力润滑
hydrotherapy	水疗法
hydroxyapatite，HA	羟基磷灰石 $[Ca_{10}(PO_4)_6(OH)_2]$
hypalgesia，hypoalgesia	痛觉减退
hyperabduction syndrome	过度外展综合征
hyperabduction test	过度外展试验
hyperaemia	充血
hyperaldosteronism	醛固酮过多症
hyperalgesia	痛觉过敏
hyperbaric oxygenation	高压氧疗法
hypercalcemia	高钙血症
hypercortisolism	皮质醇增多症
hyperesthesia	感觉过敏
hyperextension	伸展过度
h. body jacket	躯体过伸背心
h. cast	过伸石膏
hyperflexibility	过度灵活
hyperflexion fracture	过度弯曲型骨折
hypergenesis	发育过度
hyperhidrosis	多汗
hyperkyphoscoliosis	脊柱过度后凸侧凸
hyperkyphosis	脊柱过度后凸
hyperlipoproteinemia	高脂蛋白血症

hyperliposis	脂肪过多
hyperlordosis	脊柱过度前凸
hypermobile	高度可动的
h. flatfoot	关节松弛性扁平足
h. joint	关节松弛
hypermobility	过度灵活，运动过强
hypermyotonia	肌张力过高
hyperostosis	骨肥厚，骨增生
diffuse idiopathic skeletal h. , DISH	弥漫性特发性骨肥厚症
infantile cortical h.	婴儿骨皮质增生症
sternocostoclavicular h. , SCCH	胸肋锁骨肥厚症
hyperparathyroidism	甲状旁腺功能亢进
hyperpituitarism	垂体功能亢进
hyperplasia	增生
hyperreflexia	反射亢进
hypersensitivity	过敏性，过敏反应
hyperthermia	高体温
malignant h.	恶性高热
hyperthermoesthesia	热觉过敏
hyperthyroidism	甲状腺功能亢进［症］
hypertonia	［肌］张力过高
hypertrophic	肥大的，肥厚的
h. arthritis	肥大性关节炎
h. non-union	肥大性骨不连
h. pulmonary osteoarthropathy	肺性肥大性骨关节病
h. scar	肥厚性瘢痕

h. synovitis	肥大性滑膜炎
h. transverse process	横突肥大
hyperuricemia	高尿酸血症
hypesthesia, hypoesthesia	感觉减退
hypocalcemia	低钙血症
hypochondria	疑病症
hypochondroplasia	软骨发育不良
hypokyphosis	脊柱后凸不足
hypolordosis	脊柱前凸不足
hypophalangism	指（趾）节减少症
hypophysis	垂体
hypopituitarism	垂体功能减退［症］
hypoplasia	发育不全
cartilage-hair h., CHH	软骨毛发发育不全
focal dermal h.	灶性皮肤发育不全
odontoid h.	齿突发育不全
hypoporosis	骨痂形成不全
hypopotassemia, hypokalemia	血钾过低，低钾血症
hyporeflexia	反射减弱
hypothenar	小鱼际的
h. eminence	小鱼际
h. muscle	小鱼际肌
hypothermia	低温，低体温
hypothyroidism	甲状腺功能减退［症］
hypotonia	肌张力低下
hypoxia	缺氧，低氧
hysterical	癔症性的

h. gait	癔症性步态
h. joint	癔症性关节病
h. torticollis	癔症性斜颈

I

iatrogenic	医源性的
ice pack	冰袋
idiopathic	特发性的，自发性的
i. hypercalciuria	特发性高钙尿症
i. juvenile osteoporosis	青少年特发性骨质疏松症
i. osteonecrosis	特发性骨坏死
i. phalangeal osteolysis	特发性指（趾）骨溶解
i. scoliosis	特发性脊椎侧弯（凸）
i. transient osteoporosis	特发性一过性骨质疏松
ifosfamide，IFO	异环磷酰胺
iliac	髂的
i. abcess	髂窝脓肿
i. crest	髂嵴
i. crest bone graft，ICBG	髂嵴移植
i. crest flap	髂嵴瓣
i. wing	髂骨翼
iliacus muscle	髂肌
ilioabdominal amputation	髂腹间切断术
iliocostal	髂肋的
i. muscle group	髂肋肌群
iliofemoral	髂股的

i. ligament   髂股韧带

i. thrombosis   髂股静脉血栓

iliohypogastric   髂腹下的

  i. nerve   髂腹下神经

ilioinguinal   髂腹股沟的

  i. nerve   髂腹股沟神经

iliolumbar   髂腰的

  i. artery（vein）   髂腰动（静）脉

  i. ligament   髂腰韧带

iliopectineal   髂耻的

  i. bursa   髂耻囊

  i. line   髂耻线

iliopelvic   髂骨盆的

iliopsoas   髂腰肌

  i. tendon lengthening   髂腰肌腱延长术

  i. release   髂腰肌松解术

iliopubic   髂耻的

iliosacral，IS   髂骶的

  i. joint   骶髂关节

iliosciatic   髂坐骨的

iliospinal   髂脊椎的

iliotibial，IT   髂胫的

  i. band（tract）   髂胫束

iliotrochanteric   髂转子的

ilium，ilia（复数）   髂骨

image intensifier   图像增强器

imaging   影像

imbalance	不平衡
imbrication	叠盖，重叠加固
immersion foot	浸泡足
immobilization	制动术，固定术
immobilizer	制动支具，固定器
immovable joint	不动关节
immunity	免疫，免疫力
immunodeficiency	免疫缺陷
immunohistochemistry	免疫组织化学
immunosuppression	免疫抑制
impacted fracture	嵌入骨折
impaction	嵌入
impactor	打入器（人工关节的打拔器）
impairment	功能障碍，功能减低
impingement	冲击，撞击
i. syndrome	［肩］撞击综合征
implant	植入物，移植片
i. failure	植入物失败
i. removal	植入物取出
implantable pump	植入泵
implantation	植入法，移植术
impression	凹陷，压迹
in situ decompression	原位减压术
in situ screw fixation	原位螺钉固定术
inborn error	先天性缺陷
inborn error of metabolism	先天性代谢缺陷
incarceration	嵌顿

incised wound	切伤，割伤
incision	切开，切口
cruciate i.	十字切开
hockey stick i.	弧形切口
medial parapatellar i.	髌内侧旁切口
paramedian i.	旁正中切口
Pfannenstiel i.	Pfannenstiel 切口，耻上腹部横切口
relieving i.	减张切口
stab i.	戳创，刺口
Z-plasty skin i.	Z 形皮肤切口
i. and drainage，I & D	切开引流
incisional	切开的，切入的
i. biopsy	切开活检
i. vacuum-assisted-closure	切口负压吸引辅助闭合
incisure	切迹
inclinatio pelvis，pelvic inclination	骨盆前倾
incomplete	不完全的
incongruent	不匹配的，不对和的
incongruity	不适合，不一致
incontinence	失禁
fecal i.	大便失禁
urinary i.	尿失禁
index	指数
acetabular i.	髋臼指数
body mass i.，BMI	体重指数
i. finger	示指
patellotrochlear i.，PTI	髌骨滑车指数

indirect fracture	间接骨折
induration	硬化，硬结
infantile	幼稚的，幼儿的
i. cortical hyperostosis, Caffey disease	婴儿骨皮质增生症，Caffey 病
i. coxa vara	婴儿髋内翻
i. digital fibromatosis	婴儿指（趾）部纤维瘤病
i. paralysis	小儿麻痹症，脊髓灰质炎
i. scoliosis	婴儿脊柱侧弯（凸）
i. torticollis	幼儿斜颈
infarct	梗死
bone i.	骨梗死
infection	感染，传染
aerobic i.	需氧菌感染
anaerobic i.	厌氧菌感染
clostridial i.	梭状芽胞杆菌感染
cross i.	交叉感染
hematogenous i.	血源性感染
iatrogenic i.	医源性感染
late i.	迟发感染
mycobacterial i.	分枝杆菌感染
nosocomial i.	医院内感染
opportunistic i.	机会菌（性）感染
pyogenic i.	化脓性感染
secondary i.	继发感染
infectious	传染性的
i. arthritis	感染性关节炎
i. tenosynovitis	感染性腱鞘炎

inferior	下方的，劣的
i. epigastric artery（vein）	腹壁下动（静）脉
i. genicular artery（vein）	膝下动（静）脉
i. gluteal artery（vein）	臀下动（静）脉
i. vena cava，IVC	下腔静脉
infiltration	浸润
inflammatory	炎症性的
i. arthropathy	炎性关节炎
i. torticollis	炎性斜颈
infraclavicular fossa	锁骨下窝
infraction fracture	不全骨折
infrapatellar fat pad	髌下脂体，髌下脂肪垫
infrared	红外线，红外的
i. therapy	红外线疗法
infraspinatus muscle	冈下肌
infusion	①注入 ②输液
ingrown nail（toenail）	嵌甲症
inhalation anesthesia	吸入麻醉
inheritable disorder	遗传性障碍
inheritance	遗传
inhibitory postsynaptic potential，IPSP	抑制性突触后电位
inion	枕外隆凸点，枕骨隆突
injection	注射
injury	损伤
birth i.	出生创伤
blast i.	爆炸伤

brachial plexus i.	臂丛损伤
crush i.	碾挫伤，挤压伤
degloving i.	脱套伤，套状撕脱位
explosion i.	爆炸伤
extension i.	伸展损伤
flexion i.	屈曲损伤
heat-press i.	热压伤
rotator cuff i.	肩袖损伤
spinal cord i.	脊髓损伤
traumatic brain i. ，TBI	外伤性脑损伤
whiplash i.	挥鞭伤，颈椎过度屈伸损伤
wringer i.	绞轧伤
inlay graft	嵌入移植
innervation	神经支配
anomalous i.	异常神经支配
double i.	双重神经支配
reciprocal i.	交互神经支配
innominate bone	髋骨
innominate osteotomy	髋臼 [骨] 截骨术
Insall-Salvati ratio	Insall-Salvati 髌骨指数（比值）
insertion	①附着（肌肉附着）②插入
insidious	潜行性
insole	鞋垫
inspection	视诊
instability	不稳定性
anterolateral rotatory i.	前外侧旋转不稳定
anteromedial rotatory i.	前内侧旋转不稳定

multidirectional i., MDI	多方向不稳定
posterolateral rotatory i.	后外侧旋转不稳定
posteromedial rotatory i.	后内侧旋转不稳定
instantaneous axis of rotation	转动瞬轴，瞬时旋转中心
instep	脚背
instillation	点滴
instrumental tie	器械结，器械打结
insufficiency	功能不全
i. fracture	脆弱骨折
vertebrobasilar i., VBI	椎 - 基底动脉供血不足
insulin-dependent diabetes mellitus, IDDM	胰岛素依赖型糖尿病
intelligent quotient, IQ	智商
intensive care unit, ICU	重症监护病房
interbody fusion	椎体间融合
intercalary	①中间　②插入
i. graft	中间插入移植
intercarpal joint	腕（骨）间关节
interclavicular ligament	锁间韧带
intercondylar	髁间的
i. fossa	髁间窝
i. groove	髁间沟
i. notch	髁间切迹
i. T-type fracture	髁间 T 形骨折
intercostal	肋间的
i. artery（vein）	肋间动（静）脉
i. nerve	肋间神经

i. nerve transfer   肋间神经转移术

i. neuralgia，ICN   肋间神经痛

intercostale externi   肋间外肌

intercostale interni   肋间内肌

interferon，IFN   干扰素

interfragmentary lag screw   跨骨折线拉力螺钉

interlacing suture   编织缝合

interleukin，IL   白细胞介素

interlocking nail   带锁髓内钉

intermetacarpal   掌骨间的

i. joint   掌骨间关节

i. ligament   掌骨间韧带

intermetatarsal   跖骨间的

i. joint   跖骨间关节

i. ligament   跖骨间韧带

intermetatarsophalangeal bursitis   跖趾间滑囊炎

intermittent   间歇的，间断的

i. claudication   间歇性跛行

i. hydrarthrosis   间歇关节积水

internal   内在的，内部的

i. carotid artery（vein）   颈内动（静）脉

i. derangement   ［关节］内紊乱

i. derangement of the knee，IDK   膝关节内紊乱

i. fixation   内固定

i. hemipelvectomy   半骨盆切除术

i. iliac artery（vein）   髂内动（静）脉

i. neurolysis   神经内松解术

i. rotation	内旋
i. rotation in extension，IRE	伸展位内旋
i. rotation in flexion，IRF	屈曲位内旋
i. vertebral venous plexus	椎骨内静脉丛
international unit，IU	国际单位
internervous plane	神经间界面，神经支配界面
interosseous	骨间的
interosseous artery（vein）	骨间动（静）脉
interosseous membrane，IOM	骨间膜
interosseus	骨间肌
interpedicular distance	椎弓根间距离
interphalangeal，IP	指（趾）间的
i. joint，IP joint	指（趾）间关节
i. joint arthroplasty	指（趾）间关节成形术
interpolation	①插入 ②移植（组织）
interposition	①插入 ②中间位
i. arthroplasty	插入关节成形术
ligament reconstruction with tendon i.，LRTI	肌腱插入［移植］韧带重建
soft tissue i.	软组织嵌入
interrupted suture	间断缝合
interscapulothoracic forequarter amputation	肩胸间截肢
interscapulum	肩胛间隙
intersegmental motion	节段间活动
interspinal（interspinous）ligament	棘（突）间韧带
interspinous segmental spinal	脊柱棘间分段器械矫形

    instrumentation，ISSI

intertarsal joint   跗间关节

intertransverse fusion   横突间融合术

intertrochanteric   转子间的，粗隆的

   i. crest   转子间嵴

   i. fracture   粗隆间骨折

   i. osteotomy   粗隆间截骨术

intertubercular groove   [肱骨] 结节间沟

interval   ①间距　②间期

intervertebral   椎间的

   i. fusion cage   椎间融合器

   i. disc   椎间盘

   i. foramen   椎间孔

intoe   姆趾外翻，内八字

intra-articular   关节内的

   i. arthrodesis   关节内融合

   i. fracture   关节内骨折

   i. loose body   关节内游离体

intracapsular   囊内的

   i. ankylosis   关节囊内关节强直

   i. fracture   囊内骨折

   i. osteotomy   囊内截骨术

intracortical osteosarcoma   骨皮质内骨肉瘤

intracrureus   股间肌

intractable pain   顽固性疼痛，难治性疼痛

intradural   硬膜内

intralesional margin   病灶内切除缘

intramedullary	髓内的（脊髓内的，骨髓腔内的）
i. fixation	髓内固定
i. nailing	髓内钉固定
i. rod	髓内钉
i. rod fixation	髓内钉固定
intramembranous ossification	膜内骨化
intraneural funicular plexus	神经干内神经束丛
intraoperative	术中
i. cell saver	术中细胞回收器
i. roentgenography	术中 X 线照相
intraosseous	骨内的
i. epidermoid cyst	骨内表皮样囊肿
i. ganglion	骨内腱鞘囊肿
i. venography	骨内静脉造影
intraperiosteal fracture	骨膜下骨折
intraspinal	椎管内的
intrathecal	①腱鞘内的　②硬膜内的 ③蛛网膜下腔的
intravenous	静脉内的
i. anesthesia	静脉麻醉
i. pyelography，IVP	静脉肾盂造影
intrinsic	内在的
i. contracture	内在肌挛缩
i. factor，IF	内因子（由胃黏膜分泌）
i. muscle	内在肌
intumescentia	膨大
i. cervicalis，cervical enlargement	颈膨大

i. lumbalis，lumbar enlargement	腰膨大
inversion	内翻
inverted radial reflex	反桡骨膜反射
involucrum，involucra（复数）	骨包壳（死骨的）
involuntary movement	不随意运动
ipsilateral	同侧的
irradiation	照射，辐射
interstitial i.	间质内照射，组织内（靶内）照射法
whole-body i.	全身辐射，全身照射
irregular scar	不规则瘢痕
irreversibility	不可逆性
irrigation	冲洗，洗净
closed i.	闭合冲洗
ischemia	局部缺血
i. contracture	缺血性挛缩
i. necrosis	缺血性坏死
ischial	坐骨的
i. tuberosity	坐骨结节
i. weight-bearing orthosis（brace）	坐骨承重支具
ischialgia	坐骨神经痛
ischiatic	坐骨的
ischiectomy	坐骨切除术
ischiococcygeal	坐骨尾骨的
ischiofemoral	坐骨股骨的
ischiofibular	坐骨腓骨的
ischiogluteal bursitis	坐骨结节滑囊炎

ischiohebotomy	坐骨耻骨支切开术
ischionitis	坐骨结节炎
ischiopubic	坐骨耻骨的
ischiopubiotomy	坐骨耻骨支切开术
ischiosacral	坐骨骶骨的
ischiovertebral	坐骨脊椎的
ischium	坐骨
island flap	岛状皮瓣
isograft	同系移植物，同质移植物
isokinetic	等功能的
i. contraction	等动力收缩
i. exercise	①等动力运动训练　②等速运动
isolation	隔离，分离
isometric	等长的
i. contraction	等长收缩
i. exercise	①等长运动训练　②等长运动
isotonic	等渗的
i. contraction	等张收缩
i. exercise	①等张运动训练　②等张运动
isotope	同位素
i. scan	同位素扫描
isthmus，isthmi（复数）	峡部

J

Japanese Orthopaedic Association	日本骨科学会

jerk ①急跳 ②反射 ③急推

  Achilles，j. 跟腱反射

  ankle j. 踝反射

  biceps j. 肱二头肌反射

  knee j. 膝反射

  patellar j. 髌腱反射

  quadriceps j. 股四头肌反射

  triceps surae j. 小腿三头肌反射

Johnson & Johnson，J & J 强生公司

Jobe relocation test Jobe 肩关节复位试验

joint 关节

  acromioclavicular j.，ACJ 肩锁关节

  amphiarthrodial j. 微动关节（纤维软骨关节）

  amphidiarthrodial j. 铰链式关节，车轴屈成关节

  ankle j. 踝关节

  arthrodial j. 滑动关节

  artificial j. 人工关节

  j. aspiration 关节穿刺

  atlantoaxial j. 寰枢关节

  atlanto-occipital j. 寰枕关节

  ball-and-socket j. 球窝关节，杵臼关节

  biaxial j. 双轴关节

  bilocular j. 双腔关节

  calcaneoastragaloid j. 跟距关节

  calcaneocuboid j. 跟骰关节

  j. capsule 关节囊

  carpal j. 腕关节

carpometacarpal j. ，CMC joint	腕掌关节
j. cavity	关节腔
Charcot j.	神经性关节，夏科关节
Chopart j.	距跟舟关节和跟骰关节（跗横关节）
cochlear j.	螺旋关节，蜗状关节（铰链式关节的一种）
complex j.	复杂关节（三块或以上骨连接）
compound j.	复关节
condyloid j.	髁状关节
costocentral j.	肋椎关节
costotransverse j.	肋横突关节
costovertebral j.	肋椎关节
cuneonavicular j.	楔舟关节
j. deformity	关节畸形
j. degeneration	关节退行性变
diarthrodial j.	旋动关节
distal interphalangeal j. ，DIP j.	远端指（趾）节间关节
distal radioulnar j. ，DRUJ	桡尺远侧关节
j. dysfunction	关节功能障碍
j. effusion	关节肿胀
elbow j.	肘关节
ellipsoidal j.	椭圆关节
enarthrodial j.	杵臼关节，球窝关节
facet j.	椎间关节
false j.	假关节
flail j.	①连枷关节 ②松动关节，

摇动关节

j. fluid	关节液
j. fusion	关节融合
ginglymoid j.	铰链式关节，屈成关节
glenohumeral j.	盂肱关节
hemophilic j.	血友病性关节
hinge j.	铰链式关节，屈成关节
hip j.	髋关节
humeroradial j.	肱桡关节
humeroulnar j.	肱尺关节
hysteric j.	癔症性关节
j. immobilization	关节制动
immovable j.	不动关节
intercarpal j.	腕骨间关节
intermetacarpal j.	掌间关节
intermetatarsal j.	跖骨间关节
interphalangeal j. ，IP j.	指（趾）间关节
intertarsal j.	跗间关节
j. laxity	关节松弛
knee j.	膝关节
lateral atlantoaxial j.	寰枢外侧关节
Lisfranc j.	跖跗关节
joint lubrication	关节润滑
j. manipulation	[麻醉下] 关节手法推拿（增加动幅）
manubriosternal j.	胸骨柄关节，胸骨柄体联合
median atlantoaxial j.	寰枢正中关节

mediocarpal j.	腕中关节，腕骨间关节
metacarpophalangeal j.，MCP j.	掌指关节
metatarsophalangeal j.，MTP j.	跖趾关节
midcarpal j.	腕骨间关节
j. mouse	关节鼠，关节游离体
multiaxial j.	球窝关节，杵臼关节
neuropathic j.	神经障碍性关节
patellofemoral j.	髌股关节
pivot j.	环枢关节，车轴关节
plane j.	平面关节
polyaxial j.	多轴关节
j. preservation	关节保留术
proximal interphalangeal j.，PIP j.	近端指（趾）骨关节
proximal radioulnar j.	桡尺近侧关节
radiocarpal j.	桡腕关节
j. release	关节松解术
j. replacement	关节置换术
rotary j.	车轴关节，旋转关节
saddle j.	鞍状关节
shoulder j.	肩关节
j. space	关节腔
spheroidal j.	球[臼状]关节，杵臼关节
spiral j.	螺旋关节
sternoclavicular j.	胸锁关节
sternocostal j.	胸肋关节
j. stiffness	关节僵硬
subtalar j.	距下关节

j. swelling	关节肿胀
synarthrodial j.	不动关节
synovial j.	滑膜关节
talocalcaneonavicular j.	距跟舟关节
talocrural j.	距小腿关节
tarsometatarsal j., TM j.	跗跖关节
tibiofibular j.	胫腓关节
transverse tarsal j.	跗横关节
trochoid j.	车轴关节
uncovertebral j.	椎骨的钩突关节
uniaxial j.	一轴关节
unilocular j.	单窝关节，一窝关节
weight-bearing j.	负重关节
wrist j.	腕关节
zygapophyseal j.	椎关节突关节
Judet view	Judet 髋臼斜位（片）
jugular notch	颈静脉切迹
jump skin flap	迁移皮瓣
jumper's knee	跳跃膝
junction	①连接 ②结合 ③接合部
manubriogladiolar j.	胸骨软骨结合
musculotendinous j.	肌腱移行部
neuromuscular j.	神经肌肉接头
juncturae tendinum	腱结合
juvenile	青少年的
j. idiopathic scoliosis	青少年特发性脊柱侧弯（凸）
j. osteochondrosis	青少年骨软骨病

j. osteoporosis	幼年骨质疏松症
j. polyarthritis	青少年多关节炎
j. rheumatoid arthritis，JRA	青少年类风湿关节炎
juxtaarticular	关节旁的
j. bone cyst	近关节骨囊肿
j. fracture	近关节骨折
j. tuberculosis	近关节结核
juxtacortical	近皮质的
j. chondroma	皮质旁软骨瘤
j. chondrosarcoma	皮质旁软骨肉瘤
j. osteosarcoma	皮质旁骨肉瘤
juxtaepiphysial	骨骺旁的，近骺的
juxtaspinal	脊柱旁的，近脊柱的

K

Kapandji-Sauvé arthrodesis	Kapandji-Sauvé 下尺桡关节融合术（伴尺骨假关节）
Kaplan approach	Kaplan 前外侧肘关节入路
Kaplan cardinal line	Kaplan 主线
Kaposi sarcoma	Kaposi 肉瘤
Kawamura dome osteotomy	Kawamura 髋臼杵臼截骨
keeled chest	鸡胸
Keller bunionectomy	趾近端骨基底部和第一跖骨头内侧切除（外翻手术）
keloid	瘢痕疙瘩
Kenalog	曲安奈德（关节注射）

keratosis	角化病
ketamine	氯胺酮（麻醉药）
keyhole tenodesis	匙孔肌腱固定
Kienböck disease	月骨骨软化症，月骨缺血性坏死
kinematics	运动学
kineplastic amputation	运动成形切断术
kinesiology	运动［机能］学
kinetic splint	动力性夹板
kinetics	动力学
King-Moe scoliosis classification	King-Moe 脊柱侧弯（凸）分型
kinking	折弯
Kirschner wire	克氏针
Klebsiella	克雷白菌属
Kline line	Kline 线
Klippel-Feil syndrome	Klippel-Feil 综合征，先天性短颈综合征
knee	膝
k. arthrodesis	膝关节融合术
beat k.	髌前滑囊炎（久跪导致）
k. disarticulation	膝关节离断术
housemaid's k.	髌前滑囊炎
knee injury and osteoarthritis outcome score，KOOS	膝关节损伤和骨关节炎疗效评分
k. jerk	膝腱反射
k. joint	膝关节
jumper's k.	跳跃膝，髌腱炎
knock k.	膝外翻

k. prosthesis	膝关节假体
valgus k.	膝关节外翻
varus k.	膝关节内翻
knee-ankle-foot orthosis，KAFO	膝 - 踝 - 足矫形器
knee-elbow（genucubital）position	膝肘位
knife	刀
Bovie k.	电刀
knock-knee	膝外翻
knot	结，打结
reef k.	平结
square k.	方结
surgeon k.	外科结
Kocher approach	Kocher 入路
Kocher-Langenbeck exposure	Kocher-Langenbeck 入路
Köhler disease	儿童一过性足舟骨缺血坏死（见于 6 ~ 9 岁）
koilosternia	漏斗状胸，胸骨凹陷
Krackow suture	Krackow 法端端编织缝合
kyphoscoliosis	脊柱后凸侧弯
kyphoplasty	椎体后凸成形术
kyphosis	脊柱后凸，驼背
angular k.	角状脊柱后凸
Scheuermann juvenile k.，SJK	Scheuermann 青少年脊柱后凸；脊椎骨软骨炎

L

label	标签，标记
radioactive l.	放射性标记
labrum，labra（复数）	[关节] 唇
labral tear	盂唇撕裂，髋臼唇撕裂
laceration	撕裂
Lachman test	Lachman 试验，30°屈膝前抽屉 试验
laciniate ligament	[内踝] 屈肌支持带
lack of voluntary control	随意运动缺乏
lacuna，lacunae（复数）	腔，窝
bone l.	骨陷窝
Howship l.	破骨细胞吸收腔隙
lag screw	拉力螺钉
lag screw fixation	拉力螺钉固定
Lambert-Eaton myasthenic syndrome，LEMS	Lambert-Eaton 肌无力综合征
lamella	板层，薄板
articular bone l.	关节骨板
endosteal l.	骨内板
interstitial l.	间骨板
osseous l.	骨板
lamellar bone	板层骨
lamina，laminae（复数）	①椎弓板　②板
laminar	层状的，板状的

l. air flow unit	层流［无菌］室
l. fracture	椎板骨折
l. hook	椎板钩
laminectomy	椎板切除术
decompressive l.	椎板减压术
wide l.	广泛椎弓［板］切除术
laminoforaminotomy	椎板椎孔切开术
laminoplasty	①椎板成形术　②椎管扩大术
laminotomy	椎板切开术
Langenbeck retractor	窄拉钩
Langenskiöld classification	Langenskiöld 病理性胫骨内翻分型
Larsen-Johansson disease	Larsen-Johansson 病，髌骨下极副骨化中心形成
latency	潜伏期
lateral	侧的
l. arm flap	臂外侧皮瓣
l. atlantoaxial joint	寰枢外侧关节
l. bands	侧索（指伸肌支持带）
l. bending	侧屈
l. collateral ligament，LCL	外侧副韧带
l. condyle	外髁
l. decubitus position	侧［卧］位
l. femoral cutaneous nerve，LFCN	股外侧皮神经
l. flexion	侧屈
l. funiculus	［脊髓］外侧索
l. gastrocnemius muscle flap	腓肠肌外侧肌皮瓣

L

l. malleolus	外踝
l. mass of atlas	寰椎侧块
l. release	外侧松解
l. retinacular release	外侧支持带松解
l. rotation	外旋
l. talocalcaneal ligament	距跟外侧韧带
l. thoracic artery（vein）	胸外侧动（静）脉
latissimus dorsi	背阔肌
latissimus dorsi musculocutaneous flap	背阔肌肌皮瓣
Lauge-Hansen ankle fracture Classification	Lauge-Hansen 踝关节骨折分型
lavage	灌洗
gastric l.	洗胃
peritoneal l.	腹腔灌洗
pleural l.	胸腔灌洗
pulsatile l.	脉冲灌洗
laxity	松弛
joint l.	关节松弛
leg	腿
bowed l.	O 形腿，膝内翻
l. holder	腿支架，腿固定器
l. length	腿长度
l. length discrepancy，LLD	下肢不等长，腿长度差
l. positioner	腿体位架
Legg-Calvé-Perthes disease，LCPD	[儿童] 股骨头骨骺骨软骨病，股骨头骨骺特发性骨坏死
Legg-Perthes disease	Legg-Perthes 病，股骨头骨骺骨

                  软骨病

leg holder   腿固定器，腿支架

   Alvarado l.   Alvarado 膝关节置换持腿支具

   lithotomy l.   截石位持腿支具

leiomyofibroma   平滑肌纤维瘤

leiomyoma   平滑肌瘤

leiomyosarcoma   平滑肌肉瘤

Lempert bone rongeur   Lempert 椎间盘咬骨钳

length   长度

   l. of stay，LOS   住院天数

lengthening   延长术

   Baumann intramuscular l.   Baumann 肌内小腿三头肌延长术

   Evans calcaneal l.   Evans 跟骨外柱延长术（治疗扁平足）

   femoral l.   股骨延长术

   fractional l.   筋膜切断肌延长术

   limb l.   肢体延长术

   Strayer l.   Strayer 腱膜横切腓肠肌延长术

   tendo Achilles l.，TAL   跟腱延长术

   Vulpius gastrocnemius muscle l.   Vulpius 倒 V 形腓肠肌延长术

   White tendo calcaneus l.   White 经皮双半腱跟腱延长术

Lenke-King classification   Lenke-King 青少年特发性脊柱侧弯（凸）分型

leontiasis   狮面，瘤性麻风

leptomeninx   软脑脊膜

lesion   损伤，损害

less invasive stabilization system, LESS	微创内固定系统
lesser	较小的，次要的
l. trochanter	小转子
l. tuberosity	小结节（肱骨）
Letournel-Judet acetabular fracture Classification	Letournel-Judet 髋关节骨折分型
levator scapulae	肩胛提肌
Lichtman radiographic classification of Kienböck's disease（stages Ⅰ, Ⅱ, Ⅲa, Ⅲb, Ⅳ）	Lichtman 月骨缺血性坏死 X 线影像分期（分为Ⅰ、Ⅱ、Ⅲa、Ⅲb 和Ⅳ期）
ligament l	韧带
accessory l.	副韧带
alar l.	翼状韧带
annular（orbicular）l.	环状韧带，轮状韧带
anterior cruciate l., ACL	前交叉韧带
anterior longitudinal l., ALL	前纵韧带
anterior talofibular l., ATFL	距腓前韧带
artificial l.	人工韧带
bifurcate l.	分叉韧带，二分韧带
Bigelow's l.	髂股（Y 形）韧带
brodie l.（transverse humeral l.）	肱骨横韧带
capsular l.	囊韧带
carpal l.	腕韧带
collateral l.	[掌指关节] 侧副韧带
coracoacromial l., CAL	喙肩韧带
coracoclavicular l., CCL	喙锁韧带

coracohumeral l.	喙肱韧带
coronary l.	冠状韧带
crural l.	腹股沟韧带
deltoid l.	三角韧带
denticulate l.	齿状韧带
glenohumeral l.	盂肱韧带
iliofemoral l.	髂股韧带
iliolumbar l.	髂腰韧带
interspinal l.	棘间韧带
laciniate l.	屈肌支持带
long plantar l.	足底长韧带
nuchal l.	项韧带
posterior cruciate l. , PCL	后交叉韧带
posterior longitudinal l. , PLL	后纵韧带
quadrate l.	方形韧带（肘部）
l. resection	韧带切除
retinacular l.	指关节支持韧带
round l. of head of femur	股骨头圆韧带
l. rupture	韧带撕裂
spring l.	跟舟跖侧韧带
transverse l. of atlas	寰椎横韧带
triangular l.	三角韧带
yellow l.	黄韧带
ligamentous advancement	韧带前移术
ligamentum teres femoris	股骨头圆韧带
ligation	结扎
ligature	①结扎线　②结扎法

l. carrier	带线钳，结扎线引导器
chain l.	锁链样结扎
interlacing l.	交叉结扎法
provisional l.	临时结扎线
soluble l.	可溶化结扎线
limb	肢
artificial l.	假肢，义肢
l. girdle	肢带
l. lengthening	肢体延长术
lower l.	下肢
phantom l.	幻肢
l. replantation	肢体再植
l. salvage	保肢
l. shortening	肢体短缩术
upper l.	上肢
limbectomy	关节唇切除术
limbus，limbi（复数）	关节唇
limitation	限制
l. of motion，LOM	运动受限
limited joint mobility，LJM	关节活动度受限
limp	跛行
line	①线　②界限　③家系
cell l.	细胞系
epiphyseal l.	骺线（X线片上的）
established cell l.	确立细胞株
fracture l.	骨折线
growth arrest l.	生长停滞线

gluteal l.	臀肌线
iliopectineal l.	髂耻分界线，髂耻线
marginal l.	切除线，边缘线
median l.	正中线
Perkins vertical l.	Perkins 髋臼垂直线
linear fracture	线形骨折
linear scar	线状瘢痕
lipoblastoma	脂肪母细胞瘤，成脂细胞瘤
lipofibroma	脂肪纤维瘤
lipofibromatosis	脂肪纤维瘤病
lipoma	脂肪瘤
liposarcoma	脂肪肉瘤
liposuction	吸脂术
liquor	①液，汁，溶液　②脑脊液
liquorrhea	①溢液，[体] 液排出过多 　②脑脊液漏
Lisfranc joint	跖跗关节
Lister dorsal radius tubercle	Lister 桡骨远端背侧结节
little League elbow	肱骨内上髁撕脱性骨折
Lobstein's disease	成骨不全
lobster-claw hand	龙虾钳状手，裂手
local	局部的
l. anesthesia	局部麻醉
l. flaps transfer	局部皮瓣转移
l. recurrence	局部复发
localized	局限性
localizer	定位器

locking	①交锁　②嵌顿　③锁定
locking screw	带锁螺钉
locomotion	①行动　②移动
locomotor ataxia	运动功能失调
long	长的，很久的
l. arm cast	长臂石膏
l. bone fracture	长骨骨折
l. finger	中指
l. leg brace，LLB	下肢长支具
l. leg cast，LLC	长腿石膏
l. leg splint	长腿夹板
l. plantar ligament，LPL	足底长韧带
l. stem prosthesis	长柄假体
l. thoracic nerve	胸长神经
longevity	①寿命　②长寿
longitudinal	纵的
l. palmar arch	掌纵弓
l. incision	纵切口
loose body	游离体
loosening	松弛，松动
Looser's lines	儿童佝偻病 X 线片平行横线
lordoscoliosis	脊椎前侧凸
lordosis	脊椎前凸
loss of correction	矫正失败
Lovenox	依诺肝素
low	低的
l. back pain，LBP	腰（背）痛

l. energy facture	低能量骨折
l. energy trauma	低能量创伤
l. friction arthroplasty，LFA	低摩擦人工关节成形术
Löwenstein frog-leg lateral hip view	Löwenstein 髋关节蛙式侧位（片）
lower	较低的，下层的
l. arm	前臂
l. cervical spine	下颈椎
l. extremity，l. limb	下肢
l. limb prosthesis	下肢假肢
l. thoracic spine	下胸椎
lubrication	润滑
hydrodynamic l.	液体动力润滑，液压润滑
joint l.	关节润滑
Ludwig's angle	胸骨角
lumbago	腰痛
lumbar	①腰椎　②腰部
l. anesthesia	腰椎麻醉
l. spinal stenosis，LCS	腰椎管椎管狭窄症
l. discectomy	腰椎间盘切除术
l. ganglion	腰神经节
l. interbody fusion	腰椎椎体间融合术
l. kyphectomy	腰椎后凸截骨术
l. nerve	腰神经
l. plexus	腰丛
l. puncture	腰椎穿刺
l. rib	腰肋

l. sacralization	腰椎骶化
l. scoliosis	腰椎脊柱侧弯（凸）
l. spine	腰椎
l. spondylolisthesis	腰椎滑脱症
l. sympathetic block	腰交感神经阻滞术
l. triangle	腰三角
l. vertebra	腰椎
lumbarization	腰椎化
l. of the first sacral vertebra	第一骶椎腰化
lumbodorsal	腰背的
lumbosacral	腰骶部
l. angle	腰骶角
l. orthosis	腰骶支具
l. plexus	腰骶丛
l. strain	腰骶部挫伤
l. trunk	腰骶干
lumbrical	蚓状肌，蚓状的
l. canal	蚓状肌管
l. plus finger	蚓状肌阳性指
lunate	月骨
lunatomalacia	月骨软化症，Kienböck 病
lupus erythematosus，LE	红斑狼疮
Luque	
L. rod	脊椎固定用棒
L. wire	Luque 钢丝
Lyme disease	莱姆病
lymph node	淋巴结

lymphadenectomy	淋巴结切除术
lymphangiography	淋巴管造影 [术]
lymphangioma	淋巴管瘤
cavernous l.	海绵状淋巴管瘤
circumscriptum l.	局限性淋巴管瘤
cystic l.	囊性淋巴管瘤
l. simplex	单纯性淋巴管瘤
lymphangitis	淋巴管炎
lymphedema	淋巴水肿
lymphoma	淋巴瘤
lymphosarcoma	淋巴肉瘤
lyophilization	冷冻真空干燥保藏

M

Macewen osteotomy	Macewen 股骨髁上楔形截骨术（治疗膝外翻）
macrobrachia	巨臂
macrocephaly	大头 [畸形]
macrocheilia	巨唇
macrocheiria	巨手
macrocnemia	巨小腿
macrocornea	大角膜
macrocrania	巨颅
macrodactyly	巨指（趾）
macromolecule	大分子，高分子
macropathology	大体病理，肉眼病理

M

macropodia	巨足
macroprosopia	巨面
macroscelia	巨腿
Madelung's deformity	Madelung 病（屈腕畸形）
magnetic resonance imaging，MRI	磁共振成像
main en griffe	爪形手
main-en-lorgnette deformity	短指手畸形（多见于类风湿、牛皮癣、糖尿病、慢性感染及麻风病）
major limb replantation	大段肢体再植术
malacia	软化
metaplastic m.	纤维囊性骨炎
myeloplastic m.	成骨不全
malacosteon	骨软化
malalignment	力线不良
malformation	畸形，变形
arteriovenous m.，AVM	动静脉畸形
congenital m.	先天[性]畸形
malfunction	失灵，功能不良
Malgaigne's amputation	Malgaigne 截骨术，距骨下切断术
Malgaigne's luxation，nursemaid's elbow	桡骨头半脱位，牵引肘
malignant	恶性的
m. chondroblastoma	恶性软骨母细胞瘤
m. fibrous histiocytoma，MFH	恶性纤维组织细胞瘤
m. giant cell tumor of bone	恶性骨巨细胞瘤
m. hyperthermia	恶性高热

m. lymphoma	恶性淋巴瘤
m. lymphoma of bone	恶性骨淋巴瘤
m. melanoma，MM	恶性黑［色］素瘤
m. mesenchymoma	恶性间叶瘤
m. myeloid sarcoma	恶性髓样肉瘤
m. peripheral nerve sheath tumor，MPNST	恶性周围神经鞘瘤
m. rheumatoid arthritis，MRA	恶性［进行性］类风湿关节炎
m. Schwannoma	恶性神经鞘瘤
malingering	诈病，装病
malleolar fracture	踝部骨折
malleolus	踝
lateral m.	外踝
medial m.	内踝
posterior m.	后踝
malleotomy	踝部截骨术
mallet	锤
m. finger	槌状指
m. toe	槌状趾
malnutrition	营养不良
malposition	错位，异位
malpractice	治疗失当，医疗事故
malrotation	旋转不良
malunion	畸形愈合，连接不正
malunited	畸形愈合
mangled injury	碾压，搓伤
manipulation	手法治疗

manual	手的，用手的
m. correction	手法矫正
m. muscle testing，MMT	手法肌力检查，徒手肌力评定
m. reduction	手法整复
manubriosternal symphysis	柄胸联合
manubrium sterni	胸骨柄
manus，manus（复数）	手
m. valgus	外翻手
m. vara	内翻手
marble bone disease	大理石骨病
march foot	行军足
march fracture	行军骨折
margin	[肿瘤] 切除缘
intralesional m.	病灶内切除缘
surgical m.	肿瘤切除缘
wide m.	广泛切除缘
marginal	边缘的
m. excision	肿瘤边缘部切除术
m. exostosis	边缘外生骨疣
m. fracture	边缘骨折
m. osteophyte	边缘骨刺
Marie-Bamberger disease	Marie-Bamberger 病，肥大性肺性骨关节病
marker	标记，标志
marrow	骨髓
bone m.	骨髓
m. cavity	骨髓腔

m. edema	骨髓水肿
red m.	红骨髓
yellow m.	黄骨髓
massage	按摩
heart m.	心脏按摩
masseur	按摩师
massive osteolysis	大块骨质溶解
massotherapy	按摩疗法
mast cell，mastocyte	肥大细胞
mastoid	乳突
m. curette	乳突刮匙
m. process	乳突
m. rongeur	乳突咬骨钳
matrix	基质
cartilage m.	软骨基质
mattress suture	褥式缝合
maturation	①成熟 ②化脓
measurement	测量
mechanical injury	机械性损伤
medial	内侧的，中间的
m. collateral ligament，MCL	内侧副韧带
m. column calcaneal fracture	跟骨内侧柱骨折
m. condyle	内侧髁
m. epicondylectomy	内侧髁上截骨术
m. fermoral circumflex artery，MFCA	旋肌内侧动脉
m. malleolus	内踝
m. meniscus	内侧半月板

m. physeal stapling 内侧骺板钉合术

m. release 内侧松解

m. rotation 内旋

m. talocalcaneal ligament 距跟内侧韧带

median 中间的

m. atlantoaxial joint 寰枢正中关节

m. nerve 正中神经

m. sagittal plane 正中矢状面

mediastinum，mediastina 纵隔

medical social worker，MSW 医务社会工作者

medulla oblongata 延髓

medullary 髓的，髓状的

m. canal 骨髓腔

m. canal reamer 骨髓腔磨钻

m. cavity 髓腔

m. nail 髓内钉

m. pin 髓内针

m. prosthesis 髓腔插入假体

m. reamer 髓腔钻

m. vent tubing 髓腔排气管

medullization 髓形成，髓化

melanoma 黑［色］素瘤

membranous ossification 膜内骨化

meninges 脑（脊）膜

meningioma 脑（脊）膜瘤

meningocele 脑（脊）膜膨出

meninx，meninges（复数） 脑膜，脊膜

meniscal	半月板的
m. clamp	半月板钳
m. cyst	半月板囊肿
m. scissors	半月板剪刀
m. spoon	半月板刮匙
m. tear	半月板撕裂
meniscectomy	半月板切除术
meniscocapsular tear	半月板关节囊撕裂
meniscofemoral capsule	半月板股骨囊
meniscofemoral ligament	半月板股骨韧带
meniscopexy	半月板固定术
meniscoplasty	［盘状］半月板成形术
meniscosynovial junction	半月板滑膜联合
meniscotibial capsule	半月板胫骨囊
meniscotibial ligament	半月板胫骨韧带
meniscotome	半月板切除刀
meniscus，menisci（复数）	半月板
discoid m.	盘状半月板
m. tear	半月板撕裂
mental retardation	精神发育迟缓，智力低下
meralgia	股痛，大腿痛
mesenchymal	间质
m. cell	间充质细胞
m. chondrosarcoma	间叶性软骨肉瘤
mesenchymoma	间叶瘤
mesh	网眼，筛孔
m. skin graft	网状皮片

mesoderm	中胚层
mesogluteus	臀中肌
mesotendon	腱系膜
mesothenar	拇收肌
metabolic bone disease	代谢性骨病
metacarpal	掌的
m. arch	掌弓
m. artery（vein）	掌动（静）脉
metacarpectomy	掌骨切除术
metacarpophalangeal，MCP	掌指的
m. joint	掌指关节
m. joint arthrodesis	掌指关节融合术
metacarpus，metacarpi（复数）	掌
metachromasia	异染性
metachronous bilateral chondroblastoma	异时性双侧软骨母细胞瘤
metal fatigue	金属疲劳
metallic implant	金属植入物
metaphyseal	干骺端的
m. abscess	干骺端脓肿
m. aclasia	干骺续连症，遗传性多发外 生骨疣
m. chondrodysplasia	骨干骺端软骨发育异样增生
m. dysplasia	骨干骺端发育不全

m. fibrous cortical defect
    （non-ossifying fibroma）
	骨干骺端纤维性皮质缺损
	    （非骨化性纤维瘤）

m. tuberculosis	干骺端结核

metaphysis，metaphyses（复数）	干骺端
metaplasia	化生
metastasectomy	转移灶切除术
metastasis，metastases（复数）	转移
metastatic	转移的，迁徙的
m. spinal tumor	脊柱转移瘤
metasternum	剑突（胸骨）
metatarsal	跖的
m. arch	跖弓
m. artery（vein）	跖动（静）脉
m. osteochondritis	跖骨骨软骨炎
m. osteotomy	跖骨截骨术
metatarsalgia	跖骨痛
metatarsectomy	跖骨切除术
metatarsocuboid joint	跖骰关节
metatarsophalangeal，MTP	跖趾的
m. joint	跖趾关节
m. joint arthrodesis	跖趾关节融合术
m. joint arthroplasty	跖趾关节成形术
m. joint synovectomy	跖趾关节滑膜切除术
metatarsus，metatarsi（复数）	跖骨
m. adductus	跖内收
m. adductovarus	跖内收内翻畸形
m. primus varus	第一跖骨内翻畸形
m. varus，MTV	内翻跖
methicillin-resistant staphylococcus aureus，MRSA	抗甲氧西林金黄色葡萄球菌

methicillin-sensitive staphylococcus aureus，MSSA	甲氧西林敏感金黄色葡萄球菌
methotrexate，MTX	氨甲喋呤
microbrachia	小臂畸形
microcephaly	小头畸形
microcheiria	小手畸形
microcirculation	微循环
microclip	微型夹
microdactyly	小形指（趾）
microdiskectomy	显微椎间盘切除术
microendoscopy discectomy system	显微内镜椎间盘切除系统
microfracture	微小骨折
microinfarct	微梗死
microlesion	微小损伤，微病变
micromelia	小肢，四肢短小
micrometastasis	微转移
microneurosurgery	显微神经外科 [学]
microphotograph	显微照片
microplasia	矮小，侏儒症
micropodia	小足
microradiography	显微放射摄影，X 线显微摄影
microscope	显微镜
microsurgery	显微外科 [学]，显微手术
microsurgical reconstruction	显微外科重建
microvascular anastomosis	微血管吻合 [术]
microvascular surgery	显微血管外科 [学]
microwave	微波，超短波

midcarpal arthrodesis	腕骨间关节融合术
midcarpal joint	腕骨间关节
middle	中等的，中间的
m. finger	中指
m. finger resistance test	中指过伸抗阻试验
m. genicular artery（vein）	膝中动（静）脉
m. palmar crease	掌中纹
m. phalanx	中节指（趾）骨
midfoot	中足
midlateral incision	侧正中切开
midpalmar	掌中的
m. abscess	掌中间隙脓肿
m. space	掌中间隙
midsection	正中切开
midshaft	干体中间的
m. fracture	骨干骨折
m. osteotomy	骨干截骨术
midsternal line，MSL	胸骨中线
midsternum	胸骨体
midsubstance tear	肌腱／韧带中部断裂
midtarsal	跗骨间的
m. osteoarthritis	跗中关节骨关节炎，跗横关节骨关节炎
migratory arthralgia	游走性关节痛，行痹
military antishock trousers，MAST	军用抗休克裤
military surgery	战伤外科学
Milwaukee cervicothoracolumbaosacral	Milwaukee 颈胸

Orthosis	腰骶支具
mini-open rotator cuff repair	微切口肩袖修复术
minimally invasive plate osteosynthesis, MIPO	微创接骨板接骨术
mirror hands	镜（像）手
minimally invasive surgery, MIS	微创手术
Mitchell operation	矫正踇趾外翻第一跖骨远端截骨
Mitek anchor system	Mitek 锚定系统
mixed connective tissue disease, MCTD	混合性结缔组织病
Moberg advancement flap	Moberg 推进皮瓣
mobility	可动性，移动度
joint m.	关节可动性
mobilization	活动
modelling	造型，取型
modified Dunn osteotomy	手术髋脱位股骨头下截骨术
modular S-ROM total hip system	组配式稳定动幅全髋置换系统
mogigraphia	书写痉挛
moleskin	鼹鼠皮
monoarthritis	单关节炎
monobrachia, monobrachius	单臂畸形
monomyositis	单发性肌炎
mononeuritis	单神经炎
m. multiplex	多发性单神经炎，多神经炎
monoparesis	单肢轻瘫，单肢不全瘫
monoparesthesia	单肢感觉异常
monoplegia	单瘫，单麻痹

monopodia	单足
monostotic	单骨性
monostotic fibrous dyplasia	单骨性骨纤维异样增殖症
Monteggia's fracture	孟氏骨折（尺骨干骨折伴桡骨头脱位）
morbidity	①病态 ②发病率
morcellation	分碎术，细切术
Moreland osteotome	Moreland 髋关节翻修股骨柄凿（刀）
Morel-Lavallée lesion	皮下和筋膜大面积剥脱伤
morning stiffness	晨僵
morphometry	形态计量法
pedical m.	椎弓 [根] 形态测量
mortality	死亡率
mosaicplasty	软骨镶嵌成形术
Morton's disease	Morton 病（跖骨痛症）
Moseley's straight-line graph	Moseley 生长线
mosquito clamp	蚊式血管钳
motion	运动
m. analysis lab	运动分析实验室
continuous passive m. , CPM	持续被动运动
range of m. , ROM	关节活动度
motivation	动力
motoceptor	运动感受器
motoneuron	运动神经元
motor	原动力，运动原
m. dysfunction	运动障碍

m. end-plate	运动终板
m. evoked potential，MEP	运动诱发电位
m. function	运动功能
m. nerve	运动神经
m. nerve conduction velocity	运动神经传导速度
m. neuron	运动神经元
m. point	运动点
m. unit	运动单位
m. unit action potential，MUAP	肌运动单位动作电位
mould，mold	塑形
movement	活动
moxibustion	灸［艾］疗法
mucocele	黏液囊肿
mucolipidosis	黏脂贮积症
mucopolysaccharidosis，MPS	黏多糖贮积症
multiaxial joint	球窝关节，杵臼关节
multicentric	多中心的
idiopathic m. osteolysis	特发性多中心骨质溶解
m. osteosarcoma	多发性骨肉瘤
multidirectional instability	多方向不稳定
multilevel	多能级，多水平
m. fracture	多部位骨折
m. fusion	多节段融合
m. laminectomy	椎板多节段切除术
multiple	多发的，多重的
m. cartilaginous exostoses	多发性外生软骨疣
m. digits	多指（趾）畸形

m. enchondroma   多发性内生软骨瘤病
　（enchondromatosis）

m. epiphyseal dysplasia，MED   多发性骨骺发育不良

m. exostoses   多发性外生骨疣

m. fracture   多发性骨折

m. myeloma，MM   多发性骨髓瘤

m. neurofibroma   多发性神经纤维瘤

m. organ failure，MOF   多器官功能衰竭

m. osteochondromatosis   多发性骨软骨瘤病

m. sclerosis，MS   多发性硬化症

multisegmental spinal stenosis   多阶段椎管狭窄

muscle   肌肉，肌

aberrant m.   异常肌肉，畸变肌，迷走肌

agonistic m.   主动肌

antagonistic m.   对抗肌，拮抗肌

antigravity m.   抗重力肌，抗引力肌

appendicular skeletal m.   附肢骨胳肌

m. atrophy   肌肉萎缩

m. belly   肌腹

m. biopsy   肌活检

m. contracture   肌挛缩

m. exercise   肌训练

extrinsic m.   外在肌

m. fiber   肌纤维

m. flap   肌瓣

hamstring m.   腘绳肌

intrinsic m.   内在肌

involuntary m.	不随意肌
m. origin	肌起端，肌起始
m. pedicle bone graft	带肌蒂骨移植
m. relaxant	肌松剂
m. rupture	肌断裂
m. spasm	肌痉挛
m. strain	肌扭伤，肌肉劳损
m. strength	肌力
m. strengthening exercise	肌力增强训练
striated m.	横纹肌
m. tone	肌张力
m. transfer	肌转移术
voluntary m.	随意肌
m. wasting	肌萎缩
m. weakness	肌力低下
muscular	肌肉的
m. atrophy	肌肉萎缩
m. dystrophy，MD	肌营养不良
m. neurofibromatosis	肌神经纤维瘤病
m. torticollis	肌源性斜颈
musculoaponeurotic fibromatosis	肌腱膜纤维瘤病
musculocutaneous	肌皮的
m. flap	肌皮瓣
m. nerve	肌皮神经
musculofascial flap	肌筋膜瓣
musculoskeletal	肌肉骨骼的
m. flap	肌骨瓣

m. system	肌肉骨骼系统
m. Tumor Society，MSTS	肌肉骨骼肿瘤学会
musculotendinous	肌腱的
m. cuff	肌腱袖，肩袖
m. flap	肌肉肌腱瓣
m. junction	肌腱移行部
mutagen	诱变剂，致突变原
mutation	①突变　②转变
missense m.	错义突变
natural m.	自然突变，自发突变
nonsense m.	无义突变
ploidic m.	倍增性突变
point m.	点突变
silent m.	沉默突变
somatic m.	体细胞突变
mutein	突变蛋白质
mutilated hand	重度损伤手
mutilation	残毁，残缺（肢体或器官）
myalgia	肌痛
myasthenia	肌无力
m. gravis	重症肌无力
myatonia	肌迟缓，肌张力缺乏
myatrophy	肌［肉］萎缩
Mycobacterium	分枝杆菌属
myectomy	肌［部分］切除
myelalgia	脊髓痛
myelin sheath	髓鞘

myelitis	脊髓炎
radiation m.	放射性脊髓炎
transverse m.	横贯性脊髓炎
myeloablation	重度骨髓抑制
myelocele	脊髓突出
myelocentesis	脊髓穿刺
myelocyst	脊髓囊肿
myelocystocele	脊髓脊膜突出
myelodiastasis	①脊髓分解　②脊髓软化
myelodysplasia	脊髓发育异常
myeloencephalitis	脑脊髓炎
myelogram	脊髓造影片
myelography	脊髓造影术
myeloma	骨髓瘤
multiple m.	多发性骨髓瘤
solitary m.	单发性骨髓瘤
myelomalacia	脊髓软化症
myelomeningitis	脊髓脊膜炎
myelomeningocele	脊髓脊膜突出
myeloneuritis	脊髓神经炎
myelopathy	脊髓病
cervical m.	颈髓症
cervical spondylotic m. ，CSM	脊髓型颈椎病
compressive m.	压迫性脊髓症
spondylotic m.	脊椎增生性脊髓病
myeloplegia	脊髓麻痹
myeloradiculitis	脊髓神经根炎

myeloradiculodysplasia	脊髓神经根发育异常
myeloradiculopathy	脊髓神经根病
myelorrhagia	脊髓出血
myelorrhaphy	脊髓缝合术
myelotomy	脊髓切开术
myoblast	成肌细胞
myoblastoma	成肌细胞瘤
myocardial infarction，MI	心肌梗死
myoclonus	肌阵挛
myocutaneous flap	肌皮瓣
myodegeneration	肌变性
myodesis	肌固定术
myodiastasis	肌分离
myodynamics	肌动力学
myodynamometer	肌力计
myodynia	肌肉痛
myodysplasia	肌发育异常
myodystonia	肌张力障碍
myodystrophia	肌营养不良
myoelectric control arm prosthesis	肌电［控制］上肢假肢
myofascitis	肌筋膜炎
myofiber	肌纤维
myofibril	肌原纤维
myofibroma	肌纤维瘤
myofibrositis	肌纤维织炎
myofilament	肌丝
myogelosis	肌硬结

myogen	肌质蛋白
myogenic	肌源性
myogram	肌动图
myograph	肌动描记器
myohypertrophia	肌肥大
myolipoma	肌脂瘤
myolysis	肌溶解
myomatectomy，myomectomy	肌瘤切除术
myonecrosis	肌坏疽
clostridial m.	气性坏疽
myoneuralgia	肌神经痛
myoneurectomy	肌支配神经切除
myoparalysis	肌麻痹
myopathy	肌病，肌障碍
myopathic arthrogryposis	肌病性关节挛缩
myoplastic	肌成形的
m. amputation	肌成形截肢术
m. stump	肌成形断端
myoplasty	肌成形术
myoreceptor	肌感受器
myorrhaphy	肌缝合术
myorrhexis	肌断裂
myositis	肌炎
epidemic m.	流行性肌炎
primary multiple m.	原发多发性肌炎
m. ossificans	骨化性肌炎
m. ossificans circumscripta	局限性骨化性肌炎

m. ossificans progressiva	进行性骨化性肌炎
rheumatoid m.	类风湿性肌炎
myospasm	肌痉挛
myostatic contracture	肌静止性挛缩
myotenontoplasty	肌腱成形术
myotenositis	肌腱炎
myotenotomy	肌腱切断术
myotomy	肌切开术
myotone，myotony	肌强直
myotonia	肌强直
m. atrophica	萎缩性肌强直
m. dystrophica	肌强直型进行性肌肉萎缩症，失营养性肌强直病
myxedema	黏液［性］水肿
myxochondroma	黏液软骨瘤
myxochondrosarcoma	黏液软骨肉瘤
myxofibroma	黏液纤维瘤
myxofibrosarcoma	黏液纤维肉瘤
myxoma	黏液瘤
myxosarcoma	黏液肉瘤

N

nail	爪，钉
n. bed	甲床
n. flap	甲瓣
n. groove	甲沟

Hippocratic n.	杵状甲
ingrown n.	嵌甲
interlocking n.	带锁髓内钉
n. matrix	甲床，甲母质
parrot beak n.	鹦鹉嘴状指甲
pitted n.	点凹甲
n. plate	甲板
n. removal	拔甲术
spoon n.	匙状甲，反甲
nail-fold infection	甲皱感染
nailing	髓内钉
closed intramedullary n.	闭式髓内钉
intramedullary n.，IMN	髓内钉
retrograde intramedullary n.	逆行髓内钉
nanosomia	侏儒症
nape	颈，项部
nappy	尿布
narcosis	①昏迷状态 ②麻醉
basal n.	基础麻醉
insufflation n.	吹入麻醉
intravenous n.	静脉麻醉
nasolabial groove	鼻唇沟
natatory ligament	①指间韧带 ②蹼间韧带，指蹼韧带
natrium，Na	钠
navicular bone	足舟骨，舟状骨
naviculectomy	舟状骨切除

nearthrosis	人造关节，假关节
neck	颈
n. brace	颈椎支具
n. shaft angle	颈干角
necrectomy	坏死组织切除术
necropsy	尸检
necrosis	坏死
alcoholic avascular n.	酒精性缺血性坏死
aseptic n.	无菌性坏死
avascular n.	缺血性坏死
caseous n.	干酪样坏死
epiphyseal n.	骨骺坏死
ischemic n.	缺血性坏死
mummification n.	干性坏疽，干性坏死
pressure n.	压迫性坏死
radiation n.	放射性坏死
superficial n.	表层坏死
needle	针
n. biopsy	针吸活检
n. holder	持针器
negative	阴性
n. pressure wound therapy，NPWT	负压伤口治疗
negatoscope	看片灯
neoadjuvant chemotherapy	新辅助化疗
neoarthrosis	人造关节
neonatal flatfoot	新生儿扁平足
neonatology	新生儿学

neoplasm	①新生物　②肿瘤
neoplastic fracture	肿瘤性骨折
nerve	神经
n. action potential，NAP	神经动作电位
anterior interosseous n.	骨间前神经
axillary n.	腋神经
n. biopsy	神经活检
n. block	神经阻滞，神经封闭
n. branch	神经支
common peroneal n.	腓总神经
n. conduction test	神经传导测试
n. conduction velocity，NCV	神经传导速度
cranial n.	脑神经，颅神经
deep peroneal n.	腓深神经
dorsal scapular n.	肩胛背神经
femoral n.	股神经
n. fiber	神经纤维
n. graft	神经移植
n. growth factor，NGF	神经生长因子
inferior gluteal n.	臀下神经
intercostal n.	肋间神经
lateral femoral cutaneous n.，LFCN	股外侧皮神经
long thoracic n.	胸长神经
median n.	正中神经
motor n.	运动神经
musculocutaneous n.	肌皮神经

obturator n.	闭孔神经
parasympathetic n.	副交感神经
peripheral n.	周围神经
n. plexus	神经丛
posterior interosseous n.	骨间后神经
radial n.	桡神经
n. repair and replantation	神经修复及再植
n. root	神经根
n. root ablation	神经根部分切除
n. root compression	神经根压迫
saphenous n.	隐神经
sciatic n.	坐骨神经
sensory n.	感觉神经
n. sheath tumor	神经鞘来源肿瘤
spinal n.	脊神经
n. stretching test	神经牵拉试验
superficial peroneal n.	腓浅神经
superior gluteal n.	臀上神经
suprascapular n.	肩胛上神经
sural n.	腓肠神经
sympathetic n.	交感神经
thoracodorsal n.	胸背神经
tibial n.	胫神经
n. transposition	神经移位术
n. trunk	神经干
ulnar n.	尺神经
vasomotor n.	血管运动神经

neural	神经的
n. arch	椎弓
n. injury	神经损伤
neuralgia	神经痛
intercostal n.	肋间神经痛
occipital n.	枕部神经痛
neuralgic amyotrophy	神经痛性肌萎缩
neurectomy	神经切除术
neurectopia	神经异位
neurilemma	神经膜，神经鞘
neurilemmoma	神经鞘瘤
neurite	神经突
neuritis	神经炎
radiation n.	放射性神经炎
radicular n.	神经根炎
sciatic n.	坐骨神经炎，坐骨神经痛
neuroanastomosis	神经吻合术
neuroarthropathy	神经性关节病
neuroarticular dysfunction	神经性关节功能障碍
neuroblast	成神经细胞
neuroblastoma	成神经细胞瘤
neurocytoma	神经细胞瘤
neurofibril	神经原纤维
neurofibroma	神经纤维瘤
neurofibromatosis	神经纤维瘤病
neurofibrosarcoma	神经纤维肉瘤
neuroforamen	神经孔

neurogenic 神经源性

    n. arthrogryposis 神经源性关节挛缩

    n. claudication 神经源性跛行

neuroglia 神经胶质

neuroglioma 神经胶质瘤

neurography 神经造影

    MR n. 核磁共振神经造影

neurological disorders 神经系统疾病

neurolysis 神经松解术

    internal n. 神经内松解术

    intrathecal n. 椎管鞘内神经松解术

neuroma 神经瘤

    amputation stump n. 截肢残端神经瘤

    plexiform n. 丛状神经瘤，蔓状神经瘤

neuromuscular 神经肌肉的

    n. junction 神经肌肉接头

    n. scoliosis 神经肌肉型脊柱侧弯（凸）

    n. unit，NMU 神经肌肉单位

neuromusculoskeletal 神经肌肉骨骼的

neuron 神经元

    motor n. 运动神经元

neuropathic 神经病的

    n. arthritis 神经病性关节炎

    n. arthropathy 神经病性关节病，夏科关节

neuropathy 神经病［变］

    compressive n. 压迫性神经病

    entrapment n. 卡压性神经病

neuroplasm	神经胞质，神经浆
neuroplasty	神经成形术
neuroplexus	神经丛
neurorrhaphy	神经缝合术
epineurial n.	神经外膜缝合术
perineurial n.	神经束膜缝合术
epiperineurial n.	神经外膜束膜缝合术
neurosarcoma	神经肉瘤
neurosurgery	神经外科 [学]
neurotization	神经植入术
neurotmesis	神经断伤，神经断裂
neurotomy	神经切断术
neurovascular	神经血管的
n. bundle	神经血管束
n. flap	神经血管皮瓣
n. island flap	神经血管岛状皮瓣
n. pedicle flap	神经血管蒂皮瓣
neutral position	中立位
neutral vertebra	移行椎（侧弯）
neutralization plate	中和接骨板
newborn	新生儿
nidus	①病灶 ②巢
night splint	夜间用夹板
node	结节，节
lymph n.	淋巴结
nodular panniculitis	结节性脂膜炎
nodule	小结节

juxta-articular n. 关节旁结节

rheumatoid n. 类风湿结节

Schmorl's n. 髓核结，Schmorl 小结

noncannulated intramedullary nail 实心髓内钉（棒）

nonconstrained unconstrained 非限制性

    n. knee prosthesis 非限制性人工膝关节

nondisplaced fracture 未移位骨折

non-insulin-dependent diabetes，非胰岛素依赖型糖尿病
NIDD

nonossifying fibroma 非骨化性纤维瘤

nonprotein nitrogen，NPN 非蛋白氮

nonreamed nail 不扩髓钉

nonsteroidal 非类醇类的

    n. anti-inflammatory analgesic, 非甾体抗炎止痛药物
      NSAIA

    n. anti-inflammatory drugs, 非甾体抗炎药物
      NSAIDs

nontraumatic idiopathic osteonecrosis 非创伤性特发性骨坏死

nonuion [骨]愈合不良

non-weight-bearing，NWB 不负重

    n. -w. -b. orthosis（brace） 免荷支具

nosocomial infection 医院内感染

not yet diagnosed，NYD 尚未诊断

notch 切迹

    acetabular n. 髋臼切迹

    clavicular n. 锁切迹

    fibular n. 腓切迹

intercondylar n.	髁间切迹，髁间窝（股骨）
jugular n.	颈静脉切迹
scapular n.	肩胛切迹
sciatic n.	坐骨切迹
notochord	脊索
notochordoma	脊索瘤
nuchal ligament	项韧带
nuchal line	项线
nuclear magnetic resonance imaging	核磁共振成像
nucleotomy	髓核摘除术
nucleus pulposus	髓核
nucleus pulposus prolapse	髓核脱出症
numbness	麻木
nutrient artery（vein）	滋养动（静）脉
nutritional	营养的
n. osteomalacia	营养性骨软化
n. rickets	营养不良性佝偻病
nyxis	穿刺术

O

Ober's test	Ober 试验，检查阔筋膜挛缩的试验
obesity	肥胖
oblique	斜的
o. cord	斜索
o. fracture	斜形骨折

o. osteotomy	斜行截骨术
obliquity	倾斜，倾斜度
pelvic o.	骨盆倾斜度
obliquus	斜肌
o. externus abdominis	腹外斜肌
o. internus abdominis	腹内斜肌
vastus medialis o., VMO	股内侧斜肌
obstetrical palsy	产伤麻痹，分娩瘫
obturator	闭孔
o. artery（vein）	闭孔动（静）脉
o. externus	闭孔外肌
o. internus	闭孔内肌
o. membrane	闭孔膜
o. nerve	闭孔神经
o. neurectomy	闭孔神经切除术
occipitalization	寰椎颅骨愈合症，寰椎枕骨化
occipitoatlantoaxial fusion	枕寰枢椎融合术
occipitoatlantoaxial joint	枕寰枢椎关节
occipitocervical	枕骨颈部的
o. fusion	枕颈融合
o. joint	枕颈关节
o. lordosis	枕颈前凹
occlusion	①闭塞　②闭锁　③咬合
occult	隐性的
o. fracture	隐性骨折，不显骨折
occult spinal dysraphism	隐性脊柱裂
occupational disease	职业病

O

occupational therapist，OT	职业治疗师，作业治疗师
occupational therapy，OT	职业疗法，作业治疗法
ocular torticollis	眼性斜颈
odontoid	齿状的
o. process	齿突
o. process osteosynthesis	齿突骨连接术
o. resection	齿突切除术
odontoidectomy	齿突切除
old fracture	陈旧性骨折
olecranon	鹰嘴
o. bursa	鹰嘴滑囊
o. bursitis	鹰嘴滑囊炎
o. fracture	鹰嘴骨折
o. pin traction	鹰嘴钢针牵引
oligoarthritis	少数关节关节炎（6个月累及 1～4个关节）
oligodactyly	少指（趾）畸形
oligotrophic fracture nonunion	营养不足性骨折不愈合
Ollier disease，enchondromatosis	Ollier病，内生软骨瘤病
omalgia	肩痛
omarthritis	肩关节炎
omoclavicular	肩胛锁骨的
omosternum	胸锁关节间软骨
oncogene	癌基因
oncogenesis	肿瘤形成
oncogenic osteomalacia	肿瘤源性骨软化症
oncogenicity	致瘤性

oncology	肿瘤学
onion-peel appearance	葱皮样表现
onychectomy	甲切除术
onychia	甲床炎
onychia periungualis	甲沟炎，甲周炎
onychocryptosis	嵌甲
onychogryphosis	甲弯曲，钩状甲
onychoheterotopia	指（趾）甲异位
onycholysis	甲剥离
onycho-osteodysplasia	甲骨综合征，关节与甲发育不良
onychotomy	甲切开术
open	开放的
o. amputation	开放截肢
o. biopsy	切开活检
o. dislocation	开放脱位
o. drainage	开放引流 [术]
o. fracture	开放性骨折
o. laminotomy	开放椎板切除 [术]
o. pneumothorax	开放性气胸
o. reduction	切开复位 [术]
o. reduction and internal fixation, ORIF	切开复位及内固定
o. release	切开松解
open-book laminoplasty	椎板开卷式成形术
open-door laminoplasty	椎板开门式成形术
opening wedge osteotomy	撑开楔形截骨术
operation	手术

cosmetic o.	整容术
endoscopic o.	内镜下手术
fenestration o.	开窗术
plastic o.	成形术
operating room，OR	手术室
operative arthroscopy	手术关节镜检查
opisthenar	手背
opponens digiti minimi，ODM	小指对掌（跖）肌
opponens plasty	对掌成形术
opponens pollicis，OP	拇对掌肌
opponensplasty	对掌成形术
opportunistic infection	机会性感染
opposite	对侧
opposition	相反
orbicular	圆形的，环状的
o.（annular）ligament	轮状韧带，环状韧带
o. zone	轮匝带（髋关节囊绕股骨颈增厚带）
orthodromic conduction	顺向传导
orthop（a）edics	①矫形外科的　②骨科的
o. bed	骨科床
o. stockinette	骨科弹力织袜
O. Trauma Association，OTA	美国骨科创伤学会
orthopedist	①矫形外科医师　②骨科医师
orthosis，orthoses（复数）	矫正器，支具
ankle foot o.，AFO	踝足支具（小腿短支具）
cervical o.	颈椎支具

functional o. (brace)	功能性矫形架
hip-knee-ankle-foot o., HKAFO	髋膝踝足矫形器
ischial weight-bearing o.	坐骨承重支具
knee-ankle-foot o., KAFO	膝踝足矫形器
lumbosacral o.	腰骶支具
spinal o.	脊柱矫形器
orthotic	①整直的 ②矫正的
o. device	矫形用具
orthotics	矫正学
os	骨
os odontoideum	齿突
os trigonum	三角骨，三角籽骨
oscillating bone saw	摆动骨锯
Osgood-Schlatter disease	Osgood-Schlatter 病，胫骨粗隆骨软骨病
ossature	骨骼
osseocartilaginous	骨软骨的
osseointegration	骨整合
osseous	骨的
o. torticollis	骨性斜颈
ossicle	小骨
ossiferous	生骨的
ossific	骨化的
ossification	骨化
o. center	骨化核，骨化中心
ectopic o.	异位骨化
endochondral o.	软骨内骨化

heterotopic o.	异位骨化
intramembranous o.	膜内骨化
o. of the anterior longitudinal ligament，OALL	前纵韧带骨化
o. of ligamentum flavum	黄韧带骨化
o. of the posterior longitudinal ligament，OPLL	后纵韧带骨化
o. of yellow ligament	黄韧带骨化
ossiform	骨样的
ossifying fibroma	骨化性纤维瘤
ostearthrotomy	骨关节端切除术
ostectomy	骨切除术
osteitis	骨炎
o. condensans ilium	髂骨致密性骨炎
o. deformans	畸形性骨炎，骨 Paget 病
o. fibrosa	纤维性骨炎
o. fibrosa cystica	囊性纤维性骨炎
o. fibrosa generalisata	全身纤维性骨炎
o. pubis	耻骨骨炎
o. syphilitica	梅毒性骨炎
osteoaneurysm	骨内动脉瘤
osteoarthritis，OA	骨性关节炎
osteoarthropathia neuropathica	神经病性骨关节炎
osteoarthropathy	骨关节病
osteoarthrosis	骨关节病
osteoarthrotomy	骨关节端切除
osteoarticular	骨关节的

o. allograft	骨关节异体移植
o. graft	骨关节移植
osteoblast	成骨细胞
osteoblastic metastasis	成骨性转移瘤
osteoblastoma	成骨细胞瘤
osteocalcin	骨钙蛋白
osteocampsia	骨弯曲症
osteocartilaginous exostosis	骨软骨外生性骨疣（瘤）
osteochondral	骨软骨的
o. fracture	骨软骨骨折
o. graft	骨软骨移植物
osteochondritis	骨软骨炎
o. deformans juvenilis	幼年变形性骨软骨炎
o. dissecans，OCD	剥脱性骨软骨炎
o. juvenilis	青少年骨软骨炎
o. necroticans	坏死性骨软骨炎
o. of the femoral capital epiphysis	股骨近端骨骺骨软骨炎
o. of the navicular bone	舟骨骨软骨炎
osteochondrodysplasia	骨软骨发育不良
osteochondrodystrophy	骨软骨营养不良
osteochondrofibroma	骨软骨纤维瘤
osteochondrolysis	骨软骨脱离
osteochondroma	骨软骨瘤
multiple hereditary o.	多发性遗传性骨软骨瘤
solitary o.	单发性骨软骨瘤
osteochondromatosis	骨软骨瘤病
synovial o.	滑膜性骨软骨瘤病

osteochondromyxoma	骨软骨黏液瘤
osteochondropathy	骨软骨病
osteochondrophyte	骨软骨骨赘
osteochondrosis	骨软骨病
juvenile o.	幼年骨软骨病
o. intervertebralis	脊椎骨软骨病
o. of the capitular head of the epiphysis of the femur	股骨头骨骺骨软骨病
osteoclasis	折骨术
osteoclast	破骨细胞
osteoclastic erosion	破骨细胞性骨侵蚀
osteoclastic resorption	破骨细胞性骨吸收
osteoclastoma	破骨细胞瘤
osteoconduction	骨传导
osteocutaneous flap	骨皮瓣
osteocyte	骨细胞
osteocytoma	骨细胞瘤
osteodynia	骨痛
osteodysplasty，Melnick-Needles syndrome	骨发育异常，Melnick-Needles 综合征
osteodystrophic arthropathy	骨营养不良性关节病
osteodystrophy	骨营养不良
renal o.	肾性骨营养不良
osteoectasia	骨肥大症
familial o.	家族性骨肥大症
osteoepiphysis	骨骺

osteofibroma	骨纤维瘤
osteofibrous dysplasia	骨纤维异样增殖症
osteofluorosis	氟骨病
osteogenesis	骨发生，骨形成
o. imperfecta，OI	骨形成不全
o. imperfecta congenita，OIC	先天性骨形成不全
osteogenic	骨源性
o. fibroma	成骨性纤维瘤
o. sarcoma	成骨性肉瘤
osteohalisteresis	骨［钙］质缺乏
osteohydatidosis	骨棘球蚴病，骨包虫病
osteoid	骨样组织，类骨质
o. osteoma	骨样骨瘤
o. seam	骨缝
osteoinduction	骨诱导
osteolipoma	骨脂肪瘤
osteolysis	骨溶解
idiopathic o.	特发性骨溶解症
idiopathic phalangeal o.	特发性指（趾）骨溶解症
massive o.，Gorham disease	大量自发骨溶解症，Gorham 病
multicentric idiopathic o.	多中心性特发性骨溶解症
osteolytic	溶骨性
osteoma	骨瘤
osteomalacia	骨软化症
osteomatosis	骨瘤病
osteomyelitis	骨髓炎
osteomyelography	骨髓造影，骨髓 X 线照相术

osteon	骨单位
osteonecrosis	骨坏死
idiopathic o.	特发性骨坏死
osteoneuralgia	骨神经痛
osteopathia condensans disseminata, osteopoikilosis	全身脆性骨硬化，骨斑纹症
osteopathology	骨病理学
osteopathy	骨病
alimentary o.	营养不良性骨病
osteopenia	骨质减少
osteoperiosteal flap	骨膜骨瓣
osteoperiostitis	骨膜炎
osteopetrosis	骨硬化症
osteophlebitis	骨静脉炎
osteophore	碎骨钳
osteophyma, osteophyte	骨赘，骨棘
osteophytosis	骨赘病
osteoplasty	骨成形术
osteoporosis	骨质疏松症
idiopathic juvenile o.	青年特发性骨质疏松症
postmenopausal o.	绝经妇女骨质疏松症
senile o.	老年性骨质疏松症
osteoporotic compression fracture	骨质疏松压缩骨折
osteopsathyrosis	成骨不全，脆骨病
osteoradionecrosis	放射性骨坏死
osteorrhagia	骨出血
osteorrhaphy	骨缝合术

osteosarcoma	骨肉瘤
central o.	中心性骨肉瘤
chondroblastic o.	软骨母细胞性骨肉瘤
conventional central o.	普通性中心性骨肉瘤
fibroblastic o.	成纤维细胞性骨肉瘤
high grade surface o.	高恶性表面骨肉瘤
intraosseous well differentiated o.	骨内高分化骨肉瘤
o. of jaw bones	颌骨骨肉瘤
osteoblastic o.	骨母细胞性骨肉瘤
parosteal（juxtacortical）o.	骨旁骨肉瘤
periosteal o.	骨膜骨肉瘤
round cell o.	圆细胞骨肉瘤
surface o.	表面骨肉瘤
secondary o.	继发性骨肉瘤
telangiectatic o.	血管扩张型骨肉瘤，毛细管扩张性骨肉瘤
osteosclerosis	骨硬化症
osteosynovitis	骨滑膜炎
osteosynthesis	骨［折］对合术
osteotome	骨凿
osteotomy	截骨术
angulation o.	角状截骨术
ball-and-socket o.	球窝式截骨术
barrel vault o.	弧形截骨术
block o.	大块截骨术
closed wedge o.	闭合楔形截骨术
displacement o.	移动截骨术

dome o.	杵臼截骨术
Dunn o.	股骨干骺端头下截骨术
eversion o.	外翻截骨术
high tibial o.	高位胫骨截骨术
innominate o.	髋骨截骨术
modified Dunn o.	髋关节外科脱位股骨干骺端头下截骨术
opening wedge o.	撑开楔形截骨术
pelvic o.	骨盆截骨术
periacetabular o.	髋臼周截骨术
rotational o.	旋转截骨术
subtrochanteric o.	转子下截骨术
transtrochanteric o.	经转子截骨术
valgus o.	外翻截骨术
varus o.	内翻截骨术
wedge o.	楔形截骨术
Y-o.	Y形截骨术
osteotribe	骨锉
osteotylus	骨痂
ostitis	骨炎
over the counter，OTC	非处方药
overcorrection	过度矫正
overextension	伸展过度
overhead traction	头上方牵引
overt	明显的，公然的
oxyesthesia	感觉亢进

P

p-aminosalicylic acid，PAS	对氨基水杨酸（抗结核药）
pachydactyly	皮肤肥厚，指（趾）肥厚
pachydermoperiostosis	厚皮性骨膜病
pachymeningitis	硬脑膜炎
pachyostosis	骨肥厚
paclitaxel（Taxol），PTX	紫杉醇
padded cast	有衬石膏
Paget's disease of bone	Paget 骨病
pain	疼痛
aching p.	酸痛
dull p.	隐痛
p. dysfunction syndrome	疼痛性功能障碍综合征
girdle p.	束带痛
growing p.	成长痛
intractable p.	顽固性疼痛
lancinating p.	刀刺性痛
low back p.，LBP	腰痛
phantom limb p.	幻肢痛
pricking p.	刺痛
psychogenic p.	精神性疼痛
radiating p.	放射性痛
radicular p.	神经根痛
referred p.	牵涉性痛
sharp p.	锐痛

wandering p.   游走性痛

painful   疼痛的

  p. arc syndrome   疼痛弧综合征

  p. heel   足跟痛

palindromic rheumatism   复发性风湿病

pallesthesia   振动觉

palliative   ①姑息的　②姑息剂

  p. chemotherapy   姑息性化疗

  p. radiotherapy   姑息性放疗

palm   手掌

  p. abduction   掌侧外展

  p. adduction   掌侧内收

  p. advancement flap   掌推进皮瓣

  p. aponeurosis   掌腱膜

  p. approach   掌侧入路

  p. cross-finger flap   掌侧邻指皮瓣

  p. digital artery（vein）   指掌侧动（静）脉

  p. fascia   掌筋膜

  p. fasciotomy   掌筋膜切开术

  p. flexion   掌屈

  p. incision   掌侧切口

  p. interosseous muscle   骨间掌侧肌

  p. plate   掌板

  p. synovectomy   掌滑膜切除术

palmaris   掌肌

  p. brevis   掌短肌

  p. longus   掌长肌

palmoplanter pustulosis，PPP	掌跖脓疱病
palpation	触诊
palsy	麻痹
Bell p.	Bell 麻痹，面神经麻痹
brachial plexus p.	臂丛麻痹
cerebral p.，CP	大脑性瘫痪
flaccid p.	弛缓性麻痹（瘫）
Klumpke p.	Klumpke 麻痹，下干臂丛神经麻痹（C8～T1）
obstetrical p.	产伤麻痹，分娩瘫
tardy ulnar palsy	迟发性尺神经麻痹
panaris	指头脓炎，甲沟炎
panarthritis	全关节炎，全身关节炎
Panner's disease	Panner 病，肱骨小头骨软骨病
pantalar arthrodesis	全距骨融合术
paracentesis	穿刺［抽液术］
paracervial	颈旁
paraesthesia，paresthesia	感觉异常
paraffin	石蜡
hard p.	固体石蜡
liquid p.	液体石蜡
paralysis	①麻痹　②瘫痪
p. agitans	震颤麻痹
brachial plexus p.	臂丛麻痹
spastic p.	痉挛性瘫痪
flaccid p.	弛缓性麻痹
infantile p.	小儿麻痹症

paralytic	麻痹的，瘫痪的
p. contracture	麻痹性挛缩
p. gait	麻痹性步态
p. kyphosis	麻痹性脊柱后凸
p. scoliosis	麻痹性脊柱侧弯（凸）
paramedian approach	旁正中切口
paramyotonia congenita	先天性副肌强直
paraparesis	轻截瘫
parapatellar	髌骨旁的
p. arthrotomy	髌骨旁关节［囊］切开
p. incision	髌骨旁切口
paraplegia	截瘫
parascapular flap	肩胛旁皮瓣
paraspinal	脊柱旁的
p. approach	椎旁入路
p. muscle	椎旁肌
p. rod application	椎旁钢棒固定术
parasympathetic nerve	副交感神经
paratenon	腱旁组织
parathyroid	甲状旁腺的
p. gland	甲状旁腺
p. osteodystrophy	甲状旁腺性骨营养不良
paravertebral	椎旁
p. abscess	椎旁脓肿
paresis	轻瘫，不全麻痹
flaccid p.	弛缓性不全麻痹
paresthesia	感觉障碍（异常）

paronychia   甲沟炎

parosteal   皮质旁，骨旁

    p. chondrosarcoma   皮质旁软骨肉瘤

    p. osteosarcoma   皮质旁骨肉瘤

partial   部分的

    p. ankylosis   不全强直

    p. discectomy   椎间盘部分切除术

    p. fasciectomy   筋膜部分切除术

    p. fibulectomy   腓骨部分切除术

    p. meniscectomy   半月板部分切除术

    p. ostectomy   部分截骨切除术

    p. patellectomy   髌骨部分切除术

    p. scapulectomy   肩胛骨部分切除术

    p. weight-bearing，PWB   部分负重，部分承重

partialis   部分

    rachischisis p.，merorachischisis 不全脊柱裂，部分脊柱裂

passive movement   被动运动

patella，patellae（复数）   髌骨

    p. alta   高位髌骨

    p. baja   低位髌骨

    p. bipartita   二分髌骨

    p. partita   分裂髌骨

    p. tripartita   三分髌骨

patellaplasty   髌骨成形术

patellar   髌骨的

    p. advancement   髌骨前移术

    p. realignment   髌骨力线矫正术

p. reflex	髌腱反射，膝反射
p. resurfacing	髌骨关节表面置换
p. retinaculum	髌支持带
p. tendon	髌腱
p. tendon bearing cast，PTB	髌韧带负重石膏
p. tendon graft	髌腱移植
p. tendon reflex，PTR	膝腱反射
p. tendon repair	髌腱修复
p. tendon substitution	髌腱替代物
p. transplant	髌骨移植术
patellectomy	髌骨切除术
patellofemoral，PF	髌骨股骨的
p. joint	髌股骨关节
p. realignment	髌股力线矫正术
patellomeniscal ligament	髌半月板韧带
patelloquadriceps tendon	髌四头肌肌腱
patellotibial ligament	髌胫韧带
pathogen	病原体
pathogenesis	发病机制
pathological	病理学的
p. dislocation	病理性脱位
p. fracture	病理性骨折
p. subluxation	病理性半脱位
pathology	病理学
pathophysiology	病理生理学
patient matched reconstruction	个体化重建
pauciarticular arthritis	少数关节关节炎

pectineal line	耻骨肌线
pectineus	耻骨肌
pectoralis	胸的，胸肌
p. major	胸大肌
p. major muscle lengthening	胸大肌延长术
p. major-to-biceps transfer	胸大肌转移代肱二头肌
p. minor	胸小肌
p. muscle transfer	胸肌转移术
pectus carinatum	鸡胸
pectus excavatum	漏斗胸
pedicle	蒂，根
p. bone graft	带蒂骨移植
p. fracture	椎弓根骨折
p. screw	椎弓根螺钉
p. screw fixation	椎弓根螺钉固定
p. skin flap	带蒂皮瓣
peg	钉
p. bone graft	骨钉移植
pelvic	骨盆的
p. band	骨盆带
p. clamp	骨盆钳
p. drainage	盆腔引流
p. fixation	骨盆固定
p. girdle	下肢带骨
p. hyperextension traction	骨盆过伸牵引
p. inclination	骨盆前倾
p. obliquity	骨盆侧倾

p. osteotomy	骨盆截骨
p. ring	骨盆环
p. rock test	骨盆滚动试验
p. tilt	骨盆倾斜
p. traction	骨盆牵引
pelvifemoral	骨盆股骨的
pelvis，pelves（复数）	骨盆
pelvisacral	骨盆骶骨的，盆骶骨的
penetration	①穿通　②渗透
percutaneous	经皮的
p. corticotomy	经皮皮质骨截骨术
p. discectomy	经皮椎间盘切除术
p. fixation	经皮固定术
p. internal fixation	经皮内固定术
p. lengthening of Achilles tendon	经皮跟腱延长术
p. osteotomy	经皮截骨术
p. pin fixation	经皮钢针固定术
p. plantar fasciotomy	经皮跖筋膜切开术
p. screw fixation	经皮螺钉固定术
p. tenotomy	经皮肌腱切断术
perforation	①穿孔术　②穿破
perfusion	灌流
periacetabular osteotomy	近髋臼截骨术，髋臼周围截骨术
periarteritis nodosa，PN	结节性动脉周围炎
periarthritis	关节周围炎
periarthritis scapulohumeralis	肩关节周围炎
periarticular	关节周围的

p. fibrosis	关节周围纤维化
p. fracture	关节周围骨折
p. heterotopic ossification	关节周围异位性骨化
pericapsular osteotomy	关节囊周围截骨术
perichondrial	软骨膜的
perichondrium	软骨膜
perilunar dislocation	月骨周围脱位
perimyelitis	骨内膜炎，脊髓膜炎
perimysium	肌束膜
perineural	神经周围的
perineurial	神经束膜的
p. neurorrhaphy	神经束膜缝合
perineuritis	神经束膜炎
perineurium	神经束膜
periosteal	骨膜的
p. chondroma	骨膜软骨瘤
p. chondrosarcoma	骨膜软骨肉瘤
p. elevator	骨膜起子
p. fibroma	骨膜纤维瘤
p. graft	骨膜移植
p. osteosarcoma	骨膜骨肉瘤
periosteoma	骨膜瘤
periosteotome	骨膜刀
periosteotomy	骨膜切开术
periosteum	骨〔外〕膜
periostitis	骨膜炎
periostosis	骨膜骨赘形成

peripatellar tendinitis   髌周围肌腱炎

peripheral   周围的

     p. chondrosarcoma   周围型软骨肉瘤

     p. circulation   周围循环

     p. nerve entrapment   周围神经卡压

     p. nerve   周围神经

     p. nerve block   周围神经阻滞

     p. nerve lesion   周围神经损伤（病变）

     p. nervous system，PNS   周围神经系统

     p. vascular disease，PVD   周围血管疾病

periphery   末梢，周边

periphlebitis   静脉周围炎

periprosthetic fracture   人工假体周围骨折

perispondylitis   脊椎周围炎，椎骨周围炎

peritalar dislocation   距骨周围脱位

peritendineum   腱束膜

peritendinitis   腱周围炎，腱鞘炎

peritenon   腱鞘

peritrochanteric fracture   转子周围骨折

permanent disability   永久性残障

permanent implant   永久性种植体

peromelia   四肢不全

peroneal   腓骨的

     p. artery（vein）   腓动脉（静）脉

     p. compartment syndrome   腓骨肌筋膜间室综合征

     p. paralysis   腓神经麻痹

     p. retinaculum   腓骨肌支持带

p. spastic flatfoot	腓骨肌痉挛性扁平足
peroneotibial	胫腓的
peroneus brevis，PB	腓骨短肌
p. b. graft	腓骨短肌移植术
p. b. transfer	腓骨短肌转移术
pertrochanteric fracture	经转子骨折
pes，pedes（复数）	足
p. abductus	外展足
p. adductus	内收足
p. anserinus	鹅足
p. cavus	高弓足
p. planus	扁平足
p. pronatus	外翻足
p. supinatus	内翻足
p. valgus	外翻足
p. varus	内翻足
petechia	瘀斑，点状出血
Petit's triangle	腰三角
phalangeal arthrodesis	指关节融合术
phalangectomy	指（趾）骨切除术
phalangitis	指（趾）骨炎
phalangization	造指术
phalangophalangeal	指（趾）间的
phalanx，phalanges（复数）	指骨，趾骨
distal p.	远节指骨
first p.	第一节指骨，近节指骨
middle p.	第二节指骨，中节指骨

proximal p.	近节指骨
second p.	中节指骨
phantom limb pain	幻肢痛
phlebitis	静脉炎
phlebogram	静脉造影片
phlebography	静脉造影［术］
phlebolith	静脉石
phlegmon	蜂窝［组］织炎
phocomelia	先天性无臂，短肢，海豹肢畸形（近端缺失）
phrenic nerve	膈神经
physeal	骨骺的
p. closure	骨骺闭合
p. injury	骨骺损伤
p. stapling	骺板钉合术
physical disability	身体残疾，身体障碍
physical therapist，PT	物理治疗师
physical therapy，PT	物理治疗，物理疗法
physis	生长骨骺板
pia mater	软膜
pigeon breast（chest）	鸡胸
pigmentation	色素沉着
pigmented villonodular synovitis，PVS（PVNS）	色素沉着绒毛结节性滑膜炎
pin	针
p. fixator	骨针定位器，穿钉外固定器
p. prick test	针刺试验

p. traction	钢针牵引
pinch	捏
chuck p.	三指捏法
fingertip p.	指尖捏法
key p., lateral p., side p.	侧捏法
precision p.	精确捏法（拇指和示指）
pulp p.	垫捏法，指腹捏法
tip p.	指尖捏法
pinning	针固定
Pipkin posterior hip dislocation classification	Pipkin 髋关节骨折后脱位分型
piriformis	梨状肌
p. syndrome	梨状肌综合征
pisiform bone	豌豆骨
pitching fracture	投球骨折
pivot joint	车轴关节，环枢关节
plagiocephaly	斜形头，斜头畸形
plane joint	平面关节
planigram, tomogram	X 线断层照片
planta pedis	足底，跖
plantalgia	足底痛
plantar	足底的，跖侧的
p. approach	跖侧入路
p. arch	足底弓
p. artery	足底动脉
p. callosity	足底胼胝
p. digital neuritis	跖趾神经炎

p. fasciitis	跖筋膜炎
p. fascia	足底腱膜，跖腱膜
p. fascial release	足底腱膜松解
p. flexion	跖屈
p. interossei	骨间足底肌
p. lateral release	跖外侧松解
p. longitudinal incision	跖侧纵形切口
p. medial release	跖内侧松解
p. plate release	跖腱膜松解
p. reflex	跖反射
p. vein	足底静脉
p. wart	跖疣
plantaris	跖肌
plasma cell myeloma	浆细胞性骨髓瘤
plasmacytoma	浆细胞瘤
plaster	石膏
p. bandage	石膏绷带
p. cast	管形石膏
p. mold	石膏型，石膏模
p. slab	石膏托
p. splint	石膏夹板
plastic	成形的，塑料的
p. bowing fracture	可塑性弯曲骨折
p. surgery	整形外科
plasticity	可塑性
plasty	成形术，整形术
rotation p.	回转成形术

stump p.	断端成形术
plate	①板　②钢板
p. bender	接骨板折弯器
blade p.	接骨板
cartilaginous growth p.	软骨生长板
compression p.	加压钢板
epiphyseal growth p.	骨骺生长板
p. fixation	接骨板固定术
growth p.	生长板
neutralization p.	中和接骨板
palmar p., volar p.	掌板
platelet-derived growth factor, PDGF	血小板源［性］生长因子
platybasia	扁颅底
platysma	颈阔肌
platyspondyly	扁平椎，扁椎骨
pleomorphic	多形的，多形性
plexiform neuroma	丛状神经瘤
plexus, plexuses（复数）	丛
Batson p. vein	硬膜外腔静脉丛
brachial p.	臂丛
lumbosacral p.	腰骶丛
plica, plicae（复数）	皱襞
synovial p.	滑膜皱襞
plication	折叠缩短术
tendon p.	肌腱折叠缩短术
pliers	钳子
pneumatic	肺的

p. bone saw	气动骨锯
p. tourniquet	充气止血带
pneumothorax	气胸
podagra	足部痛风（尤其指大脚趾）
podalgia	足痛
podarthritis	足关节炎
poker back	变形性脊椎炎，圆背后凸畸形
poliomyelitis	脊髓灰质炎，小儿麻痹症
poliovirus	脊髓灰质炎病毒
inactivated p. vaccine，IPV	脊髓灰质炎灭活疫苗
live oral p. vaccine，OPV	口服脊髓灰质炎病毒活疫苗
pollex，pollices（复数）	拇指
p. rigidus	僵硬拇指
p. valgus	外翻拇指
p. varus	内翻拇指
pollical	拇指的
pollicization	拇指化术
p. of index finger	示指拇指化
polyarteritis nodosa，PN	结节性多动脉炎
polyarthralgia	多关节痛
polyarthritis	多关节炎
polyaxial joint	杵臼关节
polydactyly	多指（趾）畸形
polydioxanone sutures，PDS	聚二噁烷酮（PDS 缝线）
polymelia	多肢畸形
polymer	聚合体
carbon-fiber enforced p.	碳纤维增强聚合物

p. implant	高聚体植入物
p. plate	高聚体接骨板
self-curing p.	自固化聚合体
polymerase chain reaction，PCR	聚合酶链反应
polymethyl methacrylate，PMMA	聚甲基丙烯酸甲酯（骨水泥）
polymyalgia rheumatica	风湿性多肌痛
polymyositis，PM	多［发性］肌炎
polyneuritis	多神经炎
polyneuropathy	多神经病
polyostotic	多骨性
p. fibrous dysplasia	多骨纤维性结构不良［症］
polyphasic action potential	多相动作电位
polysyndactyly	多指（趾）畸形
polysynovitis	多滑膜炎
polytrauma	多发性外伤
poples	腘窝
popliteal	腘的
p. artery（vein）	腘动（静）脉
p. cyst	腘窝囊肿
p. fossa	腘窝
popliteus	腘肌
porosity	孔隙率
position	①体位　②肢位
flexed p.	屈曲位
functional p.	功能位
knee-elbow（genucubital）p.	膝肘位，膝胸位
lateral decubitus p.	侧卧位

neutral p.   中立位

prone p.   俯卧位

resting calcaneal stance p.   休息位跟骨站立姿势

supine p.   仰卧位，背卧位

postcalcaneal bursitis   跟后滑囊炎

posterior   后面的

p. atlantoaxial arthrodesis   后路寰枢关节融合术

p. capsulotomy   后关节囊切开术

p. cervical fixation   颈椎后路固定术

p. cervical fusion   颈椎后路融合术

p. circumflex humeral artery（vein）   旋肱后动（静）脉

p. column osteosynthesis   后柱骨接合术

p. costotransversectomy approach   后路肋椎横突切除入路

p. cruciate ligament，PCL   后交叉韧带

p. cruciate ligament graft   后交叉韧带移植

p. cruciate ligament reconstruction   后交叉韧带重建

p. decompression   后路减压术

p. drawer sign   后抽屉征

p. drawer test   后抽屉试验

p. funiculus   后索

p. glenoplasty   后路关节盂成形术

p. horn tear   ［半月板］后角撕裂

p. iliac osteotomy   后路髂骨截骨术

p. incision   后路切口

p. inferior iliac spine，PIIS   髂后下棘

p. interosseous nerve，PIN   骨间后神经

p. ligamentous complex，PLC   后方韧带复合体

p. longitudinal ligament，PLL   后纵韧带

p. lower cervical spine stabilization   后路下颈椎稳定术

p. lumbar interbody fusion，PLIF   后路腰椎间融合术

p. malleolus   后踝

p. midline approach   后正中入路

p. occipital fusion   后路枕融合术

p. occipitocervical approach   后枕颈入路

rachischisis p.   脊柱后裂

p. release   后路松解

p. rhizotomy   后路脊神经根切断术

p. segmental fixation   后路节段固定

p. spinal artery（vein）   脊髓后动（静）脉

p. spinal fixation   后路脊柱固定

p. spinal fusion   后路脊柱融合

p. superior iliac spine，PSIS   髂后上棘

p. tibial artery（vein）   胫后动（静）脉

p. tibial tendon lengthening   胫后肌腱延长术

p. triangle of neck   颈后三角

posteroanterior，PA   后前位的

posterolateral   后外侧的

p. approach   后外侧入路

p. costotransversectomy   后外侧肋骨横突切除术

p. decompression   后外侧减压术

p. drainage   后外侧引流术

p. fusion，PLF   后外侧融合术

p. lumbosacral fusion   后外侧腰骶融合术

p. prolapse   旁侧型［椎间盘］脱出

p. protrusion	旁侧型［椎间盘］突出症
p. rotatory instability	［膝、肘］后外侧旋转不稳定
posteromedial	后中的，后内侧的
p. approach	后内侧入路
p. drainage	后内侧引流术
p. release	后内侧松解
p. rotatory instability	［膝、肘］后内侧旋转不稳定
posteroproximal	后侧近端
postganglionic	神经节后的
postmenopausal osteoporosis	绝经妇女骨质疏松症
postoperative	术后
postpoliomyelitic contracture	脊髓灰质炎后遗症挛缩
postpoliomyelitis syndrome	脊髓灰质炎后遗症
postradiation sarcoma	放射线照射后肉瘤
posttraumatic arthritis	创伤后关节炎
postural scoliosis	姿势性脊椎侧弯（凸）
posture	姿势，体位
potential	电位
action p.	动作电位
compound muscle action p., CMAP	复合肌肉动作电位
evoked p.	诱发电位
fibrillation p.	纤颤电位
giant motor unit action p.	巨大运动单位动作电位
high amplitude p.	高振幅电位
motor evoked p.	运动诱发电位
nerve action p., NAP	神经动作电位

polyphasic action p.	多相动作电位
sensory nerve action p.	感觉神经动作电位
sensory nerve evoked p.	感觉神经诱发电位
short-latency somatosensory evoked p.	短潜伏期躯体感觉诱发电位
somatosensory evoked p., SSEP	躯体感觉诱发电位
spinal (cord) evoked p., SEP	脊髓诱发电位
spinal cord somatosensory evoked p.	脊髓躯体感觉诱发电位
power	力量
p. oscillating saw	动力往复锯
precision grip	精确手位，精确握法
precision pinch	精确捏法
preganglionic	神经节前的
premature closure	早熟性闭合
preoperative	术前
p. autologous blood donation	术前自体血供给
prepatellar	髌前的
p. bursa	髌前滑囊
p. bursitis	髌前滑囊炎
press-fit	压配式
p. acetabular implant insertion	压配式髋臼假体植入物植入术
p. condylar knee arthroplasty	髁压配式膝关节成形术
p. condylar total knee prosthesis	髁压配式全膝关节假体
p. cup	压配式臼杯
p. femoral component	压配式股骨假体部件
p. fixation	压配式固定

pressure bandage	压迫绷带
pressure sore	压疮
pretibial edema	胫前水肿
priapism	阴茎异常勃起
pricking pain	刺痛
primary	①原发，初发 ②初期
p. bone tumor	原发骨肿瘤
p. closure	一期缝合
p. healing	一期愈合
p. ossification center	初级骨化中心
p. repair	一期修复
primitive	原始的，简单的
p. neuroectodermal tumor，PNET	原始神经外胚层瘤
p. neuroectodermal tumor of bone	骨原始神经外胚层瘤
primordial	原始的
probe	①探针 ②探头
process	突起
articular p.	关节突
coracoid p.	喙突
coronoid p.	冠突，喙突
mastoid p.	乳突
odontoid p.	齿突
styloid p.	茎突
unciform p.	[手钩骨] 钩突
uncinate p.	[颈椎] 钩突
profunda	深
p. brachii artery（vein）	肱深动（静）脉

p. femoris artery（vein） 股深动（静）脉

progeria 早老症，儿童早衰症

progressive 向前看的，前进的

    p. muscular dystrophy，PMD 进行性肌营养不良

    p. resistive exercises，PRE 持续抗阻力训练

    p. systemic sclerosis，PSS 进行性系统性硬化症

prolapse 脱出

    disc p. 椎间盘脱出

    nucleus pulposus p. 髓核脱出

proliferation 增生，增殖

proliferative 增生性的

    p. fasciitis 增生性筋膜炎

    p. myositis 增生性肌炎

    p. synovitis 增生性滑膜炎

prominence 隆凸，突起

promontorium 岬

promontory angle 骶骨岬角

pronation 旋前

pronator 旋前肌

    p. quadratus，PQ 旋前方肌

    p. teres，PT 旋前圆肌

    p. teres release 旋前圆肌松解术

    p. teres tendon transfer 旋前圆肌腱转移术

prone position 俯卧位

prop graft 支撑植骨

prophylactic 预防性的

    p. bone graft 预防性植骨

p. fasciotomy	预防性筋膜切开术
p. operative stabilization	预防性稳定手术
p. resection	预防性切除术
p. skeletal fixation	预防性骨固定术
proprioception	本体感受
proprioceptive neuromuscular facilitation，PNF	本体促进技术
prostaglandin，PG	前列腺素
prosthesis，prostheses（复数）	假体，人工关节，人工插入物，假肢
above elbow p.	肘上假肢
above knee p.	膝上假肢
below elbow p.	肘下假肢
below knee p.	膝下假肢
cementless p.	非骨水泥假体
constrained p.	限制型假体
femoral head p.	股骨头假体
hinged p.	铰链式假体
long stem p.	长柄假体
lower limb p.	下肢假肢
medullary p.	髓腔插入假体
nonhinged constrained p.	非铰链式限制型假体
semiconstrained p.	半限制型假体
stem p.	带柄假体
totally constrained knee p.	全限制型人工膝关节
transfemoral modular p.	大腿组件式假肢
transhumeral p.	上臂假肢

transradial p.   前臂假肢，肘下假肢

transtibial p.   胫骨部分假肢

unconstrained（nonconstrained）   非限制型人工膝关节
   knee p.

upper limb p.   上肢假肢

prosthetic   假体的，修复的

  p. arthroplasty   人工关节成形术

  p. hemiarthroplasty   人工半关节成形术

  p. replacement   假体置换

prosthetics   ①假肢学　②修复学

protector   保护器，防护板

proteinuria   蛋白尿

protruded disc   椎间盘膨隆

proximal   近端的

  p. dome osteotomy   近端杵臼截骨术

  p. femoral focal deficiency，PFFD   股骨近端局限性缺损

  p. femoral metaphyseal shortening   近端股骨干骺端短缩术

  p. femoral osteotomy   近端股骨截骨术

  p. femoral resection   近端股骨切除术

  p. finger crease   近端指皱褶

  p. interphalangeal，PIP   近端指间的

  p. interphalangeal joint，PIP joint   近端指间关节

  p. metatarsal osteotomy   近端跖骨截骨术

  p. palmar crease   近端掌皱褶

  p. phalangeal condylectomy   近端指（趾）骨髁切除术

  p. phalanx   近节指骨

  p. radioulnar joint   桡尺近侧关节

p. row carpectomy	近排腕骨切除术
p. tibial hemiepiphysiodesis	胫骨近端单侧骺骨干固定
p. tibial osteotomy	胫骨近端截骨术
prostate-specific antigen，PSA	前列腺特异性抗原
pruritus	瘙痒［症］
psammosarcoma	沙肉瘤
psammotherapy	沙浴疗法
pseudoaneurysm	假性动脉瘤
pseudoarthrosis	假关节
pseudocoxalgia	假性髋关节痛，幼年变形性骨软骨炎
pseudogout	假［性］痛风
pseudohypertrophic muscular dystrophy	假性肥大性肌营养不良
pseudohypertrophy	假［性］肥大
pseudomalignant myositis ossificans	假恶性骨化性肌炎
pseudoparalysis	①假麻痹　②假瘫
pseudoparaplegia	假性截瘫
pseudosarcoma	假性肉瘤
pseudosarcomatous fibromatosis	假肉瘤性纤维瘤病
psoas major	腰大肌
psoas minor	腰小肌
psoitis	腰［大］肌炎
psoriatic arthritis，PA	银屑病关节炎
psychogenic	心因性的，精神性的
p. pain	精神性疼痛
p. torticollis	心因性斜颈

psychology	心理学
pterygium colli	翼状颈 [皮]
puberty	青春期
pubic	耻骨的
p. bone	耻骨
p. spine	耻骨棘
p. symphysis	耻骨联合
p. tubercle	耻骨结节
pubiotomy	耻骨截骨术
pubococcygeal	耻骨尾骨的
pull-out	抽出的
p. suture	抽出式缝合
p. wire	可抽出钢丝
pulley	滑车
pulmonary contusion	肺挫伤
pulmonary embolism，PE	肺栓塞
pulsating pain	搏动性疼痛
pulsation	搏动
punch	钻孔器
punched-out	凿除状
punctate	有小斑点的
puncture	穿刺
lumbar p.	腰椎穿刺
spinal p.	脊椎穿刺
p. wound	[穿] 刺伤
purulent arthritis	化脓性关节炎
pus	脓

pustular osteoarthropathy	脓疱病性骨关节炎
pyaemia	脓血症，毒血症
pyemic	脓血症
pyoarthrosis	关节积脓
pyococcus	脓球菌
pyogen	化脓的，化脓原
pyogenic	化脓的
p. arthritis	化脓性关节炎
p. spondylitis	化脓性脊椎炎
pyohemia	脓毒血症，脓毒症
pythogenesis	腐生，腐化

Q

Q-angle	Q 角
quadrate	方形的
q. ligament	方形韧带
q. tubercle	方形结节
quadratus	方肌
q. femoris fascia	股方肌筋膜
q. lumborum	腰方肌
q. lumborum syndrome	腰方肌综合征
quadriceps	四头的
q. aponeurosis	股四头肌腱膜
q. atrophy	股四头肌萎缩
q. contracture	股四头肌挛缩
q. femoris	股四头肌

q. jerk	股四头肌反射
q. lengthening	股四头肌延长术
q. setting	股四头肌训练
quadricepsplasty	股四头肌成形术
quadrilateral	四边形的
q. socket	四边形接受腔
q. space	四边孔
quadriparesis	四肢轻瘫
quadriplegia	四肢瘫痪
quality of daily living，QDL	日常生活质量
quality of life，QOL	生活质量
Queckenstedt's test	Queckenstedt 试验，颈静脉压迫试验
quiescence	静止

R

rabies vaccine，RVA	狂犬病疫苗
racemose angioma	蔓状血管瘤
rachial	脊柱的
rachialgia	脊椎痛
rachi［o］centesis	椎管穿刺，腰椎穿刺
rachidial，rachidian	脊柱的
rachiodynia	脊柱痛
rachiochysis	椎管积液
rachiokyphosis	脊柱后凸
rachiomyelitis	脊髓炎

rachioparalysis	脊髓瘫痪，脊肌麻痹
rachis	脊柱
rachischisis	脊柱裂 [畸形]
rachitic rosary	串珠肋，佝偻病性 [肋骨] 串珠
rachitis	佝偻病
rachitis tarda	迟发性佝偻病
rachitism	佝偻病体质
rachiotomy	椎弓切开术，脊椎切开术
radial	桡骨的
r. artery	桡动脉
r. bursa	桡侧滑液囊（屈拇长肌腱滑液囊）
r. carpal collateral ligament	腕桡侧副韧带
r. clubhand	桡偏手
r. collateral artery（vein）	桡侧副动（静）脉
r. deviation	①桡偏　②桡屈（腕关节）
r. forearm flap	前臂桡侧皮瓣
r. head	桡骨小头
r. head dislocation	桡骨小头脱位
r. head excision	桡骨小头切除术
r. head fracture	桡骨小头骨折
r. head resection	桡骨小头切除术
r. head subluxation	桡骨小头半脱位
r. hemimelia	桡侧半肢畸形
r. inclination	桡骨 [远端] 尺侧倾斜
r. nerve	桡神经
r. nerve palsy	桡神经麻痹

r. pseudarthrosis	桡骨假关节
r. sensory nerve entrapment syndrome	桡侧感觉神经卡压综合征
r. styloid fracture	桡骨茎突骨折
r. styloidectomy	桡骨茎突切除术
r. tuberosity	桡骨粗隆
r. vein	桡静脉
r. wrist extensor tendinitis	桡侧伸腕肌肌腱炎
radiating pain	放射性痛
radiation	①放射　②放射疗法
r. induced osteosarcoma	放射引发骨肉瘤
r. injury	放射［性损］伤
r. myelitis	放射性脊髓炎
r. myelopathy	放射性脊髓病
r. necrosis	放射性坏死
r. therapy	放射治疗
radical	根本的，基本的
r. amputation	根治性截肢术
r. compartmental excision	筋膜间室彻底切开
r. excision	根治性切除
r. palmar fasciectomy	掌腱膜彻底切除
r. resection	根治性切除术
radicotomy，radiculectomy	神经根切断术
radiculitis	脊神经根炎
radiculography	脊神经根造影
radiculomyelopathy	神经根脊髓病变
radiculopathy	神经根病

cervical spondylotic r., CSR	神经根型颈椎病
radioautogram	放射自显影片
radiocarcinogenesis	放射致癌
radiocarpal	桡腕的
r. arthritis	桡腕关节炎
r. arthrodesis	桡腕关节融合
r. arthroscopy	桡腕关节镜检查
r. joint	桡腕关节
r. ligament	桡腕韧带
radiograph	放射线照片
radiohumeral	桡骨肱骨的
radioisotope scanning	放射性同位素扫描，放射性核素显像
radiology	放射学
radiolucency	射线可透性，射线透射性
radiolucency splint	低 X 线显像度夹板
radiolucent	放射线可穿透的
radiolunate fusion	桡月骨融合
radionecrosis	放射性坏死
radionuclide scanning	放射性核素扫描
radiopaque agent	X 线造影剂
radiopalmar	桡骨手掌的
radioscaphocapitate ligament	桡舟头韧带
radioscaphoid fusion	桡舟骨融合
radiosensitivity	辐射敏感性
radiosynovectomy	放射性滑膜切除术
radiotherapy	放射治疗

radioulnar 桡尺骨的

   r. joint 桡尺关节

   r. dislocation 桡尺关节脱位

   r. subluxation 桡尺关节半脱位

   r. synostosis 桡尺关节融合症

radius，radii（复数） 桡骨

range of motion，ROM 关节活动度

rarefaction ①透明化　②稀薄化

rasp 锉

raspatory 骨膜起子

ray ①线　②列

   radial r. 桡侧列

   ulnar r. 尺侧列

reactive periosteal proliferation 反应性骨膜增生

realignment ①调整　②对线　③会师术

   patellar r. 髌骨力线矫正术，髌骨重建

reamed intramedullary nail 扩髓髓内钉

reamer ①扩孔钻　②开髓钻

   flexible r. 可弯曲钻

   hand r. 手钻

   medullary r. 骨髓钻

reaming awl 扩孔锥

reamputation 再切断术

rearfoot 后足

rebound phenomenon 反跳现象，复发现象

recess 隐窝

   lateral r. ［椎管］外侧隐窝

medial r.	[膝关节] 内侧隐窝
recessive	①隐性　②退行性
recipient	受者，接受者
reciprocal innervation	交互神经支配
reciprocating saw	往复骨锯
reconstruction	重建，再建
reconstructive surgery	再建外科，重建外科
recovery room	[手术后] 恢复室，复苏室
rectus	直肌
r. abdominis	腹直肌
r. abdominis muscle flap	腹直肌肌瓣
r. femoris	股直肌
r. femoris muscle flap transfer	股直肌瓣转移术
r. femoris-gracilis transfer	股直肌 - 股薄肌转移术
r. femoris release	股直肌松解术
recumbency	卧位
recurrence	再发生，反复
local r.	局部复发
recurrent	再发生，反复
r. dislocation of knee	复发性膝关节脱位
r. subluxation	复发性半脱位
recurvatum	反屈，反弯
red marrow	红骨髓
redness	发红，充血
reduction	复位术
closed r.	闭合复位
manual r.	手法复位

open r.	切开复位
redundant	多余的
reef knot	方结，平结
reefing	紧缩缝合
reeling gait	蹒跚步态
referred pain	牵涉性痛
reflex	反射
Achilles tendon r.，ATR	跟腱反射
ankle r.	踝反射
r. arc	反射弧
axon r.	轴突反射
biceps r.	肱二头肌反射
bulbocavernous r.	球海绵体反射
deep r.	深反射
inverted radial r.	桡骨倒错反射，反桡骨膜反射
knee r.	膝反射
patellar tendon r.，PTR	髌腱反射
plantar r.	跖反射
radial r.	桡骨反射
spinal r.	脊髓反射
stretch r.	牵张反射，肌伸张反射
tendon r.	腱反射
tonic neck r.	紧张性颈反射
triceps r.	肱三头肌反射
reflex sympathetic dystrophy，RSD	反射交感性营养不良
refractory neuroma	难治性神经瘤
refractory rickets	难治性佝偻病

refracture	再骨折
regeneration	再生
regional	地区的
r. anesthesia	区域麻醉
r. block	区域阻滞
r. flap transfer	局部皮瓣转移术
regressive	退行性
rehabilitation	康复，修复
athletic r.	运动康复
reimplantation	①再移植　②再置换
reinforcement operation	增强术（韧带），韧带加强修复术
reinnervation	①神经移植术　②神经支配恢复术
rejection	排斥
relapse	复发
relapsing polychondritis	复发性多软骨炎
relaxation	松弛
release	松解术
remission	缓解
remnant	①残余组织　②痕迹
remodeling	重塑，改造
remote pedicle flap	远处带蒂皮瓣
removal of implant	植入物取出术
removal of loose bodies	游离体取出术
renal	肾的
r. dwarfism	肾性侏儒
r. osteodystrophy	肾性骨营养不良［症］

r. rickets	肾性佝偻病
repair	修复术
primary r.	一期修复
secondary r.	二期修复
repetition strain injury	反复劳损损伤
replacement	置换 [术]
femoral head prosthetic r.	人工股骨头置换
finger joint r.	人工指间关节置换
flexor tendon r.	人工屈肌腱置换
joint r.	关节置换
prosthetic r.	假体置换
reverse shoulder r.	反向肩关节置换
surface r.	关节表面置换
total ankle r.	人工全踝关节置换
total elbow r.	人工全肘关节置换
total hip r.，THR	人工全髋关节置换
total knee r.，TKR	人工全膝关节置换
total shoulder r.	人工全肩关节置换
total wrist r.	人工全腕关节置换
unicondylar knee r.	人工膝单髁置换
replantation	再植
r. toxemia	再植入毒血症
reposition lever	复位杆
resection	切除术
r. arthrodesis	关节切除融合术
r. arthroplasty	关节切除成形术
r. replantation	切除再植术

shoulder girdle r.	肩胛带切除术
tumour r.	肿瘤切除术
vertebral body r.	椎体切除术
wide r.	广泛切除术
residual	残留
r. heel equinus	残余足跟马蹄畸形
r. limb	残肢
r. subluxation	残留半脱位
resisted	抵抗
r. active flexion	抗阻力主动屈曲
r. dorsiflexion	抗阻力背伸
resorbable	可吸收的
r. pin	可吸收针
r. plate	可吸收接骨板
resting	静止的
r. orthosis	支托矫形架
r. position	休息位
restoration	再建，修复
thumb adduction r.	拇指内收功能重建
restricted range of motion	活动范围受限
restriction	限制
resurfacing	关节面再建，表面再建
bicompartmental r.	膝双髁关节面重建术
glenoid r.	关节盂表面重建
patella r.	髌骨关节面重建
retardation	迟缓
growth r.	生长迟缓，发育迟缓

retention	滞留，保留
reticulosarcoma	网织细胞肉瘤
reticulum cell sarcoma	网状细胞肉瘤
reticulum fiber	网状纤维
retinacular	支持带的，韧带的
r. ligament	支持韧带
retinaculum	支持带
extensor r.	伸肌支持带
flexor r.	屈肌支持带
patellar r.	髌骨支持带
peroneal r.	腓侧支持带
retraction	缩回
retractor	拉钩，牵开器
Bennett bone r.	Bennett 骨拉钩，平颈叶状骨拉钩
blunt r.	钝拉钩
Charnley self-retaining r.	Charnley 自动拉钩
flat r.	平拉钩
Hibbs r.	Hibbs 牵开开器，带宽齿直角平拉钩
Langenbeck r.	Langenbeck 拉钩，窄拉钩
Meyerding r.	Meyerding 拉钩，小头多用途拉钩
Richardson r.	Richardson 拉钩，空心手柄腹部宽拉钩
right-angle r.	直角拉钩
sharp r.	锐拉钩

skin r.	皮肤拉钩，皮肤牵开器
retroacetabular lesion	髋臼后方损伤
retrocalcaneal	足跟部
r. bursa	跟后滑囊
r. bursitis	跟后滑囊炎
r. exostosis	跟后外生骨疣
retrodisplaced fracture	后移位骨折
retroflexion	①后屈 ②子宫后屈
retrograde	逆行的
r. intramedullary nailing	髓内钉逆行打入法
r. nailing fixation	逆行髓内钉固定术
retrolisthesed fragment	向后滑脱［骨折］段
retrolisthesis	后滑脱，骶骨前移
retropatellar fat pad contracture	髌后脂肪垫挛缩
retroposition	①后位 ②后移
retropulsed bone excision	后移骨切除
retrosacral fascia	骶后筋膜
retrospondylolisthesis	骶骨前移
retrosternal abscess	胸骨后脓肿
retroversion	翻转，倒转
r. of acetabular cup	髋臼杯后倾
femoral neck r.	股骨颈后倾
revascularization	血运重建，换血管术
reverse cross-finger flap	反转交指皮瓣，反转邻指皮瓣
revision	①改正 ②修正术
r. amputation	截肢翻修术
r. arthroplasty	人工关节再置换术，关节置

	换翻修术
r. hip arthroplasty	髋关节置换翻修术
r. knee arthroplasty	膝关节置换翻修术
stump r.	残端修整术
r. surgery	修正手术，再置换手术，翻修术
rhabdomyoblastoma	成横纹肌细胞瘤
rhabdomyochondroma	横纹肌软骨瘤
rhabdomyoma	横纹肌瘤
rhabdomyomyxoma	横纹肌黏液瘤
rhabdomyosarcoma，RMS	横纹肌肉瘤
rheumatic fever，RF	风湿热
rheumatism	风湿病
muscular r.	肌风湿病
palindromic r.	复发性风湿病
psychogenic r.	癔症性风湿病
rheumatoid	风湿样的
r. arthritis，RA	类风湿性关节炎
r. arthritis synovitis	类风湿性关节炎滑膜炎
r. arthritis myopathy	类风湿性关节炎肌病
r. cyst	类风湿性囊肿
r. factor，RF	类风湿因子
r. nodule	类风湿结节
r. polyarthritis	类风湿性多关节炎
r. vasculitis	类风湿性血管炎
rhizotomy	脊神经根切断术
rhomboid	菱形的

r. major	大菱形肌
r. minor	小菱形肌
rib	肋骨
r. cage	胸廓
cervical r.	颈肋
false r.	假肋
floating r.	浮肋
r. graft	肋骨移植
r. hump	肋骨隆起
r. resection	肋骨切除
r. shears	肋骨剪
sternal r.	胸肋，真肋
rib-vertebral angle	肋椎角
rice body	米粒样小体
rickets	佝偻病
hypophosphatemic r.	低磷［酸盐］血症性佝偻病
pseudodeficiency r.	假性维生素 D 缺乏性佝偻病，假性佝偻病
refractory r.	难治性佝偻病
renal r.	肾性佝偻病
scurvy r.	①幼儿坏血病　②坏血病性佝偻病
vitamin D dependent r.	维生素 D 依赖性佝偻病
vitamin D resistant r.	抗维生素 D 佝偻病
ridge	嵴
bicipital r.	肱二头肌嵴
deltoid r.	三角肌嵴，三角肌结节

gluteal r.	臀大肌嵴
pronator r.	旋前肌嵴
supracondylar r.	［肱骨］髁上嵴
rigid flatfoot	僵硬扁平足
rigidity	强直
ring finger	环指，无名指
ring fixator	环形固定器
Risser sign（grade 1～5）	骨骼成熟指数（分为 1～5 级）
rocker-bottom foot	摇椅足
rod	棒
r. bender	钢棒折弯器
compression r.	加压棒，压迫棒
distraction r.	撑开棒
intramedullary r.	①髓内针　②髓内钉
telescoping intramedullary r.	伸缩性髓内钉
roentgenography	X 线照相术
rongeur	咬骨钳，破骨钳
root	［神经］根
nerve r. avulsion injure	神经根性撕脱伤
r. pain	根性痛
r. sleeve	［神经］根囊
r. tension sign	［神经］根牵拉征
rootlet（s）	根丝，小根
rotary joint	旋转关节
rotate	旋转
rotation	旋转
external r.	外旋［转］

internal r.	内旋 [转]
rotational	旋转的
r. flap	旋转皮瓣
r. osteotomy	旋转截骨术
rotation plasty	[四肢的] 反转成形术
rotator cuff	①肩袖　②肌腱套，腱袖
rotator cuff injury	肩袖损伤
rotatory	旋转的
r. atlantoaxial subluxation	寰枢关节旋转半脱位
atlantoaxial r. fixation	寰枢关节回旋位固定
r. instability	旋转不稳定
round back	圆背
round-cell osteosarcoma（small cell osteosarcoma）	圆细胞骨肉瘤（小细胞性骨肉瘤）
round ligament of head of femur	股骨头圆韧带
rubella arthritis	风疹性关节炎
run-over injury	捻搓伤
rupture	破裂
r. of extensor pollicis brevis	拇短伸肌腱断裂
r. of long tendon of biceps brachii	肱二头肌长头肌腱断裂

S

saber shin	胫骨前凸（见于先天性梅毒）
sacral	骶骨的
s. agenesis	骶骨发育不全
s. anesthesia	骶骨麻醉

s. artery	骶动脉
s. hiatus	骶管裂孔
s. nerve	骶神经
s. plexus	骶丛
s. promontory	骶骨岬
s. vein	骶静脉
s. vertebra	骶椎
sacralgia	骶骨痛
sacralization	[第5腰椎] 骶骨化
sacrectomy	骶骨切除术
sacrococcygeal	骶尾的
s. joint	骶尾关节
s. teratoma	骶尾部畸胎瘤
sacroiliac	骶髂的
s. joint	骶髂关节
s. ligamentous strain	骶髂韧带劳损
sacroiliitis	骶髂关节炎
sacrolumbar	骶腰的
sacrosciatic	骶骨坐骨的
sacrospinalis muscle	骶棘肌
sacrovertebral angle	腰骶角
sacrum	骶骨
saddle	鞍
s. anesthesia	鞍区麻醉，鞍区感觉消失
s. block	鞍区阻滞
s. joint	鞍状关节
s. nose	鞍 [状] 鼻（见于先天性梅毒）

S

s. prosthesis	[髋关节肿瘤] 马鞍形假体
sagittal plane saw	矢状面 [震动] 锯
salicylic acid	水杨酸
Salmonella osteomyelitis	沙门菌性骨髓炎
Salter osteotomy	Salter 截骨术
Salter-Harris classification	Salter-Harris 儿童骨骺创伤的分类
salvage	补救
limb s. operation	保肢手术
salve	软膏，油膏
samarium，Sm	钐
sample	样本，标本
sandbag	沙袋
Sanders CT classification (Type Ⅰ～Ⅳ)	Sanders 跟骨骨折分型（Ⅰ～Ⅳ型）
sandwich vertebrae	夹心椎（见于骨硬化病）
sanguineous	①血红色的　②血性的
saphenous	隐静脉的
s. nerve	隐神经
s. vein	隐静脉
sarcocarcinoma	癌肉瘤
sarcoidosis	①结节病　②肉样瘤病
sarcolemma	肌膜
sarcoma	肉瘤
ameloblastic s.	成釉细胞肉瘤
botryoid s.	葡萄状肉瘤
clear cell s.	透明细胞肉瘤
embryonal s.	胚胎性肉瘤

epithelioid s.	上皮样肉瘤
Ewing s.	尤因肉瘤
s. in fibrous dysplasia	纤维骨异样增殖症继发肉瘤
lymphatic s.	淋巴肉瘤
osteogenic s.	成骨性肉瘤
osteolytic s.	溶骨肉瘤
reticular cell s.	网状细胞肉瘤
synovial s.	滑膜肉瘤
telangiectatic s.	毛细血管扩张性肉瘤
undifferentiated s.	未分化肉瘤
sarcomatosis	肉瘤病
sarcoplasma	肌质，肌浆
Sarmiento brace	Sarmiento 骨折支具
sartorius	缝匠肌
Saturday night palsy	周末晚麻痹，桡神经麻痹
saucerization	碟形手术
saw	锯
electric bone s.	电动骨锯
Gigli s.	Gigli 钢丝线锯
oscillating bone s.	震动骨锯，摆动骨锯
pneumatic bone s.	气动骨锯
reciprocating s.	往复骨锯
sagittal plane s.	矢状面［震动］锯
scalene block	斜角肌阻滞
scalenus	斜角肌
s. anterior	前斜角肌
s. medius	中斜角肌

s. posterior	后斜角肌
s. anticus syndrome	前斜角肌综合征
scalp	头皮
scalpel	外科手术刀
scan	扫描
Dual-energy X-ray absorptiometry, DEXA scan	双能 X 线骨密度测定仪扫描
long axis s.	长轴扫描
short axis s.	短轴扫描
scanner	扫描机，扫描设备
scanning electron microscope，SEM	扫描电镜
scanography	扫描检查，扫描照相术
scaphocapitate fusion	舟骨头状骨融合术
scaphocephaly	舟状头 [畸形]（颅缝过早闭合）
scaphoid bone	手舟骨
scapholunate	舟月骨的
s. advanced collapse，SLAC	舟月骨进行性塌陷
s. dissociation	舟月骨分离
scapula，scapulae（复数）	肩胛骨
alar s.	翼状肩胛 [骨]
s. alata	翼状肩胛 [骨]
elevated s.	高位肩胛骨
snapping s.	弹响肩胛骨
winged s.	翼状肩胛骨
scapular	肩胛骨的
s. flap	肩胛皮瓣
s. notch	肩胛切迹

s. spine	肩胛冈
scapulectomy	肩胛骨切除术
scapuloclavicular	肩胛锁骨的
scapulohumeral	肩胛肱骨的
scapulopexy	肩胛骨固定术
scapulothoracic arthrodesis	肩胸关节融合术
scar	瘢痕
s. contracture	瘢痕挛缩
hypertrophic s.	肥厚性瘢痕
keloid s.	瘢痕疙瘩
Scarpa triangle	股三角
Schatzker tibial plateau fracture Classification（type Ⅰ~Ⅵ）	Schatzker 胫骨平台骨折分型（Ⅰ~Ⅵ型）
Scheuermann's disease	青少年脊椎驼背后凸症
schistorachis	脊柱裂［畸形］
Schmincke tumor	Schmincke 瘤，淋巴上皮瘤
Schmorl's nodule	施莫尔结节，髓核结
Schwann cell	施万细胞，神经膜细胞
schwannoma	神经鞘瘤
malignant s.	恶性神经鞘瘤
schwannosis	神经鞘肥厚病
sciatic	坐骨的
s. nerve	坐骨神经
s. notch	坐骨切迹
s. scoliosis	坐骨神经痛性脊柱侧弯（凸）
sciatica	坐骨神经痛
scintigram	闪烁图

scintigraphy	闪烁成像
scintiscanning	闪烁扫描
scissors	剪刀
curved Mayo s.	弯曲梅氏解剖剪
Metzenbaum s.	解剖剪，Metzenbaum 手术剪
straight s.	直剪刀
scissors gait	剪刀步态
scleroderma	硬皮病
sclerosing osteomyelitis	硬化性骨髓炎
sclerosis	硬化
amyotrophic lateral s.， ALS	肌萎缩侧索硬化
anterolateral s.	脊髓前侧索硬化
lateral s.	侧索硬化
posterior s.	后索硬化
scoliosis	脊柱侧弯（凸）
adolescent idiopathic s.	青少年特发性脊柱侧弯（凸）
congenital s.	先天性脊柱侧弯（凸）
habituals.	习惯性脊柱侧弯（凸）
idiopathic s.	特发性脊柱侧弯（凸）
infantile s.	婴儿脊柱侧弯（凸）
juvenile s.	青少年脊柱侧弯（凸）
neuromuscular s.	神经肌肉型脊柱侧弯（凸）
paralytic s.	麻痹性脊柱侧弯（凸）
postural s.	姿势性脊柱侧弯（凸）
sciatic s.	坐骨神经痛性脊柱侧弯（凸）
static s.	静止性脊柱侧弯（凸）
structural s.	结构性脊椎侧旁弯（凸）

screw	螺钉
cancellous bone s.	骨松质螺钉
canulated s.	空心螺钉
cortical bone s.	皮质骨螺钉
dynamic condylar s., DCS	动力性髁部螺钉
dynamic hip s., DHS	动力性髋关节螺钉
Herbert s.	Herbert 空心加压螺钉
lag s.	拉力螺钉
locking s.	锁定螺钉
polyaxial pedical s.	万向椎弓根螺钉
pteroylglutamic acid s.	蝶酰谷氨酸可吸收螺钉
variable angle locking s.	多向变角锁定螺钉
screw-home movement	[膝关节] 锁扣运动
screwdriver	螺丝起子
scurvy	坏血病
s. line	坏血病线
s. rickets	坏血病性佝偻病
secondary	继发的，次要的
s. bone tumor	继发骨肿瘤
s. closure	二期闭合伤口
s. ossification center	次级骨化中心
s. reconstructive surgery	二期重建手术
sedentary	不爱活动的，久坐的
segment	[脊] 髓节
s. fracture	多段骨折，寸断骨折
s. spinal anesthesia	分节性脊椎麻醉
selective nerve root block	选择性神经根阻滞

self-retaining clamp	自动钳
semiconstrained prosthesis	半限制型假体
semiflexion	半屈位
semimembranosus	半膜肌
semimembranosus bursitis	半膜肌腱滑囊炎
semispinalis	半棘肌
semitendinosus	半腱肌
senile	老年的，衰老的
s. ankylosing hyperostosis of spine	老年性关节强直性椎骨肥厚，Forestier 症
s. kyphosis	老年性驼背
s. osteoporosis	老年性骨质疏松症
sensation	感觉，知觉
epicritic s.	精辨觉
deep s.	深感觉，深部感觉
sense of touch	触觉
sensibility	感觉能力
sensitivity	灵敏度
sensory	感觉的
s. impairment	感觉损伤
s. nerve	感觉神经
s. nerve action potential，SNAP	感觉神经动作电位
s. nerve conduction velocity	感觉神经传导速度
s. nerve evoked potential	感觉神经诱发电位
separation	分离
epiphyseal s.	骨骺分离
epiphyseal s. of the vertebral body	椎体边缘［骺］分离

sepsis	脓毒症
septic	脓毒性的
s. arthritis	脓毒性关节炎
septicemia	败血症
sequential compression device，SCD	（四肢间歇）循序气动压迫装置
sequester	①分离片　②死骨
sequestrated disc	椎间盘分离脱出（游离脱出）
sequestration	①死骨形成　②隔离术
sequestrectomy，sequestrotomy	死骨摘出术
sequestrum，seouestra（复数）	死骨
serial casting	系列石膏固定
seronegative rheumatoid arthritis	血清阴性类风湿性关节炎
seropositive polyarthritis	血清阳性多关节炎
serotonin，ST	5-羟色胺
serratus anterior	前锯肌
sesamoid bone	籽骨
sexual precocity	性早熟
shaft	干
shape-memory alloy，SMA	形状记忆合金
sharp	尖锐的，锐利的
s. pain	锐痛，剧痛
s. -pointed knife	尖头刀
s. retractor	锐钩，锐牵开器
Sharpey's fibers	夏皮纤维，穿通纤维
shaving	①刮，削　②剃毛
shear force	剪力
shearing fracture	剪力骨折

sheath	鞘
femoral s.	股鞘
fibrous s. of finger	指纤维鞘
myelin s.	髓鞘
rectus s.	腹直肌鞘
tendon s.	腱鞘
shelf acetabuloplasty	髋臼盖成形术
shielding	遮蔽，隔离
stress s.	应力遮挡
shift	移位
shin bone	胫骨
shin splints	外胫夹，过劳性胫部痛
shock	休克
traumatic s.	创伤性休克
short	短的
s. arm cast，SAC	前臂石膏
s. arm splint，SAS	短臂夹板
s. -latency somatosensory evoked potential	短潜伏期躯体感觉诱发电位
s. leg cast，SLC	小腿石膏
s. leg gait	短腿步态
s. leg splint，SLS	短腿夹板
S. Musculoskeletal Function Assessment，SMFA	简明肌肉骨骼功能评价标准
short-rib thoracic dysplasia	短肋胸廓发育不良
shortening	短缩术
limb s.	肢短缩术

tendon s.	腱短缩术
shoulder	肩
s. arthrodesis	肩关节融合术
s. arthroplasty	肩关节成形术
s. blade	肩胛骨
s. depression test	压肩试验，肩胛骨下牵试验
s. disarticulation	肩关节离断术
s. external rotation tendon rerouting	肩外旋肌腱移位术
s. external rotation tendon transfer	肩外旋肌腱转移术
frozen s.	冻结肩
s. girdle	上肢带骨
s. -hand syndrome	肩 - 手综合征
Little Leaguer's s.	肱骨近端骨端分离
loose s.	松弛肩
snapping s.	弹响肩
s. spica	肩人字石膏
shuffling gait	拖行步态
sialoprotein	涎蛋白
sicca syndrome	干燥综合征
sideline assessment of concussion	边线（场边）脑震荡评估
side-to-side anastomosis	侧侧吻合 [术]
Silfverskild test	Silfverskild 腓肠肌试验
sign	征，征象
crescent s.	新月征（见于股骨头坏死）
click s.	弹响征（为新生儿先天性髋脱位时体征）
double posterior cruciate	双后交叉韧带征（半月板桶

ligament s.	柄样撕裂)
formication s.	蚁走感征
Froment's s.	拇示指夹纸试验（检查尺神经瘫痪）
Gowers's.	Gowers 征（见于进行性肌营养不良）
Hill-Sachs s.	Hill-Sachs 征，肩关节脱位肱骨近端压缩骨折
painful arc s.	[肩的] 疼痛弧征
silicone	硅酮
silver nitrate	硝酸银
simple	单纯的，单一的
s. bone cyst	单纯性骨囊肿
s. fracture	单纯性骨折
Singh index of osteoporosis	辛格骨质疏松指数
single	单个的，单一的
s. condylar graft	单髁移植
s. incision fasciotomy	单切口筋膜切开术
s. level spinal fusion	单节段脊柱融合术
s. limb support period	单腿支撑期
s. photon emission computed tomography，SPECT	单光子发射计算机断层摄影
single-stage	单级
s.-s. tendon graft	一期肌腱移植术
s.-s. tissue transfer	一期组织转移
sinography	窦道造影法
sinus	窦道

tarsal s.	跗骨窦
s. tarsi syndrome	跗骨窦综合征
sitting height	坐高
sivash rang of motion，S-ROM	组配式 S-ROM 股骨柄假体（强生公司）
Sjögren's syndrome	干燥综合征
skeletal	骨骼的
s. age	骨龄，骨骼年龄
s. angiomatosis	骨血管瘤
s. lipoid granulomatosis	骨类脂性肉芽肿病，慢性特发性黄瘤病
s. muscle	骨骼肌
s. traction	骨牵引
skeleton	骨骼
axial s.	中轴骨骼（指颅骨、脊柱、肋骨及胸骨）
skew foot deformity	Z 形扁平足
skin	皮肤
s. flap	皮瓣
s. graft	植皮术
s. hook	皮钩
s. loss	皮肤缺损
s. retractor	皮肤牵开器
s. traction	皮肤牵引，皮牵引
skip metastasis	跳跃转移
skived incision	薄片状切开
skull traction	颅骨牵引术

slack	①余量　②松弛
sliding	滑动
s. bone graft	滑槽植骨
s. flap	滑动瓣
s. hip screw	滑动髋螺钉
s. inlay graft	滑动嵌入移植
s. nail	滑动钉
sling	悬带
arm s.	臂悬吊带，臂悬吊器
slipped capital femoral epiphysis, SCFE	滑脱股骨头骨骺
sliver bone graft	薄片状骨植骨
slotted acetabular augmentation	开槽髋臼增强术
Smith's fracture	Smith 骨折，桡骨远端掌屈骨折
Smith-Petersen anterior hip approach	Smith-Peterson 髋关节前入路
snap finger	弹响指，扳机指
snapping	扳机的，突然折断
s. hip	弹响髋
s. knee	弹响膝
s. scapula	弹响肩胛骨
s. shoulder	弹响肩
snuffbox	鼻烟窝
socket	窝，接受腔
acetabular s.	髋臼（窝）
end-bearing s.	末端负荷臼
quadrilateral ischial weightbearing s.	坐骨四边板负重臼
suction s.	吸着式接受腔，吸引口

total contact s.	全接触式接受腔
Sofield osteotomy	Sofield 截骨术（成骨不全）
soft	①软的　②温和的
s. tissue	软组织
s. tissue coverage	软组织覆盖
s. tissue damage	软组织损伤
s. tissue forceps	软组织镊
s. tissue healing	软组织愈合
s. tissue loss	软组织缺损
s. tissue mass	软组织肿块
s. tissue retractor	肌钩，软组织拉钩
s. tissue sarcoma，STS	软组织肉瘤
sole	①足底　②鞋底
soleus	比目鱼肌
soleus muscle flap	比目鱼肌肌瓣
solitary	单个的
s. bone cyst，SBC	单一性骨囊肿，单发性骨囊肿
s. myeloma	单发性骨髓瘤
s. osteochondroma	单发性骨软骨瘤
s. plasmacytoma	单发性浆细胞瘤
somatomotor fiber	躯体运动纤维
somatosensory evoked potential， **SSEP**	躯体感觉诱发电位
somatosensory fiber	躯体感觉纤维
sore	疮，溃疡
bed s.	褥疮
pressure s.	压疮

Southwick

S. biplane trochanteric osteotomy | Southwick 双平面转子截骨术
S. angle | Southwick 角（侧位股骨骺滑脱角）

space | 间隙
adductor s. | 内收肌间隙，鱼际间隙
axillary s. | 腋窝
dead s. | 无效腔，死腔
epidural s. | 硬膜外腔
intervertebral disc s. | 椎间盘间隙
joint s. | 关节腔，关节间隙
midpalmar s. | 掌中间隙
quadrilateral s. | 四边形间隙
subarachnoid s. | 蛛网膜下腔
subdural s. | 硬膜下隙
thenar fascial s. | 鱼际筋膜间隙

spacer | 间隔区

spasm | 痉挛
bronchial s. | 支气管痉挛
muscle s. | 肌痉挛
writer's s. | 书写痉挛

spasmodic torticollis | 痉挛性斜颈

spastic | 痉挛的
s. gait | 痉挛步态
s. hand | 痉挛手
s. paralysis | ①痉挛性麻痹 ②痉挛性瘫痪

spasticity | 痉挛状态

speech therapist，ST   言语治疗师

speech therapy，ST   言语治疗，语音治疗，言语疗法

spherical grip   球形握法

spheroidal joint   球窝关节，杵臼关节

sphincter muscle   括约肌，轮匝肌

sphingolipidoses   鞘脂类代谢障碍

spica   人字绷带

   double hip s.   双髋人字石膏

   s. splint   人字夹板

spina bifida   脊柱裂

spina bifida aperta   开放性脊柱裂

spina bifida cystica   囊性脊柱裂

spina bifida occulta   隐性脊柱裂

spinal   脊椎的

   compression of s. cord   脊髓受压

   s. anesthesia   脊椎麻醉

   s. brace   脊柱支具，矫形用背甲

   s. canal   椎管

   s. canal stenosis   椎管狭窄症

   s. column   脊柱

   s. cord   脊髓

   s. cord evoked potential，SEP   脊髓诱发电位

   s. cord injury   脊髓损伤

   s. cord intraoperative monitoring   术中脊髓监护

   s. cord tethering   脊髓栓系

   s. distraction   脊柱牵引术

   s. dysraphism   椎管闭合不全

s. epidural venous plexus	硬脊膜外静脉丛
s. fixation	脊柱固定术
s. fixation rigidity	脊柱固定强度
s. fluid	脑脊髓液
s. fusion	脊柱融合术
s. ganglion	脊神经节
s. gouge	脊椎圆凿
s. instability	脊柱不稳定
s. instrumentation	脊柱器械
s. nerve	脊神经
s. orthosis	脊柱矫形器（支具）
s. reconstruction	脊柱重建术
s. reflex	脊髓反射
s. shock	脊髓休克
s. stenosis	椎管狭窄
s. tap	脊椎穿刺，腰椎穿刺
spinalis	棘肌
spine	①脊椎　②脊柱　③棘
anterior inferior iliac s., AIIS	髂前下棘
anterior superior iliac s., ASIS	髂前上棘
bamboo s.	竹节样脊柱（强直性脊柱炎）
cervical s.	颈椎
ischial s.	坐骨棘
kissing s.	棘突吻合，背侧棘突撞击征
lumbar s.	腰椎
poker s.	脊柱强直
posterior inferior iliac s., PIIS	髂后下棘

posterior superior iliac s., PSIS	髂后上棘
sandwich s.	夹层脊柱（骨硬化病）
s. of scapula	肩胛冈
thoracic s.	胸椎
spinous process	[椎骨] 棘突
spiral	螺旋状的
s. fracture	螺旋形骨折
s. groove	桡神经沟，螺旋沟
s. joint，cochlear joint	滑车关节
splanchnic	内脏的
splay foot	八字脚
splint	夹板
coaptation s.	[肱骨] 双面夹板，接合夹
cock-up s.	[腕关节] 背伸夹板，托手夹板
dynamic s.	动力性夹板
night s.	夜间用夹板
plaster s.	石膏夹板
static s.	静止性夹板，休息位夹板
splintage	夹板固定 [术]
split	裂开的
s. anterior tibialis tendon transfer，SPLATT	胫前肌腱劈分转移术
s. foot	裂足
s. fracture	劈裂性骨折
s. hand	分裂手
s. -thickness skin graft，STSG	中厚皮片移植
spondylarthritis	[脊] 椎关节炎

spondylarthrocace	脊关节结核，脊柱结核
spondylectomy	脊椎切除术
spondylexarthrosis	脊椎脱位
spondylitis	脊椎炎，脊柱炎
ankylosing s., AS	强直性脊柱炎
pyogenic s.	化脓性脊椎炎
tuberculous s.	结核性脊椎炎
spondylocace	脊椎结核
spondylo-costal dysostosis	脊椎肋骨发育障碍，脊椎肋骨发育不全
spondylodidymia	脊柱联胎畸形
spondylodymus	脊柱联胎
spondyloepiphyseal dysplasia，SED	脊柱骨骺发育不良
spondyloepiphyseal dysplasia congenital，ED congenita	先天性脊柱骨骺发育不良
spondyloepiphyseal dysplasia tarda，SED tarda	迟缓性脊柱骨骺发育不良
spondylolisthesis	脊椎前移
spondylolysis	脊柱滑脱
spondylomalacia	脊椎软化
spondylopathy	脊椎病，脊柱病
spondylopyosis	脊椎化脓
spondyloschisis	椎弓裂
spondylosis	①脊椎病 ②椎关节强硬
cervical s.	颈椎病
lumbar s.	腰椎病
spondylosyndesis	脊柱制动术

spondylotic myelopathy	脊椎增生性脊髓病
spondylotomy	脊椎切开术
sponge	海绵，（外科用）纱布
absorbable gelatin s.	吸收性明胶海绵，吸水明胶片
fibrin s.	纤维蛋白海绵
spongiosa	松质
spongy bone	松质骨
Sponsel oblique metatarsal osteotomy	Sponsel 第五跖骨斜行截骨术
spontaneous	自发的
s. fracture	自发性骨折
s. hyperemic dislocation of atlas and axis	寰枢椎自发性充血脱位
Sporanox	斯皮仁诺，伊曲康唑
spot	斑点
café au lait s.	咖啡牛奶色［素］斑
s. weld	［金属板螺钉］锈死（常见于钛合金）
spotted bone disease	骨斑纹病
sprain	扭伤
spreader	牵开器，张开器
laminar s.	椎板牵开器
Sprengel's deformity	Sprengel 高位肩胛畸形
spring ligament	跟舟足底韧带，跟舟跖侧韧带
sprinter's fracture	髂前下棘撕脱骨折
spur	刺
spurious torticollis	假性斜颈
spurt	喷出，涌出

adolescent growth s.	青少年发育徒增
squamous cell	鳞状细胞
square knot	平结，方结
square-shaped awl	方形锥
squatting	蹲
squeeze test	挤压试验
S-ROM	组配式 S-ROM 股骨柄假体（强生）
stab wound	戳伤
stability	稳定性
stabilization	稳定，加固，固定
stable vertebra	稳定椎
stacked plating	叠加钢板固定
staggering gait	蹒跚步态
Staheli shelf procedure	Staheli 髋臼加盖术
Stahl lunate disease index	Stahl 月骨缺血性坏死指数
staining	染色法，染色
stainless steel implant	不锈钢植入物
stamping gait	顿足步态
stance	姿态
s. phase	站立期，静止负重相，支撑相
standard	标准的
s. deviation	标准差
s. error，SE	标准误 [差]
s. mortality ratio，SMR	标化死亡率
s. morbidity ratio，SMR	标化发病率
standing brace	立位支具

staphylococcus，staphylococci（复数）　葡萄球菌属

  S. aureus　　　　　　　　　　金黄色葡萄球菌

  S. epidermidis　　　　　　　　表皮葡萄球菌

staple　　　　　　　　　　　　U形钉，肘钉

  s. capsulorrhaphy　　　　　　U形[肩]关节囊缝合术

stapling　　　　　　　　　　　缝合器缝合术

  epiphyseal s.　　　　　　　　骨骺U形钉固定术

stasis，stases（复数）　　　　淤滞

static　　　　　　　　　　　　固定的，静的

  s. compression plate fixation　静态加压钢板固定

  s. splint　　　　　　　　　　静止性夹板

stature　　　　　　　　　　　①身长，身高　②身材

status　　　　　　　　　　　　①体质　②状态

  s. post surgery　　　　　　　术后状态

stay sutures　　　　　　　　　术中临时牵引缝线，支持缝合

Steel triple osteotomy　　　　Steel[髋臼]三枝截骨术

Steinmann pin　　　　　　　　施氏针

stellate　　　　　　　　　　　星形的

  s. fracture　　　　　　　　　星形骨折

  s. sympathetic ganglion block　星状交感神经节阻滞术

stem　　　　　　　　　　　　柄

stenosing tenosynovitis　　　狭窄性腱鞘炎

stenosis，stenoses（复数）　狭窄

  cicatricial s.　　　　　　　　瘢痕性狭窄

  developmental spinal canal s.　发育性脊椎管狭窄

  foraminal s.　　　　　　　　椎间孔狭窄

  spinal canal s.　　　　　　　脊椎管狭窄

step-cut	逐步
s. -c. lengthening	逐步延长术
s. -c. osteotomy	逐步截骨术
s. -c. reamer	逐步磨钻
s. -c. transection	逐步横断
step-down	降低，变低
s. -d. drill	渐深钻头
step-off	错位
s. -o. of fracture	骨折错位
steppage gait	鸡步，跨阈步态
stereoanesthesia	实体觉缺失
stereognosis	实体辨别觉
sterilization	灭菌
sternal	胸骨的
s. occiput mandibular immobilization brace，SOMI brace	胸枕下颌固定支具
s. rib	胸肋
sternoclavicular，SC	胸锁骨的
sternocleidomastoid，SCM	胸锁乳突的
s. muscle fibromatosis	胸锁乳突肌肌纤维瘤病
sternocostal	胸肋骨的
sternocostoclavicular hyperostosis	胸肋锁骨肥厚
sternohyoid	胸骨舌骨肌
sternomastoid	胸锁乳突的
sternothyreoideus（sternothyroid） muscle	胸骨甲状肌
sternotomy	胸骨切开术

sternovertebral	胸骨椎骨的
sternum	胸骨
steroid	类固醇
Stewart-Milford traumatic pediatric hip dislocation classification	Stewart-Milford 小儿创伤性髋关节（Ⅰ～Ⅳ）脱位分型
stiff	僵硬，强直
stiff-man syndrome	僵人综合征
stiffness	硬，强直，僵硬
joint s.	关节僵硬
morning s.	晨僵（见于类风湿关节炎）
Still's disease	Still 病，青少年慢性特发性关节炎
Stinchfield resisted hip flexion test	Stinchfield 屈髋抵抗试验
Stinger injury	Stinger 损伤，一过性臂丛神经牵拉伤
stippled epiphysis	点状骨骺症
stirrup	①马蹬　②U形石膏托
stitch	缝线，缝合（法）
stockinette	弹力织袜
stocking anesthesia	长袜型感觉障碍（见于糖尿病）
storage disease	贮积病
stovepipe femur	烟囱型股骨（C形）
straddle fracture	骑跨骨折，双侧耻骨上下支骨折
straight	直的
s. leg raising test, SLR test	直腿抬高试验
s. scissors	直剪刀

strain	劳损，扭伤
lumbosacral s.	腰骶劳损
muscle s.	肌肉劳损
tensile s.	拉伸应变
Strayer Achilles lengthening	Strayer 延长术，腓肠肌筋膜切开跟腱延长术
strength	力量，强度
strength-duration curve	强度 - 时间曲线
stress	紧张
s. fracture	应力骨折
s. fracture of metatarsal bone	跖骨应力骨折
s. shielding	应力遮挡，应力屏障
stretch reflex	牵张反射
stretching	牵伸
striated muscle	横纹肌
stripping	剥离，剥脱
stroke	①卒中 ②发作
heat stroke	中暑
strontium，Sr	锶
structural scoliosis	结构性脊柱侧弯
strut	支撑
s. bone graft	［成块异体皮质］骨支撑移植
s. plate fixation	［成块异体皮质骨］加钢板固定术
s. spinal fusion technique	［成块异体皮质骨支撑］脊椎融合技术
Stulberg hip classification	Stulberg 髋臼股骨头形分类

stump	残端，断端
amputation s.	截肢残端
myoplastic s.	肌成形断端
s. revision	残端修整术
styloid process	[桡骨] 茎突
styloidectomy	茎突切除术
subacromial	肩峰下的
s. bursa	肩峰下 [滑液] 囊
s. decompression	肩峰下减压术
subarachnoid space	蛛网膜下腔
subastragalar（subtalar）**joint**	距下关节
subaxial arthrodesis	枢椎下关节融合术
subcapital	头下的
s. fracture	头下骨折
s. osteotomy	头下截骨术
subchondral	软骨下的
s. bone	软骨下骨
s. cyst	软骨下骨囊性变
subclavian	锁骨下 [的]
subclavicular approach	锁骨下入路
subclavius	锁骨下肌
s. muscle	锁骨下肌
s. tendon graft	锁骨下肌腱转移术
subcostal	肋下 [的]
subcutaneous	皮下的
s. drain	皮下引流
s. palmar fasciotomy	皮下掌筋膜切开术

subcuticular suture	皮内缝合
subdeltoid bursitis	三角肌下滑囊
subdural space	硬膜下腔
subfascial	筋膜下的
s. incision	筋膜下切口
s. transposition	筋膜下转移
sublaminar wire fixation	椎板下钢丝固定
subluxation	半脱位
atlantoaxial s., AAS	寰枢关节半脱位
residual s.	残留半脱位
submeniscal arthrotomy	半月板下关节切开术
subperiosteal	骨膜下的
s. dissection	骨膜下分离 [术]
s. exposure	骨膜下显露
s. fracture	骨膜下骨折
subscapular	肩胛下 [的]
subscapularis	肩胛下肌
s. muscle lengthening	肩胛下肌延长术
subsidence	沉淀, 下沉
prosthesis component s.	关节假体下沉
subtalar	距下的
s. arthrodesis	距下关节融合术
s. arthrotomy	距下关节切开术
s. capsulotomy	距下关节囊切开术
s. (subastragalar) joint	距下关节, 跟距关节
subtotal	次全的
s. lateral meniscectomy	外侧半月板次全切除术

subtraction	减影（血管造影）
subtraction osteotomy	经椎弓根 V 形截骨术
subtrochanteric	转子下的
s. derotation osteotomy	转子下去旋转截骨术
s. fracture	转子下骨折
subungual exostosis	甲下外生骨疣
sucker	吸引器
suction	吸引 [术]
s. drainage	吸引排液
s. tube	引流管
suggillation	淤斑
Sugioka transtrochanteric rotational osteotomy	Sugioka 经转子旋转截骨术
sulbactam	舒巴坦，青霉烷砜
sulfated mucopolysaccharide	硫酸黏多糖
sun-ray appearance	日光放射状
sunstroke	中暑
superficial	表面的，浅表的
s. epigastric artery（vein）	腹壁浅动（静）脉
s. palmar arch	掌浅弓
s. peroneal nerve	腓浅神经
superior	上的，上部的
s. epigastric artery（vein）	腹壁上动（静）脉
s. genicular artery（vein）	膝上动（静）脉
s. gluteal artery（vein）	臀上动（静）脉
s. gluteal nerve	臀上神经
s. mesenteric artery syndrome	肠系膜上动脉综合征

supernumerary	多余的
s. bone	附加骨
s. finger	赘生指
supertubercular	粗隆上的
s. wedge osteotomy	粗隆上楔形截骨术
supination	旋后
supinator	旋后肌
supine position	仰卧位
support	①支持　②支具
arch s.	足弓垫（矫正平足用）
lumbosacral s. (orthosis)	腰骶支具
suppository	栓剂
suppurative arthritis	化脓性关节炎
supraclavicular	锁骨上的
s. approach	锁骨上入路
s. brachial block anesthesia	锁骨上臂丛阻滞麻醉
s. fossa	锁骨上窝
s. nerve	锁骨上神经
supraclavicularis	锁骨上肌
supracondylar	髁上的
s. amputation	髁上截肢
s. femoral derotational osteotomy	股骨髁上去旋转截骨术
s. flap	髁上皮瓣
s. fracture of femur	股骨髁上骨折
s. fracture of humerus	肱骨髁上骨折
s. medullary nail	髁上髓内钉
s. plate	[股骨] 髁上接骨板

s. ridge	[肱骨] 髁上嵴
s. varus derotational osteotomy	髁上内翻去旋转截骨术
supramalleolar	踝上的
s. derotational osteotomy	踝上去旋转截骨术
s. fracture	踝上骨折
suprapatellar bursa	髌上囊
suprascapular nerve	肩胛上神经
supraspinatus	冈上肌
s. muscle	冈上肌
s. syndrome	冈上肌综合征
suprasyndesmotic screw fixation	下胫腓韧带螺钉固定术
supratrochlear foramen	[肱骨] 滑车上孔
supratubercular wedge osteotomy	粗隆上楔形截骨术
sura	腓肠
sural island flap	腓肠 [神经营养血管] 岛状皮瓣
sural nerve	腓肠神经
surface	表面
s. electrode	表面电极
s. osteosarcoma	骨表面骨肉瘤
s. replacement arthroplasty	表面置换关节成形术
surgeon's knot	外科结
surgery	外科学
surgical	外科的
s. ablation	手术切除
s. approach	手术入路
s. exposure	手术显露
s. knife	外科手术刀

s. knife blade	外科手术刀片
s. knife handle	外科手术刀柄
s. margin	[肿瘤] 切除缘
s. neck	[肱骨] 外科颈
s. reduction	手术复位
s. staging system，SSS	[肌骨肿瘤] 外科分期系统
s. treatment	外科治疗
suspended traction	悬吊牵引
suspension	悬吊
balanced s.	平衡悬吊
sustentaculum tali	载距突
suture	缝合
Augöwer-Donati s.	Augöwer-Donati 缝合
approximation s.	接近缝合
buried s.	包埋缝合，埋入缝合
continuous s.	连续缝合
double right-angle s.	双重直角缝合
end-to-end s.	端端缝合
epineural s.	神经外膜缝合术
fascicular nerve s.	神经束缝合
figure-of-eight s.	8 字形缝合
fishmouth [end-to-end] s.	鱼口状 [端端] 缝合
funicular nerve s.	神经束缝合
interlacing s.	[交叉] 编织缝合
interrupted s.	间断缝合
knotted s.	间断结扎缝合
mattress s.	褥式缝合

nylon s. 尼龙缝线

subcuticular s. 皮内缝合

suture anchor technique 带线锚钉缝合技术

swan-neck deformity 鹅颈畸形

swayback，sway back 凹背，颈腰椎前凸

swaying gait 摇摆步态

swelling 肿胀

swing phase 迈步期，摆动相

symbrachydactyly 蹼指（趾）畸形，指（趾）短粘连畸形

Syme's amputation Syme 截肢术

symmetric（al） 对称的

sympathectomy 交感神经切除术

sympathetic 交感的，交感神经的

s. block 交感神经阻滞术

s. nerve 交感神经

s. nervous system，SNS 交感神经系统

s. trunk 交感干

sympathoblastoma 成交感神经细胞瘤

symphalangism ①并指（趾）②指（趾）关节强直

symphysiolysis 耻骨联合松解术

symphysis，symphyses（复数） 纤维软骨联合

pubic symphysis 耻骨联合

synarthrodial joint 不动关节

synarthrosis 不动关节，关节融合

synchondrosis ［透明］软骨结合

triradiate synchondrosis	Y 形软骨 [髋臼的]
synchondrotomy	软骨结合切开术
syncope	晕厥，昏厥
heat s.	热晕厥
syndactylization	并指（趾）形成
syndactyly	并指（趾）畸形
syndesmectomy	韧带切除术
syndesmopexy	韧带固定术
syndesmoplasty	韧带成形术
syndesmosis，syndesmoses（复数）	韧带联合，韧带连结
syndesmotomy	韧带切开
synergist	协同肌
synostosis，synostoses（复数）	骨连接
radioulnar s.	尺桡骨融合
synovectomy	滑膜切除术
chemical s.	滑膜化学切除
synovia	滑液
synovial	滑液的
s. biopsy	滑膜活检
s. bursa	滑膜囊
s. chondromatosis	滑膜多发软骨瘤病
s. cyst	滑膜囊肿
s. fluid，SF	滑液
s. joint	滑膜关节，可动关节
s. membrane	滑膜
s. osteochondromatosis	滑膜骨软骨瘤病
s. sarcoma	滑膜肉瘤

s. thickening	滑膜增厚
synovialis	滑膜，滑液的
synovialoma，synovioma	滑膜瘤
synoviorthesis	放射性滑膜切除术，滑膜净化术
synovitis	滑膜炎
pigmented villonodular s.，PVS	色素沉着绒毛结节性滑膜炎
villonodular s.	绒毛结节性滑膜炎
synovium	滑膜
synthetic	合成的，人造的
s. graft	人工移植物
s. ligament	人工韧带
syphilitic	梅毒的
s. amyotrophy	梅毒性肌萎缩
s. arthritis	梅毒性关节炎
s. osteoperiostitis	梅毒性骨膜炎
syringomyelia	脊髓空洞症
systemic disease	系统性疾病
systemic lupus erythematosus，SLE	系统性红斑狼疮
systremma	腓肠肌痉挛，小腿肚痉挛

T

tabes dorsalis	脊髓痨
tabeticosteo arthropathy（也称 Charcot's joint）	脊髓痨性骨关节病（也称夏科关节）
tabetic gait	共济失调步态
tactile anesthesia	触觉缺失

tactile gnosis	触觉感知
tailor sitting	盘腿坐
tailor's bunion	小趾滑液囊肿
talalgia	足跟痛，踝关节痛
talar	距骨
t. avulsion fracture	距骨撕脱骨折
t. axis-first metatarsal base angle, TAMBA	距骨轴-第一跖骨基底部夹角
t. beaking	距骨嘴［征］（多见于跗骨联合）
t. body	距骨体
t. dislocation	距骨脱位
t. dome	距骨顶
t. head	距骨头
t. neck osteotomy	距骨颈截骨术
t. osteochondritis dissecans	距骨剥脱性骨软骨炎
t. process	距骨突
t. tilt	距骨倾斜
t. triple arthrodesis	距骨三关节（跟距、跟骰和距舟）融合术
talectomy	距骨切除术
talipes	畸形足（包括足及踝部畸形）
t. calcaneocavus	仰趾弓形足畸形
t. calcaneovalgus	仰趾外翻足
t. calcaneus	仰趾足
t. cavus	高弓足
t. equinovalgus	马蹄外翻足

t. equinovarus	马蹄内翻足
t. equinus	马蹄足
t. planovalgus	外翻扁平足
t. valgus	外翻足
t. varus	内翻足
talipomanus	畸形手
talocalcaneal angle，TCA	[侧位] 跟距角（25°～40°）
talocalcaneal bridge	距跟骨桥
talocalcaneal coalition	距跟骨联合
talocalcaneal fusion	距跟骨融合术
talocalcaneal osteotomy	距跟骨截骨术
talocalcaneonavicular joint	距跟舟关节
talocrural	跟小腿的
t. fusion	距小腿关节融合术，踝关节融合术
t. joint	距小腿关节，踝关节
t. sprain	距小腿关节扭伤，踝关节扭伤
talofibular ligament	距腓韧带
talonavicular	距舟的，距腓的
t. arthrodesis	距舟骨融合术
t. capsulotomy	距舟关节囊切开术
t. fusion	距舟融合术
talus，tali（复数）	距骨
congenital vertical t.，CVT	先天性垂直距骨
flat top t.	扁平距骨，平顶距
sustentaculum t.	载距突，跟骨载距突
vertical t.	垂直距骨

tamp	夯实，砸紧
bone t.	骨夯棒
tandem	串联的
t. gait	踵趾步态
tangential incision	切线位切口
Tanner scale（stages）	Tanner 青春期发育分级（分期）
tantalum mesh	钽网
tap	①叩打 ②穿刺
screw t.	螺丝攻
spinal t.	脊髓穿刺
tapered needle	圆锥尖头缝针
tarda	迟
osteogenesis imperfecta t.	晚发（延迟）型成骨不全
spondyloepiphysial dysplasia t.	晚发型脊椎骨骺发育不良
tardy ulnar nerve palsy，TARP	迟发性尺神经麻痹
tarsal	跗骨的
t. arthrodesis	跗间关节融合术
t. bone	跗骨
t. canal	跗骨管
t. coalition	跗骨联合，跗骨桥
t. medullostomy	跗骨髓质截骨术
t. sinus	跗骨窦
t. tunnel	跗管
t. tunnel release	跗管松解术
t. wedge osteotomy	跗骨楔形截骨术
tarsalgia	跗骨痛
tarsectopia，tarsectopy	跗骨脱位

tarsometatarsal，TM	跗跖的
t. amputation，TMA	跗跖关节截肢术
t. dislocation	跗跖关节脱位
t. joint arthrodesis	跗跖关节融合术
t. truncated-wedge arthrodesis	跗跖关节短楔形融合术
tarsophalangeal	跗趾的
tarsotibial amputation	经踝关节离断术，经踝关节截肢
tarsus，tarsi（复数）	跗骨
sinus t.	跗骨窦
tartrate	酒石酸盐
t. resistant acid phosphatase，TRAP	耐酒石酸的酸性磷酸酶
Taylor spatial frame，TSF	泰勒三维空间矫形支架
Tazidime	头孢他啶
tazobactam	他唑巴坦（β-内酰胺酶抑制剂）
tear	撕裂，断裂
bucket-handle t.	桶柄状［半月板］撕裂
degenerative t.	退行性断裂
labral t.	盂唇撕裂，髋臼唇撕裂
meniscal radial t.	半月板放射状撕裂
teardrop	泪珠（状）
t. line	［髋臼］泪滴线
technetium，Tc	锝
tectorial membrane	覆膜，盖膜
Tegaderm dressing	3M 透明敷料
telangiectasia	毛细血管扩张
ataxia t.	共济失调毛细血管扩张症
telangiectatic osteosarcoma	毛细血管扩张型骨肉瘤

telescoping intramedullary rod	伸缩性髓内钉
telescoping test/sign	①髋关节伸缩试验　②望远镜征
template	模板
temporomandibular，TM	颞下颌的
t. joint，TMJ	颞下颌关节
tenaculum	持钩，钩形钳
temporoparietal fascial flap	颞顶筋膜皮瓣
tenalgia crepitans	捻擦音腱鞘炎
tender point	压痛点
tenderness	压痛
percussion t.	叩击痛
rebound t.	反跳痛
tendinitis，tenonitis	肌腱炎
t. calcarea	钙化性肌腱炎
calcific t.	钙化性肌腱炎
stenosing t.	狭窄性腱鞘炎
tendinopathy	肌腱病变
tendinoplasty	腱成形术
tendinosis	肌腱病变，肌腱退行性非炎性病变
tendinosuture	[肌]腱缝合术
tendinum	腱的
chiasma t.	腱交叉
retinaculum t.	[踝或腕部环形]肌腱支持带
vinculum t.	腱纽
tendolysis，tenolysis	腱粘连松解术
tendon	腱

tendon Achilles lengthening，TAL	跟腱延长术
t. advancement	肌腱前移术
artificial t.	人工腱
attrition of t.	肌腱磨损
conjoined t.	联合腱，腹股沟镰
t. excursion	肌腱动幅
t. graft	肌腱移植术（物）
t. jerk	腱反射
t. lengthening	肌腱延长术
t. passer	肌腱穿引器
t. plication	肌腱短缩术，肌腱折叠缩短术
t. reflex	腱反射
t. rerouting	肌腱改道术，肌腱路径变更术
t. rupture	腱断裂
t. sheath	腱鞘
t. snapping	肌腱弹响
t. stripper	肌腱剥离器
t. transfer	肌腱转位术
t. transposition	肌腱转位术
t. tucker	肌腱折缩器
tendon-bone allograft	同种异体骨-肌腱移植术
tendonitis	肌腱炎
tendopathy	肌腱病变
tendoscopy	腱鞘镜
tendosynovitis	肌腱滑膜炎
tendotomy	腱切断术
tendovaginitis	腱鞘炎

tenectomy	肌腱 [病损] 切除术，腱鞘切除术
tennis elbow	网球肘，肱骨外上髁炎
tenodesis	肌腱固定术
tenography	腱造影法
tenolysis	肌腱松解术，肌腱粘连松解
teno (nto) myoplasty	肌腱成形术
tenomyotomy，tenontomyotomy	肌腱部分切除术
tenoplasty	肌腱成形术
tenorrhaphy	腱缝合术
tenostosis	腱骨化
tenosuspension	腱悬吊术
tenosuture	腱缝合术
tenosynovectomy	腱鞘滑膜切除术
tenosynovial giant cell tumor	腱鞘滑膜巨细胞瘤
tenosynovitis	腱鞘 [滑膜] 炎
adhesive t.	粘连性腱鞘炎
pigmented villonodular t.	色素沉着绒毛结节性腱鞘炎
stenosing t.	狭窄性腱鞘炎
tenotome	切腱刀
tenotomy	肌腱切断术
tenovaginitis	腱鞘炎
tensile strength	抗拉强度，扩张强度
tensile trabeculae	张力 [性] 骨小梁
tension	①张力　②压力
tension-band wiring	张力性钢丝带
tension-free nerve graft	无张力神经移植
tensor fasciae latae muscle flap	阔筋膜张肌瓣

teratologic dislocation	畸形脱位
teratoma	畸胎瘤
teres major muscle	大圆肌
teres minor muscle	小圆肌
terminal extension	末端伸展
terminal latency	终末潜伏期
terminal plate of vertebral body	椎体终板
terrible triad	[肘部] 严重损伤三联征
test	①试验　②征
Adams forward bending t.	Adams 前屈脊柱侧弯试验
Adson t.	Adson 胸出口综合征试验
anterior drawer t.	前抽屉试验
anterior apprehension t.	肩前脱位恐惧试验
drop arm t.	落臂试验，垂臂试验
heel-knee t.	跟膝试验
foraminal compression t.	颈压迫试验
pinprick t.	针刺痛感试验
pivot-shift t.	轴移试验
posterior drawer t.	后抽屉试验
shoulder depression t.	压肩试验，肩压迫颈神经根牵拉试验
squeeze t.	[小腿] 挤压 [下胫腓] 试验
straight leg raising t.，SLR test	直腿抬高试验
Wright t.	Wright 胸出口综合征试验
testosterone	睾酮
tetanolysin	破伤风 [菌] 溶血素
tetanospasmin	破伤风 [菌] 痉挛毒素

tetanus	破伤风
tetany	手足搐搦
tethered cord syndrome	脊髓栓系综合征
tethering	束带
tetracycline	四环素
tetradactyly	四指（趾）症
tetraplegia	四肢瘫
thalassanemia	地中海贫血
thallium	铊
theca vertebralis	硬脊膜
thecal	①鞘的　②膜的
t. injection	鞘内注射
thenar	鱼际
t. eminence	鱼际
t. fascia	鱼际筋膜
t. flap	鱼际皮瓣
t. space	鱼际间隙
therapeutic exercise	治疗性运动
thermal anesthesia	温度感觉缺失
thermesthesia	温度觉
thermography	热像图成像，热敏成像法
infrared t.	红外热成像技术
thermohyperesthesia	温度觉过敏
thermohypoesthesia	温度觉迟钝
thermotherapy	热疗法
thickening	增厚
thigh bone	股骨

thigh tourniquet	大腿止血带
thigh-foot angle	足底中线和股骨间的夹角
third-generation cementing technique	第三代骨水泥技术
trunk-hip-knee-ankle-foot orthosis, THKAFO	躯 - 髋 - 膝 - 踝 - 足支具
Thompson posterior radial approach	Thompson 后（背）侧桡骨入路
Thompson-Epstein posterior hip fracture dislocation classification (type I ~ V)	Thompson-Epstein 髋关节后方骨折脱位分型（I ~ V型）
thoracentesis	胸腔穿刺术
thoracic	胸的，胸腔的
t. duct	胸导管
t. hypokyphosis	胸椎后凸减少
t. inlet syndrome	胸廓入口综合征
t. kyphosis	胸椎后凸
t. outlet syndrome	胸出口综合征
t. scoliosis	胸部脊柱侧弯（凸）
t. vertebra	胸椎
thoracoacromial artery	胸肩峰动脉
thoracodorsal artery	胸背动脉
thoracodorsal nerve	胸背神经
thoracolumbar	胸腰的
t. retroperitoneal approach	胸腰椎腹膜后入路
t. spine decompression	胸腰椎减压术
t. spine stabilization	胸腰椎稳定术
thoracolumbosacral orthosis, TLSO	胸 - 腰 - 骶矫形支具
thoracoplasty	胸廓成形术

thoracoscapular arthrodesis	肩胸关节融合术
thoracotomy	开胸术
thorax，thoraces（复数）	胸廓
threaded rod	螺纹钢棒
three-point fixation	三点固定术
threshold	①阈值 ②极限
thrombectomy	血栓切除术
thrombin	凝血酶
thrombin-soaked Gelfoam	带凝血酶的明胶海绵
thrombocytopenia	血小板减少
E. -absent radius，TAR	血小板减少伴桡骨缺失综合征
thromboembolism	血栓栓塞
thrombophlebitis	血栓性静脉炎
thrombosis	血栓形成
through-knee amputation	经膝关节离断
thrust	猛推，侧向推挤
thumb	拇指
bifid t.	分叉拇指，拇裂
floating t.	浮动拇指
t. forceps	镊子，按捏镊
t. reconstruction	拇指再造术
thymus	胸腺
tibia，tibiae（复数）	胫骨
t. recurvata	反张胫骨
t. valga	胫骨外翻
t. vara	胫骨内翻
tibial	胫骨的

t. condyle	胫骨髁（内外平台）
t. diaphyseal fracture	胫骨干骨折
t. diaphyseal shortening	胫骨干短缩
t. eminence	胫骨髁间嵴
t. epiphysis	胫骨骺
t. hemimelia	胫侧半肢畸形
t. metaphysis	胫骨干骺端
t. nerve	胫神经
t. osteotomy	胫骨截骨术
t. plateau	胫骨平台
t. pseudoarthrosis	胫骨假关节，胫骨骨不连
t. punch	胫骨钻孔器，胫骨楔入器
t. retroflexion	胫骨后弯，反曲
t. retrotorsion	胫骨后旋
t. retroversion	胫骨后倾
t. rim	胫骨缘
t. shaft fracture	胫骨干骨折
t. tubercle	胫骨结节
t. tubercle avulsion	胫骨结节撕脱
t. tuberosity	胫骨粗隆，胫骨结节
t. tuberosity advancement	胫骨结节前移术
t. tuberosity osteotomy	胫骨结节截骨术
t. tunnel enlargement	胫骨隧道扩大
tibialis	胫骨肌，胫骨的
t. anterior，TA	胫骨前肌
t. anterior lengthening	胫骨前肌延长术
t. anterior muscle flap	胫骨前肌肌瓣

t. posterior，TP	胫骨后肌
t. posterior lengthening	胫骨后肌延长术
tibiocalcaneal	胫骨跟骨的，胫跟的
t. arthrodesis	踝关节融合术
t. fusion	踝关节融合术
t. medullary nailing	踝关节髓内钉
tibiofemoral	胫股的
tibiofibular	胫腓的
t. fusion	胫腓骨融合术
t. joint	胫腓关节
t. overlap	[下] 胫腓重叠
tibionavicular	胫骨舟骨的，胫舟的
tibioperoneal	胫腓的
tibioscaphoid	胫骨舟骨的，胫舟的
tibiotalar arthrodesis	胫距关节融合术
tibiotalar fusion	胫距关节融合术
tibiotalocalcaneal arthrodesis	胫距跟关节融合术
tibiotalocalcaneal fusion	胫距跟关节融合术
tightener	扭紧器
Tile acetabular fracture classification	Tile 髋臼骨折分类
Tillaux fracture	Tillaux 胫骨前外结节骨骺撕脱骨折
Tinel sign	Tinel 征（神经叩击试验）
tingling	麻刺感
tiptoe gait	脚尖步态
tissue	组织
t. banking	组织库
t. forceps	组织钳

titanium（Ti）	钛
t. alloy	钛合金
t. elastic nail	钛制弹性髓内钉
t. implant	钛植入物
tobramycin-impregnated PMMA	妥布霉素骨水泥
toddler's fracture	幼童骨折（12～36 个月）
toe	趾
t. block anesthesia	趾［神经］阻滞麻醉
claw t.（hyperextension at MTPJ, hyperflexion of PIPJ, hyperflexion of, DIPJ）	爪形趾
hammer t.（hyperextension at MTPJ, hyperflexion of PIPJ, hyperextension/neutral/flexion at DIPJ）	锤状趾
mallet t.	槌状趾
overlapping t.	叠趾
overriding t.	叠趾
toe to finger transfer	趾 - 指移植术
toe to thumb transfer	趾 - 拇指移植术
toeing-in gait	足尖向内步态（内八字）
toeing-out gait	足尖向外步态（外八字）
tomography	层析 X 线照相术
computed t., CT	计算机断层成像
computerized axial t., CAT	计算机轴位体层摄影
helical computed t.	螺旋 CT
positron emission t., PET	正电子发射计算机体层扫描术

single photon emission computed t., 单光子发射计算机断层显像
　SPECT

tone　　　　　　　　　　　　　　①紧张性　②张力

　muscle t.　　　　　　　　　　　肌张力

tongs　　　　　　　　　　　　　钳子

tongue type fracture of calcaneus　跟骨舌型骨折

tonic neck reflex　　　　　　　　紧张性颈反射

tonus　　　　　　　　　　　　　①紧张　②张力

tophectomy　　　　　　　　　　痛风石切除术

tophus, tophi（复数）　　　　　痛风石

topical　　　　　　　　　　　　局部的，表面的

Toradol　　　　　　　　　　　　痛力克，酮咯酸氨丁三醇

torque　　　　　　　　　　　　扭矩

torsion　　　　　　　　　　　　扭转

torso　　　　　　　　　　　　　躯干

torticollis　　　　　　　　　　斜颈

　congenital muscular t.　　　　　先天性肌性斜颈

　inflammatory t.　　　　　　　炎症性斜颈

　ocular t.　　　　　　　　　　眼性斜颈

　osseous t.　　　　　　　　　骨性斜颈

　spasmodic t.　　　　　　　　痉挛性斜颈

torus fracture　　　　　　　　隆起骨折

total　　　　　　　　　　　　完全的，整个的

　t. ankle arthroplasty　　　　　全踝关节成形术

　t. ankle replacement　　　　　全踝关节置换术

　t. condylar knee prosthesis　　全髁膝关节假体

　t. contact cast　　　　　　　全接触石膏管型

t. contact socket	全接触臼（假肢）
t. elbow arthroplasty	全肘关节成形术
t. elbow replacement	全肘关节置换术
t. femur replacement	全股骨置换术
t. hip arthroplasty，THA	全髋关节成形术
t. hip replacement，THR	全髋关节置换术
t. humeral resection	全肱骨切除
t. joint replacement，TJR	全关节置换
t. knee arthroplasty，TKA	全膝关节成形术
t. knee replacement，TKR	全膝关节置换术
t. parenteral nutrition，TPN	全胃肠外营养
t. patellectomy	全髌骨切除术
t. patellofemoral joint arthroplasty	全髌股关节成形术
t. scapular replacement	全肩胛骨成形术
t. shoulder arthroplasty	全肩关节成形术
t. shoulder replacement	全肩关节置换术
t. wrist arthroplasty	全腕关节成形术
totalis	全部
rachischisis t.	脊柱全裂
totally constrained knee prosthesis	全限制型人工膝关节
tourniquet	止血带
pneumatic t.	充气止血带
towel clamp	巾钳
tower skull	尖头畸形，尖颅
trabecula，trabeculae（复数）	[骨] 小梁
compressive t.	压力性骨小梁
tensile t.	张力性骨小梁

trabecular   小梁的

   t. bone   ①海绵骨　②小梁骨

   t. index of Singh   Singh 骨小梁指数

traction   牵引

   cervical t.   颈椎牵引

   continuous t.   持续牵引

   halo-cervical t.   头环颈椎牵引

   halo-femoral t.   头环股骨牵引

   halo-pelvic t.   头环骨盆牵引

   halter t.   颌枕吊带牵引

   lumbar t.   腰椎牵引

   overhead olecranon t.   头上方鹰嘴骨牵引

   pelvic t.   骨盆牵引

   skeletal t.   骨牵引

   skin t.   皮牵引

   skull t.   颅骨牵引

   suspension t.   悬吊牵引

   t. tongs   牵引钳，颅骨牵引夹

transacromial approach   经肩峰入路

transarticular   跨关节的

   t. pin   经关节针

   t. screw fixation   经关节螺钉固定

   t. wire fixation   经关节钢丝固定

transaxillary approach   经腋入路

transbrachioradialis approach   经肱桡肌入路

transcalcaneal approach   经跟骨入路

transcapitellar pin   经肱骨小头针

transcapitellar wire fixation	经肱骨小头钢丝固定
transcarpal amputation	经腕部截肢
transclavicular approach	经锁骨入路
transcondylar amputation	经髁截肢术
transcondylar fracture	经髁骨折
transcutaneous	经皮的
t. electrical nerve stimulation, TENS	经皮电神经刺激
transdermal	经皮的
transect	横切，横断
transepiphyseal separation	经骨骺分离术
transfemoral amputation	经大腿截肢
transfemoral prosthesis	大腿假肢
transfer	转移，移行
muscle t.	肌转移术
nerve t.	神经转位术
patellar tendon t.	髌腱移位术
tendon t.	腱转移术
toe to finger t.	趾 - 指移植术
toe to thumb t.	趾 - 拇指移植术
transfibular approach	经腓骨入路
transfixation	①贯通固定术　②穿针固定
transforming growth factor，TGF	转化生长因子
transfusion	①输液法　②输血法
autologous blood t.	自体输血
homologous blood t.	同种［血］输血
transhumeral amputation	上臂截肢

transhumeral prosthesis	上臂假肢
transient	短暂的，暂时的
t. osteoporosis of the hip	髋关节一过性骨质疏松症
t. synovitis	一过性滑膜炎，暂时性滑膜炎
transiliac	经髂骨的
t. amputation	经髂骨截肢术
t. lengthening	经髂骨延长术
t. rod fixation	经髂骨棒固定
transitional vertebra	移行椎
translumbar amputation	经腰椎截肢术
transmalleolar ankle arthrodesis	经踝关节融合
transmetaphyseal amputation of tibia	经胫骨干骺端截肢术
transmetatarsal amputation	经跖骨截肢术
transmetatarsal capsulotomy	经跖骨关节囊切开术
transmission electron microscopy, TEM	透射电子显微术
transolecranon fracture-dislocation	经尺骨鹰嘴骨折脱位
transoral	经口的
t. atlantoaxial reduction plate, TARP	经口腔寰枢复位 [钢] 板
t. odontoid resection	经口腔齿突切除术
transosteus suture	穿骨缝线
transpedicular	颈椎椎弓根
t. approach	经椎弓根入路
t. convex anterior hemiepiphysiodesis	经椎弓根前凸半侧骨骺固定术
t. fixation	经椎弓根固定
transpelvic amputation	经骨盆截肢

transplant	①移植　②移植片
transplantation	移植术
composite tissue t.	复合组织移植
transposition	移位术
nerve t.	神经移位术
transposing operation，transposition	移位术
transradial amputation	前臂截肢
transradial prosthesis	前臂假肢
transsyndesmotic screw fixation	经韧带联合螺钉固定术
transtibial amputation	小腿截肢术
transtibial protshesis	小腿假肢
transtrochanteric rotational osteotomy	经粗隆间旋转截骨术
transudation	渗出物
transversarium	横突
foramen t.	横突孔
transverse	横断的，切断的
t. arch	足横弓
t. capsulotomy	横行关节囊切开术
t. diaphyseal osteotomy	骨干横行截骨
t. foramen	颈椎横突孔
t. fracture	横形骨折
t. incision	横切口
t. ligament of atlas	寰椎横韧带
t. metatarsal osteotomy	横行跖骨截骨术
t. myelitis	横贯性脊髓炎
t. retinacular ligament	指的横支持韧带
t. rectus abdominis myocutaneous	横行腹直肌肌皮瓣

flap，TRAM

t. supercondylar osteotomy	横行髁上截骨术
t. tarsal joint	跗横关节
t. tenotomy	横行肌腱切断术
t. traction	横行牵引
transversospinalis muscle	横突棘肌
transversus abdominis	腹横肌
trapdoor laminoplasty	开门椎板成形术
trapeze bar	悬吊杠
trapezial	大多角骨的，斜方的
t. arthrodesis	大多角骨关节融合
t. prosthesis	大多角骨假体
trapeziectomy	大多角骨切除术
trapeziodeltoid interval	斜方三角间隙
trapeziometacarpal fusion	大多角骨掌骨融合术
trapezium bone	大多角骨
trapezius	斜方肌
trapezoid	①小多角骨　②梯形
trapezoidal	①小多角骨的　②梯形的
t. osteotomy	桡骨远端截骨术
trauma	创伤
high-energy t.	高能量创伤
low energy t.	低能量创伤
t. care	创伤护理
traumatic	创伤的，外伤的
t. amputation	创伤性截肢术
t. arthritis	创伤性关节炎

t. brain injury	颅脑损伤
t. dislocation	创伤性脱位
t. neuroma	创伤性神经瘤
t. synovitis of the hip	髋关节创伤性滑膜炎
traumatology	创伤学
traumatologist	创伤学专家
tremor	震颤
trephine	环钻
triad	三联征
triage	伤员检别分类
trial	试验的
triangle	三角形
anterior t. of the neck	颈前三角
femoral t.	股三角
lumbar t.	腰三角
Petit's (inferior lumbar) t.	Petit's 三角，下腰三角
posterior t. of the neck	颈后三角
Scarpa's t.	Scarpa 三角，股三角
triangular	三角的，三角形的
t. advancement flap	三角推进皮瓣
t. external ankle fixation	踝三角外固定
t. fibrocartilage complex，TFCC	[腕] 三角纤维软骨复合体
t. ligament	三角韧带
t. medullary nail	三角形髓内钉
triaxial total elbow arthroplasty	三轴全肘关节成形术
tricalcium phosphate	磷酸三钙
triceps，triceps/tricepses（复数）	三头肌

t. brachii	肱三头肌
t. brachii jerk	肱三头肌反射
t. brachii lengthening	肱三头肌延长术
tricepplasty	三头肌成形术
tricompartmental knee prosthesis	三间室膝关节假体
tricorrectional bunionectomy	三向矫正踇囊炎切除术
tricortical	三面皮质的
t. iliac crest bone graft	三面皮质髂嵴骨移植
t. iliac strip graft	三面皮质髂骨条移植
tridactyl	三指（趾）症
trident hand	三叉手
trigger	触发，触发器
t. finger	扳机指，弹响指
t. point	触发点，诱发点
trimalleolar fracture	三踝骨折
tripartite patella	三分髌骨
tripedicle flap	三蒂皮瓣
triphase technetium scintigraphy	三相锝扫描
triplane construction	三维重建术
triple	三倍的，三维的
t. arthrodesis	三关节固定术
t. hemisection	[跟腱] 三向半切术
t. innominate osteotomy	髋臼三枝截骨术
triplegia	三肢瘫
triquetral fracture	三角骨骨折
triquetrolunate arthrodesis	三角骨月骨关节融合
triquetrum	三角骨

triradiate cartilage	Y 形软骨
triscaphe arthrodesis	舟骨周围固定
triscaphe fusion	舟骨周围融合
trismus	牙关紧闭
trisomy	三体症
trocar	套管（针）
trochanteric	转子的
t. advancement	大转子前移术
t. bursitis	大转子滑囊炎
t. osteotomy	大转子截骨术
t. slide	大转子滑移术
trochoid joint	车轴关节
trophic ulcer	营养不良性溃疡
trough	槽
truncated-wedge tarsometatarsal arthrodesis	短缩楔形跗跖关节融合术
trunk	干，躯干
t. of brachial plexus	臂丛干
t. shift	躯干横向位移
sympathetic t.	交感干
trunion-bearing hip prothesis	枢轴承髋关节股骨假体
Tscherne classification	Tscherne 闭合骨折软组织损伤分级
T-score	骨质疏松 T 分数
tube flap graft	管状皮瓣移植
tubed pedicle flap	筒状有蒂皮瓣
tubercle	结节

adductor t.	收肌结节
carotid t.	颈动脉结节（第6颈椎横突的前结节）
Chaput's t.	Chaput 结节，前下胫腓韧带胫骨附着结节
deltoid t.	三角肌粗隆，三角肌结节
Gerdy's t.	Gerdy 结节，胫骨上端髂胫束结节
Lister t.	Lister 结节，背侧桡骨结节
pubic t.	耻骨结节
quadrate t.	方形结节，四头肌结节
scaphoid t.	[手的] 舟状骨结节
Wagstaff's t.	Wagstaff 结节，前下胫腓韧带腓骨附着结节

tuberculosis，TB 结核

tuberculous 结核性的，结节状的

t. abcess	结核脓肿
t. arthritis	结核性关节炎
t. bursitis	结核性滑囊炎
t. cervical spondylitis	颈椎结核
t. dactylitis	结核性指（趾）炎
t. polyarthritis	结核性多关节炎
t. spondylitis	结核性脊椎炎

tuberosity 结节，粗隆

bicipital t.	二头肌结节
calcaneal t.	跟骨结节
greater t.	[肱骨] 大结节

ischial t.	坐骨结节
lesser t.	肱骨小结节
navicular t.	足舟骨粗隆
radial t.	桡骨粗隆
tibial t.	胫骨粗隆
ungual t.	爪粗隆，甲粗隆
tuft fracture	指（趾）端［粉碎性］骨折
tumor	肿瘤
brown t.	棕色瘤
giant cell t.，GCT	巨细胞瘤
giant cell t. of bone	骨巨细胞瘤
glomus t.	血管球瘤
malignant peripheral nerve sheath t.	恶性周围神经鞘瘤
t. necrosis factor，TNF	肿瘤坏死因子
nerve sheath t.	神经鞘瘤
spinal cord t.	脊髓肿瘤
tumor-like lesions	瘤样病变，类肿瘤病变
tumor-replacement prosthesis	肿瘤置换假体
tumoral calcinosis	肿瘤样钙质沉着，瘤样钙化症
tunnel	管
carpal t.	腕管
cubital t.	肘管
tarsal t.	跗管
ulnar t.	尺骨管
turnbuckle cast	套筒石膏
turnover muscle flap	翻转肌［皮］瓣
turricephaly	尖形头，尖头畸形

twitch	抽搐，颤搐
two-point discrimination，TPD	两点分辨觉，两点辨距觉
two-portal technique	[关节镜下] 双孔道技术
two-stage tendon grafting	两期肌腱移植术
tylosis	胼胝

U

ulcer	溃疡
decubitus u.	褥疮溃疡
neuropathic u.	[糖尿病周围] 神经性溃疡
ulceration	溃疡形成
ulna，ulnae（复数）	尺骨
ulnar	尺侧的，尺骨的
u. artery	尺动脉
u. bursa	尺侧 [滑液] 囊
u. clubhand	尺偏手
u. collateral ligament，UCL	尺侧副韧带
u. deviation	尺偏
u. dimelia	镜手畸形，尺骨重复畸形
u. gutter splint	尺侧 [槽形] 石膏托
u. head excision	尺骨小头切除
u. hemiresection interposition arthroplasty	尺侧半切间隔关节成形术
u. impaction syndrome	尺骨撞击综合征
u. lengthening	尺骨延长术
u. minus variance	尺骨负变异（尺骨短于桡骨）

u. motor neurectomy	尺神经运动支切断术
u. nerve	尺神经
u. nerve transposition	尺神经移位
u. styloid	尺骨茎突
u. synovial recess	尺侧滑膜隐窝
u. tunnel	尺管
ulnaris	尺骨的，尺侧的
extensor carpi u.，ECU	尺侧腕伸肌
flexor carpi u.，FCU	尺侧腕屈肌
ulnocarpal	尺腕的
ulnohumeral	尺肱骨的
ulnolunate ligament	尺月骨韧带
ulnotriquetral ligament	尺三角骨韧带
ultrahigh molecular weight polyethylene，UHMWPE	超高分子量聚乙烯
ultrasonic	超声的
ultrasonography	超声［波］检查［法］
ultrasonotomography	超声断层显像［法］
ultrasound	超声
u. densitometry	超声骨密度测定
ultrasound-guided	超声引导
u. -g. stereotactic biopsy	超声引导下立体穿刺活检术
Unasyn	优立新，氨苄西林/舒巴坦
uncemented femoral stem	非骨水泥股骨柄假体
unciform bone	钩骨
uncinate process	钩突（颈椎的）
unclassified tumor	未分类肿瘤

U

uncompensated rotary scoliosis	失代偿旋转脊柱侧弯（凸）
unconstrained（nonconstrained）	非限制性的
u. shoulder arthroplasty	非限制性肩关节成形术
u. knee prosthesis	非限制性人工膝关节
uncovertebral joint	钩椎关节
uncus	钩
undermining	皮下剥离
undifferentiated sarcoma	未分化肉瘤
undyed suture	原色缝线
ungual tuberosity	甲粗隆，爪粗隆
uniarticular	单关节的
uniaxial joint	单轴关节
unicameral bone cyst	孤立性骨囊肿，单房性骨囊肿
unicompartmental knee arthroplasty, UKA	单髁膝关节成形术
unicondylar knee replacement	单髁膝关节置换术
unilateral	单侧的
u. interfacetal dislocation	单侧小关节脱位
unilocular joint	单腔关节
union	愈合
bony u.	骨愈合
delayed u.	延迟愈合
faulty u.	愈合不良
fibrous u.	纤维愈合
primary bone u.	一期骨愈合
secondary bone u.	二期骨愈合
unipennate muscle	半羽肌

uniting callus	连接骨痂
univalve cast	单侧切开石膏
University of California Berkeley Laboratory orthosis，UCBL orthosis	加州大学伯克利实验室足支具
unmyelinated	无髓鞘的
unpadded cast	无衬石膏
unstable fracture	不稳定骨折
unsteady gait	不稳定步态
upper	上面的，较高的
u. arm	上臂
u. cervical spine fusion	上颈椎融合术
u. extremity，U/E	上肢
u. extremity amputation	上肢截肢术
u. extremity prosthesis	上肢义肢
u. limb	上肢
u. motor neuron disease	上运动神经元病
uraemic osteodystrophy	尿毒症性骨营养不良
urarthritis	尿酸性关节炎，痛风性关节炎
urea	尿素
uresiesthesis	排尿感觉
uresis	排尿
urinary	泌尿的，含尿的
u. incontinence	尿失禁
u. tract infection，UTI	尿路感染
U-shaped incision	U 形切口

V

V osteotomy	V 形截骨术
vacant glenoid sign	空肩盂征
vacuum	真空
v. cement mix technique	真空负压骨水泥搅拌技术
v. phenomenon	[椎间盘] 真空现象
v. pump	真空泵
vacuum-assisted closure，VAC	真空 [负压] 辅助伤口愈合
vacuum-assisted therapy	真空 [负压] 治疗
vagal reflex	迷走反射
vaginal ligament of hand	指鞘韧带，手指 [环形] 纤维鞘
valga	外翻
coxa v.	髋外翻
tibia v.	胫骨外翻
valgum	外翻
genu v.	膝外翻
valgus	外翻
v. angulation	外翻角
v. contracture	外翻挛缩
v. extension osteotomy	外翻伸展截骨术
v. foot	外翻足
v. high tibial osteotomy	胫骨高位外翻截骨术
v. osteotomy	外翻截骨术
v. instability	外翻不稳定
v. intertrochanteric-wedge osteotomy	粗隆间外翻楔形截骨术

v. knee	膝外翻
v. position	外翻位
v. stress test	外翻应力试验
v. subtrochanteric osteotomy	粗隆下外翻截骨术
v. tilt of talus	距骨外翻倾斜角
v. wedge osteotomy	外翻楔形截骨术
Valium	地西泮，安定
valproate	丙戊酸盐
valproic acid	丙戊酸钠
Valsalva maneuver	瓦尔萨瓦动作（检查咽鼓管充气）
Van Neck disease	范内克病，耻坐联合缺血性坏死
Van Ness rotationplasty	Van Ness 旋转成形术
vanadium	钒
Vancocin，Vancomycin	万古霉素
vara	内翻
adolescent tibia v.	青少年胫骨内翻
coxa v.	髋内翻
infantile tibia v.	婴幼儿胫骨内翻
variance	变异
negative ulnar v.	尺骨负变异
positive ulnar v.	尺骨正变异
ulnar minus v.	尺骨负变异
Vari-Angle screw	可变角度螺钉
variant	变异
varicosity	静脉曲张
varicosis，varicoses（复数）	静脉曲张病

varix，varices（复数）	静脉曲张
varum	内翻
varus	内翻
v. contracture	内翻挛缩
v. derotational osteotomy，VDO	［髋关节］内翻旋转截骨术
v. hindfoot	后足［跟］内翻
v. knee	膝内翻
v. malunion	内翻畸形愈合
metatarsus v.，MTV	跖骨内翻
metatarsus primus v.，MPV	第一跖骨内收畸形，第一跖骨内翻
v. osteotomy	内翻截骨术
v. position	内翻位
v. rotational osteotomy	［髋关节］内翻旋转截骨术
v. stress test	内翻应力试验
v. supramalleolar osteotomy	内翻踝上截骨术
talipes v.	内翻足
visual analog scale，VAS	视觉模拟评分法
vascular	血管
v. anastomosis	血管吻合术
v. forceps	血管钳
v. reconstruction	血管重建术
v. repair	血管修复术
v. tumor	脉管肿瘤
vascularity	血管供应
vascularization	血管形成，血管生成
vascularized	血管化的

v. autograft	带血管蒂自体骨移植
v. bone graft	带血管蒂骨移植
v. fibular graft	带血管蒂腓骨移植
v. flap	带血管蒂皮瓣
v. free flap	带血管蒂游离皮瓣
v. iliac crest graft	带血管蒂髂嵴移植
v. rib strut graft	带血管蒂肋骨移植
vasculitis	脉管炎，血管炎
vasculopathy	血管病
vasoconstriction	血管收缩
vasodilatation，vasodilation	血管扩张，血管舒张
vasogenic shock	血管源性休克
vasomotor nerve	血管运动神经，血管舒缩神经
vasospasm	血管痉挛
vasospastic ischemia	血管痉挛缺血
vastus	股肌
v. intermedius	股中间肌
v. lateralis	股外侧肌
v. lateralis muscle flap	股外侧肌肌瓣
v. medialis	股内侧肌
v. medialis obliquus，VMO	股内侧斜肌
vertebro-basilar artery insufficiency	椎基底动脉供血不足
vector	矢量，力距
vehicle	车辆
vein，vena	静脉
anterior jugular v.	颈前静脉
axillary v.	腋静脉

Batson's v	静脉丛（硬膜外腔）
brachiocephalic v.	头臂静脉，无名静脉
carotid v.	颈静脉
cephalic vein	头静脉
common iliac v.	髂总静脉
external jugular v.	颈外静脉
v. grafting	静脉移植
iliac v.	髂静脉
iliolumbar v.	髂腰静脉
innominate v.	无名静脉
intercostal v.	肋间静脉
internal iliac v.	髂内静脉
internal jugular v.	颈内静脉
peroneal v.	腓静脉
popliteal v.	腘静脉
saphenous v.	隐静脉
subclavian v.	锁骨下静脉
vertebral v.	椎静脉
Velcro	维可牢尼龙搭扣
Velpeau	
V. axillary radiograph	Velpeau 肩关节腋位片
V. shoulder immobilizer	Velpeau 肩关节制动带
vena（复数 vein）	静脉
v. cava	腔静脉
Venn-Watson polydactyly classification	Venn-Watson 多指（趾）畸形分类
venography	静脉造影 [术]

epidural v.   硬膜外静脉造影 [术]

intraosseous v.   骨内静脉造影 [术]

magnetic resonance v.   磁共振静脉造影 [术]

venous   静脉的

v. foot pump   静脉足泵

v. return   静脉回流

v. stasis dermatitis   静脉淤滞性皮炎

v. thromboembolic disease，VTED   静脉血栓栓塞性疾病

v. thrombosis   静脉血栓形成

ventral derotation spondylodesis，VDS   前路去旋转脊柱固定术

vernier caliper   游标卡尺

vertical expandable prosthetic titanium rib   垂直 [纵向] 扩展 [可延长] 钛合金肋骨

verruca，verrucae（复数）   疣，赘肉

v. cryotherapy   足底疣冷冻疗法

v. pedis   足 [底] 疣

v. plantaris   跖疣

verrucous lesion   疣状病变

vertebra，vertebrae（复数）   椎骨，脊椎

apical v.   顶椎

assimilation v.   融合椎

basilar v.   基椎，腰椎末节

biconcave v.   鱼椎，双凹椎

block v.   融合椎，块状椎

butterfly v.   蝶形椎

caudal v.   尾椎

cervical v.	颈椎
cleft v.	脊椎（柱）裂
coccygeal v.	尾椎
codfish v.	鳕鱼椎，双凹椎
false v.	骶尾椎
fish v.	鱼椎
hourglass v.	沙漏椎（延迟性成骨不全）
lumbar v.	腰椎
neutral v.	移行椎
v. plana	扁平椎
v. prominens reflex	隆椎反射
sacral v.	骶椎
v. spreader	脊椎撑开器
stable v.	稳定椎
thoracic v.	胸椎
transitional v.	移行椎
wedge-shaped v	楔状椎
vertebral	椎骨的
v. arch	椎弓
v. artery	椎动脉
v. artery type of cervical spondylosis	椎动脉型颈椎病
v. body	椎体
v. body collapse	椎体塌陷
v. body compression fracture	椎体压缩骨折
v. body resection	椎体切除术
v. body decompression	椎体减压术
v. body endplate	椎体终板

v. body replacement	椎体置换
v. body resection	椎体切除术
v. body stapling wedge resection	楔形截骨椎体装钉融合术
v. canal	椎管
v. canal stenosis	椎管狭窄
v. column	脊柱
v. foramen	椎孔
v. fusion	脊椎融合 [术]
v. hydatidosis	脊椎包虫病，脊椎棘球蚴病
v. nerve	脊神经
v. notch	椎切迹
v. polyarthritis	脊椎多关节炎
v. osteochondritis	脊椎骨软骨炎
v. osteochondrosis	脊椎骨软骨病
v. osteotomy	椎体截骨术
v. rib	椎肋，浮肋
v. rotation	椎体旋转
v. scalloping	椎体 [后方] 扇形溶骨（多见于神经纤维瘤病）
v. segmentation defect	脊椎骨分节障碍
v. steal phenomenon	椎动脉盗血 [现象]
v. vein	椎静脉
v. venous sinus	脊椎骨静脉窦
vertebrectomy	椎体切除术，椎骨切除术
vertebrocostal rib	椎肋
vertebroplasty	椎体成形术
percutaneous v.	经皮椎体成形术

vertical midline incision	垂直中线切口
vertical	垂直的
v. ground reaction force，VGRF	垂直地面反作用力
v. mattress suture	垂直褥式缝合
v. shear	垂直（纵向）剪切力
v. talus	垂直距骨
vesicorectal disturbance	膀胱直肠障碍
vessel	导管，脉管
v. clamp	血管钳
v. dilator	血管扩张器
viability	生存能力
viable tissue	可存活组织
vibration	振动
vibromasseur	振动按摩器
Vicryl suture	薇乔缝线
video-assisted thoracic spine surgery	内镜辅助胸椎手术
vigorimeter	气压式握力计
villonodular	绒毛结节状的
pigmented v. synovitis，PVNS	色素沉着绒毛结节性滑膜炎
v. synovitis，VNS	绒毛结节性滑膜炎
v. tenosynovitis	绒毛结节性腱鞘炎
villous，villose	绒毛的，有绒毛的
v. lipomatous proliferation of the synovial membrane	滑膜绒毛膜脂肪瘤增生
v. synovitis	绒毛状滑膜炎
villusectomy，synovectomy	滑膜切除术
vincristine，VCR	长春新碱

vinculum，vincula（复数）	①系带，纽带　②腱纽
virus	病毒
Virchow triad	Virchow 三联征（血流瘀滞，内皮损伤及高凝状态）
visceral tendon sheath	腱鞘内层
viscoelastics creep	黏弹性蠕变
viscoelasticity	黏弹性
viscosity	黏度
visual analog scale，VAS	视觉模拟评分法
vitallium	钴铬钼合金
vitamin	维生素
v. C deficiency	维生素 C 缺乏
v. D deficiency rickets	维生素 D 缺乏性佝偻病
v. D-dependent rickets	维生素 D 依赖性佝偻病
v. D resistant rickets，VDRR	抗维生素 D 佝偻病
v. E emollient	维生素 E 软膏
volar flexed intercalated segment instability，VISI	掌侧嵌入部分不稳，掌屈不稳定
volar（palmar）flexion	掌屈
volar zigzag finger incision	手指掌侧 Z 形切口
Volkmann contracture	缺血性挛缩
Voltaren	扶他林
voluntary	自动的，自愿的
v. contraction	①随意收缩　②自主收缩
v. dislocation	①自发性脱位　②习惯性脱位
v. muscle	随意肌
V-shaped	V 形

V-s. incision   V 形切口

V-s. osteotomy   V 形截骨

venous thromboembolic disease，   静脉血栓栓塞性疾病
    VTE

Vulpian atrophy   Vulpian 萎缩，肩肱型进行性脊
                      髓肌萎缩

Vulpius gastrocnemius muscle   Vulpius 腓肠肌延长术
    lengthening

V-Y

V-Y advancement flap   V-Y 推进皮瓣

V-Y quadricepsplasty   股四头肌 V-Y 成形术

W

wad   肌群

flexor w.   屈肌群

Waddell

W. nonorganic back pain sign   Waddell 非器质性腰背痛
                               （精神心理性）

W. triad   Waddell 三联症（小儿车祸引
                               发同侧股骨干骨折，胸、腹
                               内脏损伤及对侧颅脑损伤）

waddling gait   鸭步，蹒跚步态

Wadsworth elbow approach   Wadsworth 后外侧关节入路

Wagner diabetic foot ulcer grade   Wagner 糖尿病足溃疡分级

Wagstaffe-le Fort fracture   Wagstaffe-le Fort 骨折，腓骨远端
                               前胫腓撕脱骨折

waist	腰，腰部
waistline	①腰围　②腰际
wake-up test	唤醒试验
Waldenström classification	Waldenström 分型（儿童股骨骺缺血坏死）
Waldron knee chondromalacia test	Waldron 膝关节软化试验
walker	助步器，扶车
aircast pneumatic w.	充气［垫］行走支具
Cam（controlled ankle motion）w.	Cam 行走支具，踝关节运动控制行走支具
Charcot restraint orthotic w., CROW	糖尿病神经源性足护具
Roll-A-Bout 4-wheel w.	四轮单膝跪式助步器
walking cast	可负重行走管形石膏
walking cycle	步行周期
walking frame	步行器
Wallenberg	
W. syndrome	Wallenberg 综合征，延髓背外侧［被盖］综合征
W. vertebral artery test	Wallenberg 椎动脉［供血不足］试验
Wallerian degeneration	Wallerian 变性，周围神经损伤变性
Walton acromioclavicular joint pain	Walton 肩锁关节疼痛试验
warfarin sodium	华林令钠，丙酮苄羟香素钠
warm ischemia	热缺血
warm ischemia time	热缺血时间

W

warm sensation	温觉，温热感觉
warmth	温暖
Warner-Farber ankle fixation technique	经腓后踝骨折固定术
Warren-White Achilles Tendon lengthening	Warren-White 跟腱延长术（近端内侧及远端前半部切开术）
Wartenberg	
W.（little finger abduction）sign	Wartenberg 征，小指外展征
W. ulnar paralysis sign	Wartenberg 尺神经麻痹征
washer	垫片
Wassel thumb duplication classification（type Ⅰ~Ⅵ）	Wassel 复拇畸形分类（Ⅰ~Ⅵ型）
waste	消耗
Watanabe discoid meniscus classification	Watanabe 盘状半月板分型（Ⅰ~Ⅲ型）
water-soluble contrast agent	水溶性造影剂
Watkins	
W. spinal fusion	Watkins［横突间］腰椎融合
W. scaphoid shift test	Watkins 手舟骨移位试验
W. scapholunate instability test	Watkins 舟月骨关节不稳定试验
Watson-Jones	
W. -J. approach	Watson-Jones 髋关节前外侧入路
W. -J. hip arthrodesis	Watson-Jones 前外侧髋关节融合术
W. -J. tibial tubercle fracture classification	Watson-Jones［小儿］胫骨结节骺板骨折分型

wave	波
w. plate	波形接骨板
w. plate fixation	波形接骨板固定
ultrashort w.	超短波
ultrasonic w.	超声波
wave plate	波形接骨板
wave plate fixation	波形接骨板固定
wax	蜡
bone w.	骨蜡
weakness	无力
weakness of muscle	肌力减弱
wear	磨损
backside w.	［人工关节衬垫］背面磨损
3-body w.	［人工关节］三体磨损
eccentric w.	偏心磨损
wear-resistant surface	耐磨表面
Weaver-Dunn	
W. -D. acromioclavicular joint stabilization procedure	Weaver-Dunn 肩锁关节固定术
W. -D. distal clavicle resection	Weaver-Dunn 锁骨远端切除术
Weaver rockerbottom shoe	Weaver 凸底鞋
web space contracture	指间挛缩
Weber	
W. fracture classification （A、B、C）	Weber 踝关节骨折分型 （A、B、C）
W. antiglide plate	Weber 抗滑移钢板
W. two-point discrimination test	Weber 两点分辨觉试验

W. subcapital rotation osteotomy 肩关节肱骨头下旋转截骨术（治疗顽固反复肩关节脱位）

Webril cotton padding 石膏内棉衬垫

wedge 楔形的

　　abduction w. 髋外展泡沫塑料楔

　　closing w. osteotomy 闭合楔形截骨术

　　open w. osteotomy 开放楔形截骨术

　　w. adjustable cushioned heel, WACH 可调节足跟楔

wedge-and-groove joint 楔槽关节

wedge-shaped vertebra 楔形椎

wedging cast 楔形切石膏矫形

Wegner line Wegner 线，梅毒长骨干骺端致密线

weight-activated locking knee, WALK 重力激活自锁膝关节 [假肢]

weight-bearing 承重，支重

　　w. -b. acetabular dome 髋臼承重穹窿

　　w. -b. as tolerated, WBAT 最大限度负重

　　w. -b. joint 负重关节，承重关节

　　partial w. -b. , PWB 部分负重

　　toe-touch w. -b. 脚尖负重

　　touchdown w. -b. , TDWB 脚底触地非负重三点步态

　　w. -b. trabeculae 负重骨小梁

Weil metatarsophalangeal joint osteotomy Weil 跖趾关节截骨术（治疗背向脱位）

Weinstock desyndactylization Weinstock 去并指（趾）畸形术

Weitbrecht

   W. fibers   Weitbrecht 支持带，髋关节囊支持带

   W. foramen   Weitbrecht 孔，肩关节囊孔

   W. ligament   Weitbrecht 韧带，前臂骨间膜斜索

   W. retinaculum   Weitbrecht 支持带，髋关节囊支持带

Weitlaner retractor   Weitlaner 自动拉钩

weld   焊接

   cold w.   冷焊（多见于锁定钢板）

   spot w.   点焊（多见于人工关节骨长入）

well-developed，well-nourished，WDWW   发育营养良好

well-differentiated myxoid liposarcoma   高分化黏液样脂肪肉瘤

Wellmerling technique   Wellmerling 股骨颈骨折闭合复位术

well-seated prosthesis   假体位置良好

wen   表皮囊肿，粉瘤

Wertheim-Bohlman occipitocervical fusion   Wertheim-Bohlman 枕颈融合术

West

   W. Point Ankle Sprain Grading System   西点军校踝关节扭伤分级系统

   W. Point axillary lateral radiograph   西点军校肩关节腋位片

Western Ontario and McMaxter   西安大略和麦克马斯特大学骨关

Universities osteoarthritis index, WOMAC	节炎指数评分
Westin tendo Achillis tenodesis	Westin 跟腱腓骨固定术
wet gangrene	湿性坏疽
wet-to-dry dressing	湿敷［料］
within functional limits, WFL	在功能范围内
Wheaton Pavlik harness	帕氏吊带（治疗先天髋脱位）
wheelchair	轮椅
whiplash injury	挥鞭损伤，颈椎过度屈曲损伤
white	①白色的　②指人名
W. -Panjabi cervical spine criteria	White-Panjabi 颈椎不稳定评分
w. blood cell, WBC	白细胞
w. blood cell count	白细胞计数
w. matter	白质
W. lengthening of tendo Achillis	White 跟腱延长术
Whitecloud-LaRocca	Whitecloud-LaRocca 冻干腓骨颈椎融合术
Whitesides line	Whitesides 线（见于膝关节置换术中）
Whitesides-Kelly lateral retropharyngeal cervical spine approach	Whitesides-Kelly 咽后外侧颈椎入路
whitlow	甲沟炎，瘭疽
herpetic w.	疱疹性甲沟炎
thecal w.	腱鞘瘭疽（手指末节化脓性腱鞘炎）

Wiberg

    W. center-edge angle   [正位骨盆髋臼] 中心边缘角

    W. patella classification（Ⅰ～Ⅲ）   Wiberg 髌骨形态（学）分型

wide   广泛的

    w. excision   广泛切除

    w. laminectomy   广泛椎板切除术

    w. margin   广泛切除缘

    w. margin excision   广泛切除

    w. resection   广泛切除

wide-based gait   宽基步态，两足拉开步态，醉酒
                              步态

widening   变宽

    ankle mortise w.   踝穴增宽

    tibial tunnel w.   胫骨隧道扩大

Wilmington scoliosis brace   Wilmington [胸腰骶] 脊柱侧弯
                              （凸）矫形支架

Wilson oblique displacement   Wilson 拇趾外翻斜行截骨术
    osteotomy

Wiltberger anterior cervical approach Wiltberger 颈椎前路

Wiltse

    W. ankle osteotomy   踝上闭合内翻截骨术

    W. -Newman classification   Wiltse-Newman 分型，成人峡
                              部裂性腰椎滑脱症分型

Wimberger sign   Wimberger 征，梅毒双侧胫骨内
                            上干骺端融骨

Windlass mechanism   Windlass 机制，绞盘机制

window   窗

cast w.	石膏开窗
cortical w.	骨皮质开窗
windowing	开窗术
windshield wiper effect	雨刷效应
windswept deformity	雨刷样畸形
wing	翼
angel w.	膝关节置换时使用截骨模具
iliac w.	髂骨翼
winged scapula	翼状肩胛骨
winging	翼状的
scapular w.	翼状肩胛骨
Winkelmann rotationplasty	Winkelmann 膝关节旋转成形术
Winking owl sign	Winking 鹰嘴征，转移癌致椎弓骨溶解（多见于乳腺癌和肺癌）
Winquist-Hansen femoral fracture classification	Winquist-Hansen 股骨干骨折分型
wire	导线，金属丝
w. and drill guide	钢针和钻头导引器
beaded transfixation w.	带串珠穿骨固定钢针
calibrated guide w.	带校准刻度的导针（丝）
cerclage w.	环扎术钢丝
w. cutter	钢丝剪
Dall-Miles cerclage w.	Dall-Miles 环扎钢丝
w. driver	钢针钻
figure-of-8 w.	8 字钢丝（张力带固定）
w. fixation	钢丝固定法
w. grip finger splint	线夹手指夹板

guide w.	导针（丝）
Ilizarov w.	Ilizarov 外固定针
Kirschner w.	克氏针
w. loop fixation	钢丝环绕固定法
Luque cerclage w.	Luque 闭合（鲁凯）环扎钢丝
nitinol flexible w.	镍钛合金可弯曲导丝
nonthreaded w.	不带螺纹（光滑）导针
w. passer	钢针（丝）导入器
percutaneous Kirschner w.	经皮克氏针
w. saw	线锯
sublaminar w.	椎板下钢丝［固定］
tension band w.	张力带钢丝
w. tightener	紧丝器，钢丝拧紧器
w. traction	钢针（丝）牵引
w. twister	扭丝器
wire-cutting scissors	钢丝剪
wire-tightening clamp	紧丝钳
wiring	布线，配线
Gallie atlantoaxial w.	Gallie 寰枢椎钢丝捆绑固定术
interspinous w.	棘突间钢丝固定术
tension band w.	张力性钢丝带
withdrawal symptom	戒断症状，断瘾症状
within functional limits，WFL	在［正常］功能范围内
Wixon hip positioner	Wixon 髋固定器（多用于髋置换术）
Wolff law	Wolff 定律（骨受应力变化适应）
Woodward operation	Woodward 术，高位肩胛骨松解术

Western Ontario rotator cuff index, WORC	西安大略肩袖疾病评分指数
work	功
concentric w.	向心收缩功
eccentric w.	离心收缩功
manual w.	体力工作
sedentary w.	久坐工作，非体力工作
wormian bone（=sutural bone）	颅逢骨
wound	伤口，创伤
bite w.	咬伤
w. clip	缝合夹，创缘夹
w. closure	伤口缝合
contused w.	挫伤
w. culture	伤口培养
w. dehiscence	伤口裂开
gunshot w., GSW	枪弹伤
w. healing	伤口愈合
incised w.	刀伤，割伤
w. irrigation	伤口冲洗
lacerated w.	裂伤，撕裂伤
open w.	开放性创伤
w. packing	伤口填塞
penetrating w.	贯通伤
puncture w.	刺伤，戳伤
stab w.	刺伤
W. VAC	真空（负压）辅助伤口愈合
woven bone	编织骨，非板层骨，网状骨

wrench	扳手
Wright-Adson thoracic outlet test	Wright-Adson 胸出口综合征试验
wringer injury	碾轧伤
wrinkle test	周围神经损伤试验（将手指浸温水 10min，观察是否出现皱纹）
Wrisberg ligament	Wrisberg 韧带，后［外侧］半月板股骨韧带
wrist	腕
w. arthroscopy	腕关节镜检查
w. arthrodesis	腕关节融合术
w. contracture	腕挛缩
w. crease	腕纹
w. deformity	腕关节畸形
w. disarticulation	腕关节离断术
w. drop	腕下垂，垂腕症
writer's cramp	书写痉挛，指痉挛
wry neck，wryneck	斜颈，歪脖

X

xanthofibroma	黄色纤维瘤，黄体瘤
xanthogranuloma	黄色肉芽肿
juvenile x.	幼年黄色肉芽肿
xanthoma	黄［色］瘤
Achilles tendon x.	跟腱黄色瘤
fibrous x.	纤维黄色瘤
malignant fibrous x.	恶性纤维黄色瘤

tuberous x.	结节性黄色瘤
xanthomatosis	黄色瘤病
xanthomatous giant cell tumor	黄色巨细胞瘤
xenograft	异种移植物
xeroform gauze dressing	三溴酚铋敷料
xerography	静电射线透照术，静电复印
xeroradiography	静电射线透照术，干板 X 线照相术
xerotic	干燥病的
X-ray in plaster，XIP	戴石膏成像
xiphisternal joint	剑突胸骨关节
xiphodynia	剑突痛
xiphoid	剑突，剑状软骨
xiphoid process	胸骨剑突
xiphoiditis	剑突炎
X-ray	X 线
X-ray out of plaster，XOP	去石膏成像

Y

Y cartilage	Y 形软骨
Y incision，Y-shaped incision	Y 形切口
Y osteotomy，Y-osteotomy	Y 形截骨术
Y scapular view	肩胛骨 Y 形侧位片
Yancey osteotomy	Yancey 截骨术，第五跖骨闭合楔形截骨术
Yankauer suction	Yankauer 吸引管

yellow ligament	黄韧带
yellow marrow	黄骨髓
Yeoman sacroiliac joint test	Yeoman 骶髂关节试验（患者取俯卧位，屈膝 90°，髋关节过伸引发疼痛为阳性）
Yergason biceps tendon injury sign	Yergason 肱二头肌腱损伤试验（肱二头肌腱前臂旋后疼痛试验）
Yergason bicipital tenosynovitis test	Yergason 肱二头肌腱滑膜炎征
yield strength	屈服强度，抗屈强度
Young modulus	杨氏模量
Young pelvis fracture classification	杨氏骨盆骨折分类
Youngswick-Austin osteotomy	Youngswick-Austin 截骨术，第一跖骨头下截骨术
Y-V plasty	Y-V 成形术

Z

Z retractor	Z 形拉钩（多用于膝关节手术）
Zanca acromioclavicular view	Zanca 肩锁关节位（头倾 10° 肩锁关节正位片）
Zancolli biceps tendon transfer	Zancolli 肱二头肌转移术（治疗旋后挛缩）
Z-plasty	Z 成形术
Z-p. approach	Z 成形术式
Z-p. incision	Z 成形切口
Z-p. local flap graft	Z 成形局部皮瓣移植

Y
Z

Z-p. tenotomy	Z 肌腱切断术
zigzag skin incision	Z 皮肤切开
zirconia	二氧化锆（陶瓷人工关节材料）
zirconium，Zr	锆（元素）
zone	带，区域，范围
Z-osteotony	Z 形截骨延长术
zygapophyseal，zygapophysial	椎骨关节突的
zygapophyseal joint	椎间关节
zygapophysis，zygapophyses（复数）	椎骨关节突
zygodactyly	并指（趾）畸形（无骨性融合，仅软组织融合）

A

ai–ao 癌矮艾氨鞍安按凹

癌	cancer，carcinoma
癌变	carcinogenesis
癌基因	oncogene
癌胚抗原	carcinoembryonic antigen，CEA
癌肉瘤	carcinosarcoma，sarcocarcinoma
癌细胞	cancer cell
矮小，侏儒症	dwarfism，microplasia
矮小体型（非侏儒）	microsoma
艾滋病患者	AIDS patient
鞍鼻	saddle nose
鞍区感觉消失	saddle anesthesia
鞍区麻醉	saddle anesthesia
鞍形头，凹顶头	clinocephaly
鞍状关节	sellar joint，saddle joint
鞍状拉钩	saddle-shaped retractor
安息香黏合剂	benzoin adhesive
按摩	massage
心脏按摩	heart massage
按摩疗法	massotherapy
按摩师	masseur（masseuse）
按捏钳，直镊	thumb forceps
凹背	swayback
凹手	manus cava

凹陷，坑，窝	depression
凹陷，压迹	impression
凹陷骨折	depressed fracture

B

ba-ban 8巴八拔靶白摆败扳瘢板半

8 字绷带	figure-of-eight bandage
8 字缝合	figure-of-eight suture
8 字钢丝固定	figure-of-eight wiring
巴 - 格综合征（颅骨早闭 - 桡骨发育不良综合征）	Baller-Gerold syndrome
八字脚（扁平足）	splayfoot
拔出，抽出	extraction
拔出器	extractor
拔管，除管法	extubation
拔甲术	nail removal
靶器官	target organ
白细胞介素	interleukin，IL
摆动骨锯	oscillating bone saw
败血症	sepsis，septicemia
扳机指	trigger finger
瘢痕	cicatrix，cicatrices（复数），scar
瘢痕疙瘩	keloid scar，cheloid，keloid
肥厚性瘢痕	hypertrophic scar
瘢痕切除术	cicatrectomy，ulectomy
瘢痕性挛缩	scar contracture

B

板，钢板	plate
骺板，生长板	epiphyseal plate
加压钢板	compression plate
角度钢板	angle plate
接骨板	blade plate
软骨板	cartilage plate
生长板	growth plate
掌骨接骨板	palmar plate，volar plate
板层，薄板	lamellar
骨板	osseous lamellar
骨内板	endosteal lamellar
关节软骨板	articular lamellar
间骨板	interstitial lamella
板层骨	lamellar bone
板障（颅骨间松质骨）	diploë
半侧肢体骨骺发育不良	dysplasia epiphysealis hemimelica
半侧椎板切除术	hemilaminectomy
半骶化	hemisacralization
半骨盆	hemipelvis
半骨盆切除术	hemipelvectomy
保留下肢的半骨盆切除术	internal hemipelvectomy
半骨盆（连同侧下肢）切除术	hindquarter amputation
半关节成形术	hemiarthroplasty
半棘肌	semispinalis
半腱肌	semitendinosus，semimembranosus
半膜肌腱滑囊	semimembranosus bursitis
半屈位	semiflexion

半脱位	subluxation
寰枢椎半脱位	atlantoaxial subluxation，AAS
残留半脱位	residual subluxation
半限制型假体	semiconstrained prosthesis
半月板	meniscus，menisci（复数）；
	semilunar cartilage
盘状半月板	discoid meniscus
半月板部分切除术	partial meniscectomy
半月板成形术	meniscoplasty
半月板次全切除术	subtotal menisectomy
半月板缝合术	meniscorrhaphy，menascorrhaphy
半月板股骨囊	meniscofemoral capsule
半月板股骨韧带	meniscofemoral ligament
半月板固定术	meniscopexy
半月板刮匙	meniscal spoon
半月板后角撕裂	posterior horn tear
半月板滑膜联合	meniscosynovial junction
半月板剪刀	meniscal scissors
半月板胫骨囊	meniscotibial capsule
半月板胫骨韧带	meniscotibial ligament
半月板囊撕裂	meniscocapsular tear
半月板囊肿	cyst of menisci，meniscal cyst
半月板破裂	meniscus rupture
半月板钳	meniscal clamp
半月板切除刀	meniscotome
半月板切除术	meniscectomy
半月板扰乱，半月板病	meniscopathy

半月板撕裂	meniscal tear，tears of the menisci
半月板下关节切开术	submeniscal arthrotomy
半肢畸形	hemimelia
尺侧半肢畸形	ulnar hemimelia
腓侧半肢畸形	fibular hemimelia
胫侧半肢畸形	tibial hemimelia
桡侧半肢畸形	radial hemimelia
半椎体	hemivertebra，hemivertebrae（复数）

bang-beng　棒包鲍保爆贝背钡被本绷

棒	rod
撑开棒	distraction rod
加压棒，压迫棒	compression rod
伸缩性髓内钉	telescoping intramedullary rod
髓内针，髓内棒	intramedullary rod
棒球指	baseball finger
棒球肘	baseball elbow
包裹（伤口），敷料	dressing
压迫绷带，压迫包扎	compression dressing
包埋缝合	buried suture
鲍曼角（肱骨轴线与肱骨小头 　骨骺夹角）	Baumann angle
保留关节重建	joint sparing reconstruction
保守治疗	conservative management
保肢	limb salvage
保肢手术	salvage limb operation
爆裂	burst

爆裂骨折	burst fracture
爆炸伤	explosion injury，blast injury
贝克囊肿（腘窝滑液囊肿）	Baker's cyst
背，背部	back
平背	flat back
腰部	low（lower）back
圆背	round back
背尺侧	dorsoulnar
背腹［方向］	dorsoventral
背肌	muscles of the back
背阔肌	latissimus dorsi，latissimus dorsi muscle
背阔肌瓣	latissimus dorsi muscle flap
背阔肌肌皮瓣	latissimus dorsi myocutaneous flap
背内侧	dorsomedial
背屈	dorsal flexion，dorsiflexion
背屈步态	dorsiflexor gait
背桡侧	dorsoradial
背伸	dorsal extension，extensor extension
背伸夹板	dorsal cock-up splint
背痛	backache，back pain
背外侧	dorsolateral
钡	barium，Ba
被动运动	passive exercise，passive movement
被截肢者	amputee
本奈特骨折（第一掌骨基底骨折伴半脱位）	Bennett's fracture

本体感受	proprioception
本体促进技术，本体感神经肌肉易化法	proprioceptive neuromuscular facilitation，PNF
绷带	bandage
埃斯马赫驱血带	Esmarch rubber bandage
8 字绷带	figure-of-eight bandage
纱布绷带	gauze bandage
弹性绷带	elastic bandage
压迫绷带	compression bandage，pressure bandage
黏附绷带	adhesive bandage

bi-bian　鼻比闭臂编边扁变

鼻唇沟	nasolabial fold，nasolabial sulcus
鼻梁	bridge of the nose，nasal bridge
鼻饲	nasal feeding，nasogastric feeding
比目鱼肌	soleus muscle
比目鱼肌肌瓣	soleus muscle flap
闭合冲洗	closed irrigation
闭合复位	closed reduction
闭合性骨折	closed fracture
闭合［及开放］骨折软组织损伤分型，Tscherne 分型	Tscherne classification
闭合活检，针吸活检	closed biopsy
闭合截肢	closed amputation
闭合式髓内针	closed intramedullary nailing
闭合性损伤	closed injury

闭合性脱位	closed dislocation
闭合楔形截骨术	closed wedge osteotomy
闭合性创伤	closed wound
闭合性软组织损伤	closed soft tissue injury
闭合性引流灌洗	closed suction-irrigation
闭合引流	closed drainage
闭孔动脉	obturator artery
闭孔静脉	obturator vein
闭孔膜	obturator membrane
闭孔内肌	obturator internus
闭孔神经	obturator nerve
闭孔神经切除	obturator neurectomy
闭孔外肌	obturator externus
闭塞，闭锁，咬合	occlusion
闭锁，锁定	locking
臂	arm
杠杆臂	lever arm
前臂	lower arm，forearm
上臂	upper arm
臂丛干	trunk of brachial plexus
臂丛麻痹，臂丛瘫痪	brachial plexus paralysis，brachial plexus palsy
臂丛牵拉损伤	brachial plexus traction injury
臂丛神经	brachial plexus nerve
臂丛损伤	brachial plexus injury
臂丛阻滞麻醉	brachial plexus blocking anesthesia
臂过小	microbrachia

臂交叉皮瓣	cross-arm flap
臂痛，上肢痛	brachialgia
臂外侧皮瓣	lateral arm flap
臂悬吊，前臂吊带	arm sling
编织缝合	interlocking suture
编织骨，纤维性骨组织	woven bone
边缘，［外科手术］边界	margin
边缘骨刺	marginal osteophyte
边缘性骨折	marginal fracture
边缘外生骨疣	marginal exostosis
扁骨	flat bone
扁平距骨滑车	flat top talus
扁平髋	coxa plana
扁平拉钩	blade retractor
扁平颅底	platybasia
扁平颅底（颅底压迹）	basilar impression
扁平手	manus plana
扁平椎	platyspondyly，vertebra plana
扁平足	pes planus，flatfoot，talipes planus
扁平足致痛性踇趾	hallux dolorosus
变形，畸形	deformity
变形性骨炎，骨 Paget 病	osteitis deformans，Paget's disease of bone
变形性脊椎病，变形性椎关节强硬	spondylosis deformans
变异	variant

biao-bin 标瘭表别髌

标本	sample, specimen
标化发病率	standard morbidity ratio, SMR
标记，标志	marker
标签，标记	label
放射性标记	radio-labeling, radioactive label
标准疗法	standard treatment
标准误	standard error, SE
标准化死亡率	standardized mortality ratio
瘭疽，甲沟炎	felon, panaris, whitlow
表阿霉素	epirubicin, EPI
表面的，浅表的	superficial
表面电极	surface electrode
表面高恶性骨肉瘤	high-grade surface osteosarcoma
表面置换关节成形术	surface replacement arthroplasty
表皮成形术	epidermatoplasty
表皮角化病	hyperkeratesis
表皮样瘤，表皮样的	epidermoid
表皮样囊肿，粉瘤	epidermoid cyst, wen
表浅的软组织肉瘤	superficial soft tissue sarcoma
表柔比星	epirubicin, EPI
别嘌呤醇	allopurinol
髌半月板韧带	patellomeniscal ligament
髌骨	patella, patellae（复数）
髌骨部分切除术	partial patellectomy
髌骨成形术	patellaplasty
髌骨股骨的	patellofemoral, PF

髌骨关节面修复	patellar resurfacing
髌骨滑车指数	patellotrochlear index，PTI
髌骨力线矫正术	patellar realignment
髌骨旁关节切开术	parapatellar arthrotomy
髌骨旁切口	parapatellar incision
髌骨前进术	patellar advancement
髌骨切除术	patellectomy
髌骨软骨软化症	chondromalacia patellae
髌骨下极副骨化中心形成， 　　Larsen-Johansson 病	Larsen-Johansson disease
髌骨移植术	patellar transplant
髌股骨关节	patellofemoral joint，PF joint
髌股力线矫正术	patellofemoral realignment
髌后脂肪垫挛缩	retropatellar fat pad contracture
髌腱	patellar tendon
髌腱反射	patellar reflex，PTR
髌腱替代物	patellar tendon substitution
髌腱修复	patellar tendon repair
髌腱炎，跳跃膝	patellar tendonitis，jumper's knee
髌腱移位术	patellar tendon transfer
髌腱移植	patellar tendon graft
髌胫韧带	patellotibial ligament
髌内侧旁切口	medial parapatellar incision
髌旁入路	parapatellar approach
髌韧带负重石膏	patellar tendon bearing cast，PTB
髌前感染性滑囊炎	infected prepatellar bursitis
髌前滑囊	prepatellar bursa

髌前滑囊炎	housemaid's knee, prepatellar bursitis
髌前滑囊炎（久跪导致）	beat knee
髌上囊	suprapatellar pouch, suprapatellar bursa
髌下脂体	infrapatellar fat pad
髌阵挛	patellar clonus
髌支持带	patellar retinaculum
髌周围肌腱炎	peripatellar tendinitis

bing-bo 冰柄并病波剥搏薄跛

冰	ice
冰袋	ice pack
冰冷	coldness
柄	stem
并指（趾）畸形	syndactylization, zygodactyly, syndactyly
病毒	virus
病理反射	pathologic reflex
病理分级	pathological grading
病理解剖学	anatomopathology
病理解剖学的	anatomicopathological
病理生理学	pathophysiology
病理性半脱位	pathological subluxation
病理性骨折	pathological fracture
病理性核分裂	pathologic mitosis
病理性脱位	pathological dislocation
病理学	pathology

病理学的	pathological
病理组织学	histopathology
病原体	pathogen
病灶	focus，foci（复数）
病灶，巢	nidus
病灶感染	focal infection
病灶内切除缘	intralesional margin
波	wave
超短波，微波	ultrashort wave
超声波	ultrasonic wave
波动	fluctuation
波形接骨板	wave plate
波形接骨板固定	wave plate fixation
剥离，剥脱	stripping［procedure］
剥脱性	dissecans
剥脱性骨软骨炎	osteochondritis dissecans，OCD
剥脱性骨折	flake fracture
搏动	pulsation
搏动性疼痛	pulsating pain
跛行	claudication，limp
马尾性跛行	cauda equina claudication
间歇性跛行	intermittent claudication
跛子，残疾者	cripple

bu　补不布步部

补救手术	salvage operation
不动关节	coarticulation，immovable joint，

	synarthrodial joint
不动关节，关节融合	synarthrosis
不负重	non-weight-bearing，NWB
不规则瘢痕	irregular scar
不可逆性	irreversibility，irreversible
不扩髓钉	nonreamed nail
不明原因发热	fever of undetermined origin，FUO
不能分类肿瘤	unclassified tumor
不平衡	imbalance
不全骨折	incomplete fracture
不全脊柱裂，部分脊柱裂	rachischisis partialis
不全麻痹，轻瘫	paresis
迟缓性不全麻痹（轻瘫）	flaccid paresis
不全强直	partial ankylosis
不全瘫痪	incomplete paralysis
不适合	incongruent
不适合，不一致	incongruity
不随意运动	involuntary movement
不稳定步态	unsteady gait
不稳定骨折	unstable fracture
不稳定脊柱损伤	unstable spine injury
不稳定性	instability
多方向不稳定	multidirectional instability
后内侧旋转不稳定	posteromedial rotatory instability
后外侧旋转不稳定	posterolateral rotatory instability
脊柱不稳定	spinal instability
前内侧旋转不稳定	anteromedial rotatory instability

前外侧旋转不稳定	anterolateral rotatory instability
旋转不稳定	rotatory instability
不锈钢植入物	stainless steel implant
布单，被单	drape
手术单	surgical drape
布朗架	Braun frame
布罗迪慢性骨脓肿	Brodie's abscess
步调	cadence
步态，步法	gait
跟足步态	calcaneal gait
共济失调步态	ataxic gait，tabetic gait
股四头肌步态	quadriceps gait
环形步态	circumduction gait
剪刀步态	scissors gait
痉挛步态	spastic gait
跨阈步态（下位运动神经元损害及马尾神经损害）	steppage gait
马蹄足步态，垂足步态	equinus gait
内八字步态	pigeon-toeing gait
髋屈步态（见于腓神经麻痹）	equinus gait
麻痹性步态	paralytic gait
蹒跚步态（与酒精中毒有关）	staggering gait
偏瘫步态，半身不遂步态	hemiplegic gait
失调性步态	ataxic gait
疼痛回避步态，防痛步态	antalgic gait
臀大肌步态（见于臀大肌麻痹）	gluteus maximus gait
臀中肌步态（见于臀中肌麻痹）	gluteu medius gait

拖拉步态	drag gait
外展步态	abduction gait
小脑病步态，摇摆步态	cerebellar gait
鸭步	goose gait，wadding gait
摇摆步态	swaying gait
步行分析	gait analysis
步行器	walking frame
步行障碍，步行困难	dysbasia，gait disturbance
步行周期	walking cycle
部分承重	partial weight-bearing，PWB
部分截骨切除术	partial ostectomy
部分切除	hemisection
部分脱位	partial dislocation

C

C 反应蛋白	C-reactive protein，CRP
CT 引导下注入骨水泥预防骨折	CT guided cement injection to prevent fracture

ca-ceng　擦残侧测层

擦伤	abrasion
擦浴	sponge bath
残端，断端	stump
肌成形断端	myoplastic stump
截肢残端	amputation stump
残端覆盖术	stump coverage

残端神经瘤   stump neuroma

残端痛   stump pain

残端修整术   stump revision

残端延长术   stump lengthening

残毁，残缺（肢体或器官）   mutilation

残疾者   handicapped

残留半脱位   residual subluxation

残余足跟马蹄畸形   residual heel equinus

残余组织   remnant tissue

残肢   stump，residual limb

残肢幻觉   stump hallucination

残肢神经痛   stump neuralgia

侧侧吻合   side-to-side anastomosis

侧方脱位   lateral dislocation

侧副韧带   ［accessory］collateral ligament

   侧副韧带断裂   collateral ligament rupture

   尺侧副韧带   ulnar collateral ligament

   腓侧副韧带   fibular collateral ligament

   胫侧副韧带   tibial collateral ligament

   内侧副韧带   medial collateral ligament

   桡侧副韧带   radial collateral ligament

   外侧副韧带   lateral collateral ligament，LCL

侧副循环   collateral circulation

侧捏法   side pinch

侧切开   lateral incision

侧屈   lateral bending，lateral flexion

侧索   lateral band，lateral funiculus

侧 [卧] 位	lateral decubitus position
[侧位] 跟距角（25°~40°）	talocalcaneal angle（kite angle）
侧正中切开	midlateral incision
测力器	ergograph
测量	measurement
测脑脊液压的压颈试验	Queckenstedt's sign
测深尺	depth gauge
层流室	laminar flow unit
层状纤维软骨	stratiform fibrocartilage

cha-cheng　插差拆长肠常超车沉陈晨衬

插入，移植	interpolation
插入关节成形术	interposition arthroplasty
差异，不符合，不一致	discrepancy
拆除石膏管形	cast removal
拆线	suture removal
长臂石膏	long arm cast
长柄假体	long stem prosthesis
长春新碱	vincristine，VCR
长度	length
长骨	long bone
长骨骨折	long bone fracture
长骨的釉质细胞瘤	adamantinoma of long bone
长收肌	adductor longus
长收肌断裂	adductor longus muscle rupture
长腿夹板	long leg splint
长腿石膏	long leg cast

长腿石膏支具	long leg cast brace
长袜状麻醉	stocking anesthesia
肠系膜上动脉综合征	superior mesenteric artery syndrome
肠源性关节炎	enteropathic arthritis
常规检查	routine examination
常染色体	autosome
超高分子量聚乙烯	ultrahigh molecular weight polyethylene
超声	ultrasound
超声检查法	ultrasonography
超声引导	ultrasound-guided
超声引导下穿刺活检	ultrasound-guided biopsy
超声的	ultrasonic
超声切面显像［术］	ultrasonotomography
超声骨密度测定	ultrasound densitometry
超声疗法	ultrasonic therapy
超声扫描	ultrasonic scanning
超声治疗，超声疗法	ultrasound therapy，ultrasound treatment
车轴关节	trochoid joint，pivot joint
沉淀	deposit
钙沉淀	calcium deposit
沉淀，沉着	deposition
陈旧性骨折	old fracture
陈旧性脱位	old dislocation
晨僵	morning stiffness

cheng 撑成承

撑开牵引钩	distraction hook
成骨不全，骨发育障碍	dysostosis
干骺端成骨不全	metaphyseal dysostosis
脊柱肋骨发育不全	spondylo-costal dysostosis
颅骨面骨发育不全	cranio-facial dysostosis
下颌面骨发育不全	mandibulo-facial dysostosis
成骨不全	osteogeneis
成骨细胞，骨母细胞	osteoblast
成骨细胞瘤，骨母细胞瘤	osteoblastoma
成骨性肉瘤	osteogenic sarcoma, osteosarcoma
成骨性纤维瘤	osteogenic fibroma
成骨性转移瘤	osteoblastic metastasis
成肌细胞	myoblast
成肌细胞瘤	myoblastoma
成角骨钳	angled bone clamp
成角骨折	angulated fracture
成角畸形	angular deformity
成角截骨术	angular osteotomy
成角移位	angular displacement
成角运动（两骨之间）	angular movement
成人脊柱侧弯（凸）	adult scoliosis
成人呼吸窘迫综合征	adult respiratory distress syndrome, ARDS
成人峡部裂性腰椎滑脱症分型	Wiltse-Newman classification
成人早老症	adult progeria, Werner's syndrome
成软骨细胞，软骨母细胞	chondroblast, chondroplast

成软骨细胞瘤，软骨母细胞瘤	chondroblastoma
成熟，化脓	maturation
成神经细胞	neuroblast
成神经细胞瘤	neuroblastoma
成纤维细胞	fibroblast
成纤维细胞瘤	fibroblastic tumor
成星形细胞	astroblast
成星形细胞瘤	astroblastoma
成形	plasty
断端成形	amputation stump plasty
对掌成形术	opponens plasty
鹅足成形术	pes plasty
回转成形术	rotationplasty
腱成形术	tendon plasty
成形手术	plastic operation
成形外科，整形外科	plastic surgery
成血管细胞	angioblast
成血管细胞瘤	angioblastoma
成釉细胞	adamantoblast，ganoblast
成釉细胞瘤，釉质［上皮］瘤	ameloblastoma
承重，支重	weight-bearing

chi-chou　痴弛迟持匙尺齿耻成冲充重抽

痴呆	dementia
弛缓性不全麻痹	flaccid paresis
弛缓性麻痹	flaccid palsy，flaccid paralysis
弛缓性膀胱	atonic bladder

迟发感染	late infection
迟发性佝偻病，骨软化	late rickets，rachitis tarda， osteomalacia
迟发性截瘫	late onset paraplegia
迟发性麻痹	delayed paralysis，delayed palsy， tardy palsy
持骨器，骨把持钳	bone-holding forceps（clamp）
持续被动运动	continuous passive motion，CPM
持续抗阻力训练	progressive resistive exercises， PREs
持续牵引	continuous traction
持续牵引复位	reduction by continuous traction
持续性痉挛	fixed spasm
持针器	needle holder
匙状手	spoon hand
尺	gauge
尺侧半切间隔关节成形术	ulnar hemiresection interposition arthroplasty
尺侧的	ulnar
尺侧副动脉	ulnar collateral artery
尺侧副静脉	ulnar collateral vein
尺侧副韧带	ulnar collateral ligament
尺侧滑膜隐窝	ulnar synovial recess
尺侧滑液囊	ulnar bursa
尺侧列	ulnar ray
尺侧内收	ulnar adduction
尺侧倾斜	ulnar drift

尺侧槽形石膏托	ulnar gutter splint
尺侧手	ulnar clubhand
尺侧外展	ulnar abduction
尺侧腕屈肌	flexor carpi ulnaris，FCU
尺侧腕屈肌腱转移术	flexor carpi ulnaris tendon transfer
尺侧腕伸肌	extensor carpi ulnaris，ECU
尺侧腕伸肌腱转移术	extensor carpi ulnaris tendon transfer
尺动脉	ulnar artery
尺肱骨的	ulnohumeral
尺骨	ulna，ulnae（复数）
尺骨负变异（尺骨短于桡骨）	ulnar minus variance
尺骨冠突	coronoid process of ulna
尺骨茎突	styloid process of ulna，ulnar styloid
尺骨缺如手畸形	ulnar clubhand
尺骨头切除	ulnar head excision
尺骨延长术	ulnar lengthening
尺骨移植	ulnar transplantation
尺骨鹰嘴	olecranon
尺骨撞击综合征	ulnar impaction syndrome
尺管	ulnar tunnel，Guyon canal
尺静脉	ulnar vein
尺偏	ulnar deviation
尺桡动脉血供试验	Allen test
尺桡骨的	ulnoradial
尺神经	ulnar nerve
尺神经沟	groove of ulnar nerve
尺腕的	ulnocarpal

尺月骨韧带	ulnolunate ligament
齿突	odontoid process，os odontoideum
齿突不愈合	nonfusion of dens
齿突发育不良	odontoid hypoplasia
齿突骨质连接术	odontoid process osteosynthesis
齿突骨折	dens fracture，fracture of dens，fracture of odontoid peg
齿状突起，牙槽突	dental process
齿突切除	odontoid resection，odontoidectomy
齿状的	odontoid
齿状韧带	denticulate ligament
齿状突起（枢椎的）	dens
耻骨	pubic bone
耻骨的	pubic
耻骨弓	arcus pubicus，pubic arch
耻骨骨炎	osteitis pubis
耻骨肌	pectineus
耻骨肌线	pectineal line
耻骨棘	pubic spine
耻骨结节	pubic tubercle
耻骨截骨术	pubiotomy
耻骨胫骨的	pubotibial
耻骨联合	pubic symphysis
耻骨联合松解	symphyseolysis
耻骨联合切除术	symphysiectomy，symphysiotomy
耻骨梳	pecten pubis
耻骨尾骨的	pubococcygeal

［成块异体皮质］骨加钢板 　固定术	strut plate fixation
［成块异体皮质］骨支撑脊椎 　融合技术	strut spinal fusion technique
［成块异体皮质］骨支撑移植	strut bone graft
冲击，撞击	impingement
冲击伤	blast injury
冲洗，灌洗	douche，lavage
冲洗，洗净	irrigation
闭合冲洗	closed irrigation
冲洗清创术	irrigation and debridement
充气夹板	air splint
充气试验	air test
充血	congestion，hyperaemia
重建	realignment
二头肌重建力线	biceps realignment
髌骨重建力线	patellar realignment
伸肌腱重建力线	extensor tendon realignment
重组合	recombination
抽出式缝合	pull-out suture
抽搐	twitch
抽屉征	drawer sign

chu-chuan　出初杆触穿传串

出血	bleeding，hemorrhage
初级骨化中心	primary ossification center
杆臼关节	enarthrodial joint，ball-and-socket

	joint，enarthrosis
杵臼截骨	dome osteotomy
杵状甲	Hippocratic nail
杵状指	clubbed finger
触发点，诱发点	trigger point
触觉	pselaphesia，sense of touch，taction
触觉感知	tactile gnosis
触觉缺失	tactile anesthesia
触诊	palpation
穿刺	paracentesis，puncture
骨穿刺	bone puncture
关节穿刺	joint puncture
胸骨穿刺	sternal puncture
腰椎穿刺	lumbar puncture
椎管穿刺	spinal puncture
穿刺术	puncture，nyxis
穿刺液	punctuate
穿骨缝线	transosteus suture
穿孔术，穿破	perforation
穿通，渗透	penetration
传出纤维	efferent（centripetal）fiber
传导速度	conduction velocity
传导阻滞麻醉	conduction anesthesia
传入纤维	afferent fiber
传统的自体骨移植	conventional autograft
串珠肋，佝偻病性［肋骨］串珠	rachitic rosary

chuang 创疮

创伤	trauma
高能量创伤	high-energy trauma
低能量创伤	low energy trauma
创伤病理学	pathology of trauma
创伤感染	traumatic infection
创伤骨外固定	external skeletal fixation
创伤后骨关节炎	post traumatic osteoarthritis
创伤后骨萎缩	post traumatic atrophy of bone
创伤后关节炎	post traumatic arthritis
创伤护理	trauma care
创伤免疫学	immunology of trauma
创伤外科学	traumatic surgery
创伤性半脱位	traumatic subluxation
创伤性骨化	traumatic ossification
创伤性关节炎	traumatic arthritis
创伤性滑囊炎	traumatic bursitis
创伤性截肢	traumatic amputation
创伤性脱位	traumatic dislocation
创伤性神经症	traumatic neurosis
创伤性癔症	hysterotraumatism
创伤修复	repair in trauma
创伤学	traumatology
创伤治愈	wound healing
疮，溃疡	sore
褥疮	bed sore
压疮	pressure sore

chui-ci 床垂槌锤唇戳磁刺

床边监护器	bedside monitor
床架	bedstead
垂体	hypophysis
垂体功能减退	hypopituitarism
垂体功能亢进	hyperpituitarism
垂体瘤	pituitary tumor，hypophysoma
垂直距骨	vertical talus，VT
垂直扩展 钛合金肋骨	vertical expandable prosthetic titanium rib
垂直中线切口	vertical midline incision
垂足步态	footdrop gait
槌状踇趾	hallux malleus
槌状指	mallet finger
槌状趾	mallet toe
锤	hammer，mallet
锤状趾	hammer toe
唇裂	cleft lip
戳创，刺口	stab incision
磁共振成像	magnetic resonance imaging，MRI
磁共振片	magnetic resonance image
磁［力］疗法	magnetotherapy
刺激性髌前滑囊炎	irritative prepatellar bursitis
刺激性滑囊炎	irritative bursitis
刺激性腱鞘炎	irritative tenosynovitis
刺伤	prick wound，puncture wound，stab wound

刺痛　　　　　　　　　　　prick pain

cong-cuo　葱从丛粗卒促脆挫锉错

次级骨化中心　　　　　　secondary ossification center
葱皮样表现　　　　　　　onion-peel appearance
从尾侧向头侧　　　　　　caudocephalad，caudocranial
丛　　　　　　　　　　　plexus，plexus，plexuses（复数）
　臂丛　　　　　　　　　　brachial plexus
　腰骶丛　　　　　　　　　lumbosacral plexus
　硬膜外腔静脉丛　　　　　Batson plexus vein
　椎骨内静脉丛　　　　　　internal vertebral venous plexus，
　　　　　　　　　　　　　　spinal epidural venous plexus

丛状神经瘤　　　　　　　plexiform neuroma
粗隆间的　　　　　　　　intertrochanteric
粗隆间嵴，转子间嵴　　　intertrochanteric crest
卒中（脑），发作　　　　stroke
　热衰竭，中暑　　　　　　heat stroke
促骨痂形成的，多孔的，疏松的　porotic
促红细胞生成素　　　　　erythropoietin，EPO
脆骨症，成骨不全　　　　osteopsathyrosis
挫伤，皮下出血　　　　　bruise
　骨挫伤　　　　　　　　　bone bruise
挫伤　　　　　　　　　　contusion
　马尾挫伤　　　　　　　　cauda equina contusion
锉刀　　　　　　　　　　file，rasp
错构瘤　　　　　　　　　hamartoma
错位，异位　　　　　　　malposition

D

da 打大

打入器（人工关节的打拔器）	impactor
大便失禁	fecal incontinence
大段肢体再植术	major limb replantation
大多角骨的，斜方形的	trapezial
大多角骨	trapezium
大多角骨假体成形术	trapezium prosthetic arthroplasty
大多角骨切除术	trapeziectomy
大多角骨掌骨融合术	trapeziometacarpal fusion
大分子	macromolecule
大结节	greater tuberosity
大块骨溶解症	massive osteolysis
大理石骨病	marble bone disease
大量钙化	heavily calcified
大菱形肌	rhomboid major, rhomboideus major
大片瘢痕	broad scar
大收肌	adductor magnus
大体病理，肉眼病理	macropathology
大股骨头髋畸形	coxa magna
大腿	thigh
大腿假肢	transfemoral prosthesis
大腿阔筋膜	fascia lata
大腿外侧皮神经，股外侧皮神经	lateral femoral cutaneous nerve,

	LFCN
大腿止血带	thigh tourniquet
大隐静脉	great saphenous vein，long saphenous vein
大圆肌	teres major
大圆肌腱转移术	teres major tendon transfer
大转子	greater trochanter
大转子囊	greater trochanteric bursa

dai　呆代带

呆小病，克汀病	cretinism
代偿性畸形	compensatory deformity
代偿性弯曲	compensatory curve
代谢性骨病	metabolic bone disease
带，索，韧带	band
侧索	lateral band
骨盆带	pelvic band
环状狭窄带	annular constriction band
髂胫带	iliotibial band
中央索	central band，medial band
带	girdle
下肢带骨，腰带	pelvic girdle
上肢带骨，肩胛带	shoulder girdle
带，区域，范围	zone
带病生存	alive with disease，AWD
带柄假体	stem prosthesis
带蒂骨移植	pedicle bone graft

带蒂皮瓣	pedicle skin flap
带蒂移植	pedicle graft
带感觉神经皮瓣	neurosensory skin flap
带肌蒂骨移植	muscle pedicle bone graft
带校准刻度的导针（丝）	calibrated guide wire
带锁髓内针	interlocking nail
带领假体	collared stem
带锁螺钉	locking screw
带线锚钉缝合技术	suture anchor technique
带血管蒂的自体骨移植	vascularized autograft
带血管蒂腓骨移植	vascularized fibular graft
带血管蒂骨移植	vascularized bone graft
带血管蒂肋骨移植	vascularized rib graft
带血管蒂皮瓣	vascularized flap
带血管蒂髂嵴移植	vascularized iliac crest graft
带状疱疹	herpes zoster
带状痛	girdle pain

dan　担单蛋氮

担架	stretcher
单臂畸形	monobrachia
单病，局部病	monopathy
单侧	unilateral
单侧肥大，偏侧肥大	hemihypertrophy
单侧骺骨干固定	hemiepiphysiodesis
单侧髁骨折	hemicondylar fracture
单侧小关节脱位	unilateral facet dislocation

单纯骨折	simple fracture
单蒂皮瓣	unipedicle flap, single pedicle flap
单发性	solitary
单发性骨囊肿，单一性骨囊肿	solitary bone cyst, SBC
单发性骨软骨瘤	solitary osteochondroma
单发性骨髓瘤	solitary myeloma
单发性肌炎	monomyositis
单发性浆细胞瘤（单发性骨髓瘤）	solitary plasmacytoma
单骨性	monostotic
单骨性骨纤维异样增殖症	monostotic fibrous dyplasia
单关节的	uniarticular, monoarticular
单关节炎	monoarthritis
单光子发射［型］计算机断层成像	single photon emission computed tomography, SPECT
单间室膝关节成形术	unicompartmental knee arthroplasty
单节段脊柱融合术	single level spinal fusion
单髁膝关节成形术	unicompartmental knee arthoplasty, UKA
单髁移植	single condylar graft
单神经炎	mononeuritis
单腔关节	unilocular joint
单切口骨筋膜切开术	single incision fasciotomy
单瘫，单麻痹	monoplegia
单肢感觉异常	monoparesthesia
单肢轻瘫，单肢不全瘫	monoparesis
单轴关节	uniaxial joint
单足	monopodia

单足支撑期	single support period
蛋白尿	proteinuria
氮烯咪胺	dacarbazine，DTIC

dao-di 刀导岛倒到锝等低骶地第

刀	knife
圆刀	round-edged knife
尖刀	sharp-pointed knife
手术刀	surgical knife，scalpel
刀切样入路	saber-cut approach
刀伤	knife wound，knife injury
导管	catheter
岛状皮瓣	island flap
到达前死亡，到院死亡	death on arrival，DOA
锝	technetium，Tc
等长收缩	isometric contraction
等长运动	isometric exercise
等动力收缩	isokinetic contraction
等动力运动，等速运动	isokinetic exercise
等张收缩	isotonic contraction
等张运动	isotonic exercise
低钙血症	hypocalcemia
低摩擦关节成形术	low friction arthroplasty，LFA
低能量创伤	low energy trauma
低能量骨折	low energy facture
低位髌骨	low patella，Patella baja
低温，低体温	hypothermia

低温外科，冷冻手术	cryosurgery
低 X 线显像度，射线可透射性	radiolucency
低 X 线显像度夹板，可透 X 线 夹板	radiolucency splint
骶丛	sacral plexus
骶动脉	sacral artery
骶骨	sacrum
骶骨的	sacral
骶骨发育不全	sacral agenesis
骶骨骨折横行棒固定术	transverse rods fixation of sacrum fracture
骶骨骨折横行钢板固定术	transverse plates fixation of sacrum fracture
骶骨 H 型骨折致脊柱骨盆分离损伤	H-type sacral fracture with associated spinopelvic dissociation injury
骶骨化	sacralization
骶骨会阴的	sacroperineal
骶骨岬	sacropromontory
骶骨麻醉	sacral anesthesia
骶骨前移	retrolisthesis, retrospondylolisthesis
骶骨切除术	sacrectomy
骶骨痛	sacralgia
骶骨翼的	sacral alar
骶骨翼螺钉	alar screw
骶骨坐骨的	sacrosciatic
骶管裂孔	sacral hiatus
骶管阻滞	caudal block

骶后筋膜	retrosacral fascia
骶棘肌	sacrospinalis muscle
骶静脉	sacral vein
骶联体	sacropagus
骶髂的	sacroiliac
骶髂关节	sacroiliac joint，iliosacral joint
骶髂关节试验（俯卧位，屈膝90°，髋关节过伸引发疼痛为阳性）	Yeoman sacroiliac joint test
骶髂关节炎	sacroiliitis
骶髂韧带劳损	sacroiliac ligamentous strain
骶神经	sacral nerves
骶尾部畸胎瘤	sacrococcygeal teratoma
骶尾的	sacrococcygeal
骶尾关节	sacrococcygeal joint
骶尾椎	sacrococcygeal vertebrae
骶椎	sacral vertebra
骶椎的	sacrovertebral
地面反作用力	ground reaction force
地塞米松	dexamethasone，DXM
第五、六颈神经根受损出现的麻痹	Erb-Duchenne paralysis
第五腰椎骶化	sacralization of fifth lumber vertebra
第五跖骨闭合楔形截骨术	Yancey osteotomy
第一骶椎腰化	lumbarization of the first sacral vertebra
第一节指（趾）骨	first phalanx
第一跖骨内翻	metatarsus primus varus
第一跖骨头下截骨术	Youngswick-Austin osteotomy

dian-die　点碘电垫淀凋吊迭碟蝶叠

点滴	instillation，drop
点状骨骺症	stippled epiphysis
点状软骨发育不良	chondrodysplasia punctata
碘伏，聚维酮碘	Betadine
电刺激	electrical stimulation
电刀	Bovie knife，electric scalpel
电动骨锯	electric bone saw
电动骨钻	electric bone drill
电动假肢	electric artificial limb
电动轮椅	electric wheelchair
电击伤	electric shock injury
电烧伤	electric burn，electrical burn
电极	electrode
电切术	electrocision
电热凝关节镜术	electrothermal arthroscopy
电位	electric potential
动作电位	action potential
短潜伏期躯体感觉诱发电位	short-latency somatosensory evoked potential
多相动作电位	polyphasic action potential
复合肌肉动作电位	compound muscle action potential
感觉神经动作电位	sensory nerve action potential
感觉神经诱发电位	sensory nerve evoked potential
高振幅电位	high amplitude potential
脊髓躯体感觉诱发电位	spinal cord somatosensory evoked potential

脊髓诱发电位	spinal evoked potential, SEP
巨大电位	giant potential
躯体感觉诱发电位	somatosensory evoked potential, SSEP
神经活动电位	nerve action potential，NAP
失神经再支配电位	reinnervation potential
纤颤电位	fibrillation potential
诱发电位	evoked potential
运动诱发电位	motor evoked potential
电针疗法	electroacupuncture therapy
电诊断法	electrodiagnosis
电诊断学	electrodiagnostics
电灼术	electrocautery
电止痛法	electroanalgesia
淀粉样变	amyloidosis
凋亡	apoptosis
吊床，吊带	hammock
吊腕带，颈腕吊带	collar cuff sling
叠盖	imbrication
碟形手术	saucerization
蝶酰谷氨酸螺钉	pteroylglutamic acid screw, PGA screw
蝶形骨折	butterfly fracture
蝶形椎	butterfly vertebra
叠加钢板固定	stacked plating

ding 钉顶定动冻

钉	peg，hail
顶椎	apical vertebra
定位器	localizer
动关节，滑膜关节	aparthrosis
动静脉，动静脉的	arteriovenous，AV
动静脉短路	arteriovenous shunt
动静脉畸形	arteriovenous malformation，AVM
动静脉瘤	arteriovenous aneurysm
动静脉瘘	arteriovenous fistula，AVF
动力	dynamic，motivation
动力绞锁固定钉	dynamic locking nail
动力锯	power saw
动力髁螺钉	dynamic condylar screw，DCS
动力髋螺钉	dynamic hip screw，DHS
动力性肌腱固定术	dynamic tenodesis
动力性脊柱器械	dynamic spinal instrumentation
动力性夹板	dynamic splint
动力性加压接骨板	dynamic compression plate
动力性加压接骨板固定	dynamic compression plate fixation
动力性中轴固定器	dynamic axial fixator
动脉	artery
滋养动脉	nutrient artery，feeding artery
动脉成形术	arterioplasty
动脉缝合	arteriorrhaphy
动脉痉挛	arteriospasm
动脉扩张	arteriectasis

动脉瘤	aneurysm
动静脉瘤	arteriovenous aneurysm
假性动脉瘤	false aneurysm
动脉瘤成形术	aneurysmoplasty
动脉瘤切除术	aneurysmectomy
动脉瘤样骨囊肿	aneurysmal bone cyst，ABC
动脉破裂	arteriorrhexis，rupture of artery
动脉钳	artery forceps，artery clamp
动脉切除术	arteriectomy
动脉切开术	arteriotomy
动脉狭窄	arteriostenosis
动脉压	arterial pressure，angiosthenia
动脉炎	arteritis
动脉移植	arterial graft
动脉异位	arteriectopia
动脉硬化	arteriosclerosis，AS
动脉造影片	arteriogram
动脉造影术	arteriography
动态磁共振成像	dynamic magnetic resonance imaging，dMRI
冻疮	perniosis
冻结肩，五十肩	frozen shoulder
冻伤	frostbite

dou-duan　豆窦端短断

| 豆状骨 | pisiform |
| 窦道 | sinus |

跗骨窦	tarsal sinus
椎静脉窦	vertebral venous sinus
窦道造影法	sinography
端侧吻合	end-to-side anastomosis
端侧修复	end-to-side repair
端端缝合	end-to-end suture
端对端肌腱修复术	end-to-end tendon repair
端端吻合	end-to-end anastomosis
短步，小步	brachybasia
短骨	short bone
短骨延长术	short bone lengthening
短颈畸形	brevicollis
短胫的	brachycnemic
短肋发育不良	short-rib dysplasia
短前臂的	brachykerkic
短潜伏期躯体感觉诱发电位	short-latency somatosensory evoked potential
短收肌	adductor brevis
短缩术	shortening，shortening procedure
骨干短缩术	diaphyseal shortening
肌腱短缩术	tendon shortening
肢短缩术	limb shortening
短缩楔形跗跖关节融合术	truncated-wedge tarsometatarsal arthrodesis
短缩楔形关节融合术	truncated-wedge arthrodesis
短头畸形	brachycephaly
短腿步态	short leg gait

短腿夹板	short leg splint，SLS
短下肢支具	short leg brace，SLB
短掌骨症	brachymetacarpia
短肢畸形（近端短肢）	phocomelia
短肢症	brachymelia
短跖骨症	brachymetatarsia
短指（趾）骨症	brachyphalangia
短指（趾）症	brachydactyly
断端	amputation stump
断端成形术	amputation stump plasty
断端负重接受腔	end-bearing socket
断端神经瘤	amputation neuroma
断裂	disruption，tear，fracture，rupture
断裂，碎裂	fragmentation
断头术，[骨]头切除术	decapitation

dui-duo　对蹲钝顿多

对氨基水杨酸	p-aminosalicylic acid，PAS
对侧的	opposite，contralateral
对侧偏瘫	contralateral hemiplegia
对称的	symmetric
对抗牵引	countertraction
对线	alignment
对掌成形术	opponensplasty，opponoplasty
蹲位	squatting position
钝钩	blunt retractor，blunt hook
钝伤	blunt trauma

钝痛，隐痛	dull pain
钝性分离	blunt dissection
顿足步态	stamping gait
多段骨折	multisegmental fracture
多神经炎	polyneuritis，neuritis multiplex，multifocal neuropathy
多发性成骨不全，多发性骨发育不全	dysostosis multiplex
多发性创伤	multiple trauma
多发性骨骺发育不良	multiple epiphyseal dysplasia，MED
多发性骨肉瘤	multicentric osteosarcoma
多发性骨软骨瘤病	multiple osteochondromatosis
多发性骨髓瘤	multiple myeloma，MM
多发性骨纤维发育不良	polyostotic fibrous dysplasia
多发性骨折	multiple fracture
多发性骨纤维发育不良伴皮肤斑及内分泌障碍	Albright's syhdrome
多发性关节痛	polyarthralgia
多发性肌炎	polymyositis，PM
多发性内生软骨瘤	multiple enchondromatosis
多发性软骨瘤病	multiple chondromatosis
多发性神经纤维瘤	multiple neurofibromas，mutiple neurofibromatosis
多发性软骨外生骨疣	multiple cartilaginous exostoses
多发性外伤	polytrauma
多发性外生骨疣	multiple exostoses
多发性硬化	multiple sclerosis，MS

多方向性不稳定	multidirectional instability
多钢丝固定	multiple pinning
多关节炎	polyarthritis
多骨性	polyostotic
多骨纤维性结构不良［症］	polyostotic fibrous dysplasia
多汗	hyperhidrosis
多滑膜炎	polysynovitis
多阶段椎管狭窄	multisegmental spinal stenosis
多孔涂层假体	porous-coated prosthesis
多抹棒皮肤黏合剂	Dermabond
多器官功能衰竭	multiple organ failure，MOF
多神经病	polyneuropathy
多相动作电位	polyphasic action potential
多形性	pleomorphic
多余的	redundant
多余骨，附加骨	supernumerary bone
多肢畸形	polymelia
多指（趾）畸形	polydactyly，multiple digits
多指（趾）并指（趾）畸形	polysyndactyly
多指（趾）畸形分类	Venn-Watson polydactyly classification
多中心性特发性骨溶解症	multicentric idiopathic osteolysis

E

e 鹅额恶儿二

| 鹅颈畸形 | swan-neck deformity |
| 鹅足，掌成形术，掌滑囊炎 | pes anserine，pes plasty，anserine |

	bursitis
额面，冠状面	frontal plane
恶性高热	malignant hyperthermia
恶性骨巨细胞瘤	malignant giant cell tumor of bone
恶性骨淋巴瘤	malignant lymphoma of bone
恶性黑色［素］瘤	malignant melanoma，MM
恶性间叶瘤	malignant mesenchymoma
恶性类风湿性关节炎	malignant rheumatoid arthritis，MRA
恶性软骨母细胞瘤	malignant chondroblastoma
恶性上皮组织肿瘤	malignant epithelial tumor
恶性神经鞘瘤	malignant neurilemmoma，malignant Schwannoma
恶性髓样肉瘤	malignant myeloid sarcoma
恶性纤维组织细胞瘤	malignant fibrous histiocytoma，MFH
恶性周围神经鞘膜瘤	malignant peripheral nerve sheath tumor，MPNST
儿童佝偻病X线片平行横线	Looser's lines
儿童股骨骺缺血坏死分级	Waldenstrm classification
儿童股骨头骨骺特发性骨坏死	Legg-Calve-Perthes disease，LCP
儿童骨骺创伤分类	Salter-Harris classification
儿童一过性足舟骨缺血坏死（6～9岁）	Khler disease
二次固定，延期固定	delayed fixation
二分髌骨，髌骨分裂	bipartite patella，patella bipartita
二分脊椎，脊椎裂	spina bifida
二期闭合伤口	secondary closure
二期修复术	secondary repair

E

二头肌	biceps
二头肌成形术	bicepsplasty
二头肌反射	biceps jerk，biceps reflex
二头肌腱反射减弱	depressed biceps jerk
二头肌腱鞘炎	bicipital tenosynovitis
二头肌肌腱炎	biceps tendinitis，bicipital tendonitis
二头肌悬吊术	biceps suspension procedure
二头肌再建	biceps realignment
二窝关节，双腔关节	bilocular joint
二氧化碳	carbon dioxide
二指（趾）症	bidactyly
二轴关节	biaxial joint

F

| **Forestier 病，老年性关节强直性脊柱椎骨肥厚** | Forestier disease，senile ankylosing hyperostosis of spine |

fa-fan　发翻反泛范

发病机制	pathogenesis
发病率	incidence
发病因素	pathogenic factor
发光，发亮	shininess
发红，充血	redness
发射型计算机断层摄影	emission computed tomography，ECT
发育不良，发育异常	dysplasia
迟发性脊椎骨骺发育不良	spondyloepiphyseal dysplasia

	tarda
单骨性纤维异样增生症	monostotic fibrous dysplasia
短肋骨发育不良	short rib dysplasia
多发性骨骺发育不良	multiple epiphyseal dysplasia, MED
多骨性纤维性骨发育不良	polysototic fibrous dysplasia
骨干发育不良	diaphyseal dysplasia
骨干骺端发育不良	metaphyseal dysplasia
脊椎骨骺干骺端发育不良	spondyloepimetaphyseal dysplasia
髋臼发育不良	acetabular dysplasia
颅骨骨端发育不良	craniometaphyseal dysplasia
颅骨骨干发育不良	craniodiaphyseal dysplasia
锁骨颅骨发育不良	cleidocranial dysplasia
先天性脊椎骨骺发育不良	spondyloepiphyseal dysplasia congenital
发育不良性脊椎滑脱	dystrophic spondylolisthesis
发育不全，无生殖力	agenesis
性腺发育不全	gonadal agenesis
发育不全，形成不全	aplasia
发育不全	dysgenesis
发育不全性关节炎	hypotrophic arthritis
发育过度	hypergenesis, excessive development
发育停止	developmental arrest
发育性髋关节脱位	developmental dislocated hip
发育性髋内翻	developmental coxa vara
发育性脊椎管狭窄	developmental spinal canal stenosis
发育延迟	delayed growth

F

发育异常	dysplasia, development abnormality
翻转，倒转	retroversion
翻转肌皮瓣	turnover muscle flap
反复扭伤	repetition strain injury
反复性脱位，习惯性脱位	recurrence dislocation, habitual dislocation
反屈，反弯	recurvation, recurvatum
反射	reflex, jerk
反射测试	reflex test
反射弧	reflex arc
跟腱反射	Achilles jerk
肱二头肌反射	biceps jerk
股四头肌反射	quadriceps jerk
踝反射	ankle jerk
膝反射	knee jerk
小腿三头肌反射	triceps surae jerk
髌腱反射	patellar tendon reflex, PTR
反桡骨膜反射	inverted radial reflex
跟腱反射	Achilles tendon reflex, ATR
肱二头肌反射	biceps reflex
肱三头肌反射	triceps reflex
踝反射	ankle reflex
脊髓反射	spinal reflex
腱反射	tendon reflex
牵张反射，肌伸张反射	stretch reflex
强直性颈反射，紧张性颈反射	tonic neck reflex
球海绵体反射	bulbocavernous reflex

桡骨反射	radial reflex
深反射	deep reflex
膝反射	knee reflex
跖反射	plantar reflex
轴突反射	axon reflex
反射减弱	hyporeflexia
反射亢进	hyperreflexia
反射性交感神经营养不良	reflex sympathetic dystrophy，RSD
反跳现象，复发现象	rebound phenomenon
反向全肩关节置换术	reverse total shoulder replacement
反应性骨膜增生	reactive periosteal proliferation
反转交指皮瓣	reverse cross-finger flap
泛发性纤维瘤病	generalized fibromatosis
范围，幅度	amplitude，range，scope

fang　方防放

方结	reef knot，square knot
方形结节	quadrate tubercle
方形韧带	quadrate ligament
方形锥	square-shaped awl
防护板	protector
防护手套	protective gloves
防滑移接骨板	antiglide plate
防滑移接骨板固定术	antiglide plate fixation
放射	radiation
放射疗法	radiotherapy
放射敏感性，辐射敏感性	radiosensitivity

放射性痛	radiating pain
放射线可穿透的	radiolucent
放射线可透性	radiolucency
放射线照片	radiograph
放射线照射后肉瘤	postradiation sarcoma
放射性骨坏死	osteoradionecrosis
放射性核素扫描	radionuclide scanning
放射性坏死	radiation necrosis, radionecrosis
放射性脊髓病	radiation myelopathy
放射性脊髓炎	radiation myelitis
放射性损伤	radiation injury
放射性同位素扫描	radioisotope scanning
放射学	radiology
放射引发骨肉瘤	radiation induced osteosarcoma
放射诊断	radiodiagnosis, radiological diagnosis
放射治疗	radiation therapy, radiotherapy
放射致癌	radiocarcinogenesis
放射自显影［照］片	autoradiogram, radioautogram
放线菌素 D	actinomycin D, ACTD

fei 飞非肥腓废肺

飞机式夹板	airplane splint
非处方药	over the counter, OTC
非创伤性特发性骨坏死	nontraumatic idiopathic osteonecrosis
非蛋白氮	nonprotein nitrogen, NPN
非骨化性纤维瘤	nonossifying fibroma
非骨水泥股骨柄假体	uncemented femoral stem

非骨水泥关节，非水泥假体	cementless prosthesis
非贯通伤	hon-penetrating wound
非律动性活动	arrhythmic activity
非特异性关节炎	nonspecific arthritis
非特征症状，可疑症状	equivocal symptom
非限制性的	unconstrained，nonconstrained
非限制性肩关节成形术	unconstrained（nonconstrained）shoulder arthroplasty
非限制性假体	unconstrained（nonconstrained）prosthesis
非限制性人工膝关节	unconstrained（nonconstrained）knee prosthesis
非胰岛素依赖型糖尿病，2 型糖尿病	non-insulin-dependent diabetes，NIDD
非甾体抗炎药	nonsteroidal anti-inflammatory drugs，NSAIDs
非甾体消炎止痛药	nonsteroidal anti-inflammatory analgesic，NSAIA
肥大细胞	mast cell，mastocyte
肥大性肺性骨关节病	hypertrophic pulmonary osteoathropathy，Marie-Bamberger disease
肥大性骨不连	hypertrophic nonunion
肥大性关节炎	hypertrophic arthritis
肥大性滑膜炎	hypertrophic synovitis
肥厚性瘢痕	hypertrophic scar
肥胖	obesity

腓肠，小腿肚	calf，sura
腓肠豆骨，腓肠肌内籽状纤维软骨	fabella，fabellae（复数）
腓肠肌	gastrocnemius muscle
腓肠肌肌瓣	gastrocnemius muscle flap
腓肠肌筋膜切开跟腱延长术	Strayer Achilles lengthening
腓肠肌痉挛，小腿肚痉挛	systremma，sural spasm
腓肠肌外侧肌瓣	lateral gastrocnemius muscle flap
腓肠肌性马蹄足	gastrocnemius equinus
腓肠肌延长术	Vulpius gastrocnemius muscle lengthening
腓肠神经	sural nerve
腓肠神经移植	sural nerve graft
腓动脉	peroneal artery
腓跟的	fibulocalcaneal
腓跟韧带	fibulocalcaneal ligament
腓骨	calf bone，fibula，perone
腓骨瓣	fibula flap
腓骨部分切除术	partial fibulectomy
腓骨的	fibular，peroneal
腓骨短肌	peroneous brevis，PB
腓骨短肌移植术	peroneous brevis graft
腓骨短肌转移术	peroneous brevis transfer
腓骨发育不良	dystrophic fibula
腓骨肌	calf muscles，peroneal muscle
腓骨肌筋膜间室综合征	peroneal compartment syndrome
腓骨肌痉挛性扁平足	peroneal spastic flatfoot
腓骨肌萎缩	peroneal muscle atrophy，Charcot-

	Marie-Tooth disease，CMT
腓骨肌支持带	peroneal retinaculum
腓骨切除	fibulectomy
腓切迹	fibular notch
腓静脉	fibular vein，peroneal vein
腓距跟韧带	fibulotalocalcaneal ligament
腓浅神经	superficial peroneal nerve
腓深神经	deep peroneal nerve，profundum peroneal nerve
腓神经麻痹	peroneal nerve paralysis
腓总神经	common peroneal nerve
腓总神经综合征	common peroneal nerve syndrome
废用性萎缩，失用性萎缩	disuse atrophy
肺挫伤	pulmonary contusion
肺功能	pulmonary function
肺栓塞	pulmonary embolism，PE
肺性肥大性骨关节炎	hypertrophic pulmonary osteoarthropathy

fen-feng   分粉风蜂缝

分层皮片移植，中厚皮片移植	split-thickness skin graft，STSG
分叉截骨术	bifurcation osteotomy
分叉拇指	bifid thumb
分叉韧带	bifurcate ligament
分段骨折	segmental fracture
分段移植	segment graft
分割入路	split approach

分节脊椎麻醉，节段性脊髓麻醉	segmental spinal anesthesia
分界，划分	demarcation，delimitation
分离	dissociation
感觉分离	peripheral dissociation，sensory dissociation
脊髓空洞症性感觉分离	syringomyelic dissociation
舟月骨分离	scapholunate dissociation
分离	separation
骨骺分离	epiphyseal separation
椎体边缘 [骺] 分离	epiphyseal separation of the vertebral body
分离片，死骨	sequester
分离性感觉丧失	dissociated anesthesia
分离性骨折	diastasis fracture，diastatic fracture
分离性脱位	divergent dislocation
分离移位	bayonet apposition
分裂髌骨	patella partita，bipartite patella
分娩，出生，起源	birth
出生骨折，分娩骨折	birth fracture
出生创伤，分娩损伤	birth injury
分娩麻痹，产伤麻痹	birth palsy
分娩瘫	obstetrical paralysis，obstetrical palsy
分碎术，细切术	morcellation
分支，分叉点	bifurcation
粉瘤	atheroma
粉碎性骨折	comminuted fracture

风湿病	rheumatism
复发性风湿病	palindromic rheumatism
肌风湿病	muscular rheumatism
精神性风湿病	psychogenic rheumatism
风湿结节	Heberden nodes，rheumatoid nodule
风湿热	rheumatic fever，RF
风湿性多发性肌肉痛	polymyalgia rheumatica
风疹性关节炎	Rubella arthritis
蜂窝［组］织炎	cellulites，phlegmon
缝合	suture
8 字缝合	figure-of-eight suture
端端缝合	end-to-end suture
间断缝合	interrupted suture，knotted suture
交叉编织缝合	interlacing suture
接近缝合	approximation suture
连续缝合	continuous suture
埋入缝合	buried suture
皮内连续缝合	subcuticular suture
褥式缝合	mattress suture
神经缝合	nerve suture
神经束缝合	fascicular [nerve] suture，funicular [nerve] suture
神经外膜缝合	epineural suture
双重直角缝合	double right-angle suture
延迟缝合	delayed suture
延迟一期缝合	delayed primary suture
一期缝合	primary suture

鱼口状［端端］缝合	fishmouth end-to-end suture
支持缝合	stay suture
缝合打结［锚定］技术	suture anchor technique
缝合固定	suture fixation
缝合夹	wound clip, sature cup
缝合器缝合术	stapling
骨骺 U 型钉固定术	epiphyseal suapling
缝匠肌	sartorius
缝匠肌前移术	sartorius advancement

fu 跗浮氟俯辅腐负附复副腹

跗动脉	tarsal artery
跗骨	tarsal bone, tarsale, tarsalia, tarsus, tarsi（复数）
跗骨的	tarsal
跗骨窦	tarsal sinus, sinus tarsi
跗骨窦综合征	sinus tarsi syndrome
跗骨骨融合	tarsal coalition
跗骨骨愈合	tarsal bars
跗骨间的	midtarsal, tarsotarsal
跗骨间骨关节炎	midtarsal osteoarthritis
跗骨间关节	intertarsal joint
跗骨截肢术	tarsal amputation
跗骨切除术	tarsectomy
跗骨痛	tarsalgia
跗骨脱位	tarsectopia
跗骨楔形截骨术	tarsal wedge osteotomy

跗关节痛风性关节炎	gouty arthritis of tarsal joints
跗管	tarsal tunnel
跗管松解术	tarsal tunnel release
跗横关节	transverse tarsal joint
跗间关节融合术	tarsal arthrodesis
跗胫的	tarsotibial
跗静脉	tarsal vein
跗跖的	tarsometatarsal
跗跖关节	Chopart joint，tarsometatarsal joint
跗跖关节短楔形融合术	tarsometatarsal truncated-wedge arthrodesis
跗跖关节截肢术	tarsometatarsal amputation
跗跖关节融合术	tarsometatarsal joint arthrodesis
跗趾的	tarsophalangeal
浮髌	floating patella
浮髌试验，冲击触诊	ballottement of patella，floating patella test
浮动的	floating
浮肋	floating rib
浮游膝	floating knee
浮游膝骨折	floating knee fracture
浮游肘	floating elbow
浮游肘骨折	floating elbow fracture
浮肿，水肿	edema
氟骨病	fluorosis of bone，osteofluorosis
俯卧位	prone position
辅酶 A	coenzyme A，CoA

辅助的	adjuvant
辅助放射治疗	adjuvant radiotherapy
辅助化学治疗	adjuvant chemotherapy
腐生，腐化	pythogenesis
负压伤口疗法	negative pressure wound therapy，NPWT
负压真空辅助闭合	vacuum-assisted closure，VAC
负重	weight bearing，WB
负重骨小梁	weight-bearing trabeculae
负重关节	weight-bearing joint
附加骨	supernumerary bone
附着	insertion，attachment，adhesion
复发	relapse
复发率	relapse rate，recurrence rate
复发性半脱位	recurrent subluxation
复发性多软骨炎	relapsing polychondritis
复发性风湿病	palindromic rheumatism
复发性踝关节脱位	recurrent ankle joint luxation
复发性肉瘤	recurrent sarcoma
复发性脱位	recurrent dislocation
复发性膝关节脱位	recurrent dislocation of knee
复方的	compositus
复合关节	composite joint，compound joint
复合肌肉动作电位	compound muscle action potential
复合伤	combined injury，complex lesion
复合移植	composite graft
复合组织移植	composite tissue graft

复苏室	recovery room，resuscitation room
复位杆	reposition lever
复位截骨术	reduction osteotomy
复位［术］	diaplasis，reduction
闭合复位	closed reduction
切开复位	open reduction
手法复位	manipulative reduction，manual reduction
副骨	accessory bone
副交感神经	parasympathetic nerve
腹壁的	epigastric
腹壁浅动脉	superficial epigastric artery
腹壁浅静脉	superficial epigastric vein
腹壁上动脉	superior epigastric artery
腹壁上静脉	superior epigastric vein
腹壁下动脉	inferior epigastric artery
腹壁下静脉	inferior epigastric vein
腹壁反射	abdominal reflex
腹部皮瓣	abdominal flap
腹侧前路旋转脊椎融合术	ventral derotation spondylodesis，VDS
腹股沟	inguen，groin
腹股沟瓣	groin flap
腹横肌	transversus abdominis muscle
腹肌	muscle of abdomen
腹膜外的	extraperitoneal
腹膜外入路	extraperitoneal approach

腹内斜肌	obliquus internus abdominis
腹前壁下部的浅筋膜浅层	Camper fascia
腹前壁下部的浅筋膜深层	Scarpa fascia
腹腔积血	hemoperitoneum，hematocelia
腹外斜肌	obliquus externus abdominis
腹直肌	rectus abdominis
腹直肌瓣转移术	rectus abdominis muscle flap transfer
腹直肌肌瓣	rectus abdominis muscle flap
腹直肌鞘	sheath of rectus abdominis

G

ga 钆伽

钆增强核磁共振扫描	gadolinium-enhanced MRI
伽马钉，γ钉	gamma nail
γ钉固定	gamma nail fixation

gai-gan 改钙干感

改型，重塑	remodeling
改正，修整术	revision
残端修整术	stump revision
钙	calcium，Ca
钙质沉着	calcium deposit
磷酸钙陶瓷	calcium phosphate ceramic
葡萄糖酸钙	calcium gluconate
羟基磷灰石钙	calcium hydroxyapatite

碳酸钙	calcium carbonate
钙化	calcification
骨外钙化	extraosseous calcification
异位钙化	ectopic calcification, heterotopic calcification
钙化骨块切除	excision of calcified mass
钙化性滑囊炎	calcific bursitis
钙化性肌腱炎	calcific tendinitis
钙化性腱鞘炎	calcific tendonitis, peritendinitis calcarea
钙化性软骨营养不良	chondrodystrophia calcificans
钙化症	calcinosis
瘤样钙质沉着	tumoral calcinosis
干板 X 线照相术，静电射线透照术	xeroradiography
干酪样坏死	caseous necrosis
干扰素	interferon, IFN
干燥综合征	sicca syndroma, Sjögren syndrome
干，躯干	trunk, truncus
交感干	sympathetic trunk
神经干	nerve trunk
干骺端	metaphysis, metaphyses（复数）
干骺端的	metaphyseal
干骺端骨折	metaphyseal fracture, fracture of metaphysis
干骺端结核	metaphyseal tuberculosis
干骺端脓肿	metaphyseal abscess

G

干骺融合	diaphyseal-epiphyseal fusion
干骺续连症	metaphyseal aclasis
感觉，知觉	sensation
防御感觉	protective sensation
关节［感］觉	joint sensation
精细辨别觉	epicritic sensation
痛觉	pain sensation，algesia，algesthesia
温觉	warm sensation
感觉测试	sensory examination，sensation test
感觉迟钝	dysesthesia
感觉分离	sensory dissociation
感觉固有区域	area propria
感觉过敏，肢痛	acroesthesia
感觉过敏	hyperesthesia
感觉亢进	oxyesthesia
感觉能力	sensibility
感觉缺失，麻醉［法］	anesthesia
长袜形感觉障碍，长袜状麻醉	stocking anesthesia
触觉缺失	thigmanesthesia
传导阻滞麻醉	conduction anesthesia
骶管麻醉	sacral anesthesia
分节性脊髓麻醉	segmental spinal anesthesia
分离性感觉丧失	dissociated anesthesia
脊髓麻醉，脊髓感觉缺失	spinal anesthesia
浸润麻醉	infiltration anesthesia
静脉麻醉	intravenous anesthesia
局部麻醉	local anesthesia

区域麻醉	regional anesthesia
全身麻醉	general anesthesia
手套状感觉缺失	glove anesthesia
温度觉缺失	thermal anesthesia
吸入麻醉	inhalation anesthesia
腰椎硬膜外麻醉	lumber epidural anesthesia
硬膜外麻醉	epidural anesthesia

感觉损伤　　　　　　　　sensory impairment

感觉神经　　　　　　　　sensory nerve

　感觉神经传导速度　　　　sensory nerve conduction velocity

　感觉神经动作电位　　　　sensory nerve action potential, SNAP

　感觉神经诱发电位　　　　sensory nerve evoked potential

感觉异常　　　　　　　　paraesthesia, cacesthesia

感觉异常性股痛　　　　　meralgia paresthetica

感觉与运动能力缺失　　　anesthecinesia

感觉障碍　　　　　　　　paresthesia, sensory disturbance

感染，传染　　　　　　　infection

　病灶感染　　　　　　　　focal infection

　迟发感染　　　　　　　　late infection

　混合感染　　　　　　　　mixed infection

　机会性感染　　　　　　　opportunistic infection

　继发感染　　　　　　　　secondary infection

　间接传染　　　　　　　　indirect infection

　交叉感染　　　　　　　　cross infection

　接触传染　　　　　　　　contact infection

　空气传染　　　　　　　　airborne infection

　逆行感染　　　　　　　　retrograde infection

医源性感染	iatrogenic infection
医院［内］感染	nosocomial infection
感染的，传染的	infective，infetious
感染性关节炎	infiectious arthritis，infective arthritis
感染性滑囊炎	infective bursitis
感染性腱鞘炎	infective tenosynovitis

gang-gao 冈钢高

冈上肌	supraspinatus
冈上肌腱炎	tendonitis of supraspinatus muscle，supraspinatus tendinitis
冈上肌综合征	supraspinatus syndrome
冈下肌	infraspinatus，infraspinatus muscle
钢板内固定	internal plate fixation
钢棒内固定	rod fixation
钢棒折弯器	rod bender
钢缆顺过器	cable passer
钢缆	cable
钢缆固定	cable fixation
钢丝	wire
钢丝导引器	wire introducer
钢丝固定	wire fixation
钢丝环绕固定	wire loop fixation
钢丝剪	wire cutter
钢丝拧紧器	wire tightener
钢丝牵引	wire traction

钢丝锥	wire passer
钢针固定	pinning
多钢针固定	multiple pinning
钢针和钻头导引器	wire and drill guide
钢针牵引	pin traction
高分化肉瘤	well-differentiated sarcoma
高钙血症	hypercalcemia
高弓内翻足	cavovarus
高弓外翻足	cavovalgus
高弓仰趾外翻	cavocalcaneovalgus
高胱氨酸尿	homocystinuria
高聚体接骨板	polymer plate
高聚体接骨板固定	polymer plate fixation
高聚体植入物	polymer implant
高密度聚乙烯	high density polyethylene，HDP
高能量创伤	high-energy trauma
高能量骨折	high-energy fracture
高尿酸血症	hyperuricemia
高频电刀	high frequency electric knife
高速锯	high-speed saw
高体温，过热	hyperthermia
恶性高热	malignant hyperthermia
高位髌骨	high-riding patella，patella alta
高位肩胛骨	high-riding scapula，elevated scapula
高位肩胛骨松解术	release of high riding scapula，Woodward procedure

高位胫骨截骨术	high tibial osteotomy
高压氧	hyperbaric oxygen，high oxygen pressure，HOP
高压氧疗法	hybaroxia，hyperbaric oxygenation treatment
高脂蛋白血症	hyperlipoproteinemia

ge-gen 割隔膈个根跟

割裂骨折	split fracture
戈谢病	Gaucher disease
隔离，分离	isolation
膈肌	diaphragm
膈神经	phrenic nerve
个体化重建	patient specific reconstruction
根	root
神经根	nerve root
根性痛	root pain
根症状	root sign
根丝	rootlets
根治性截肢	radical amputation
根治性切除	radical excision
根治性切除术	radical resection
根治性手术	radical operation
跟腓的	calcaneofibular
跟腓韧带	calcaneofibular ligament
跟骨	calcaneus，calcanei（复数），heel bone

跟骨粗隆炎	calcaneal apophysitis
跟骨骨刺	calcaneal（calcanean，calcaneus）spur
跟骨骨折分型（Ⅰ～Ⅳ型）	Sanders CT classification（Type Ⅰ～Ⅳ）
跟骨腱鞘炎	calcaneal tendosynovitis
跟骨截骨术	calcaneal osteotomy
跟骨结节	calcaneal tuberosity，calcaneal tuber
跟骨内侧柱骨折	medial column calcaneal fracture
跟骨舌型骨折	tongue type fracture of calcaneus
跟骨外柱延长术（治疗扁平足）	Evans calcaneal lengthening
跟骨靴	orthopaedic shoes
跟骨炎	calcaneitis
跟骨的	calcaneal
跟骨延长截骨术	Evans calcaneal lengthening osteotomy
跟后滑囊	retrocalcaneal bursa
跟后滑囊炎	retrocalcaneal bursitis
跟后外生骨疣	retrocalcaneal exostosis，Haglund deformity
跟腱	Achilles tendon，calcaneal tendon，heel cord
跟腱短缩术	Achilles tendon shortening
跟腱断裂	Achilles tendon rupture，rupture of calcaneal tendon
跟腱反射	Achilles jerk，Achilles tendon reflex，ATR

跟腱缝合术	achillorrhaphy
跟腱固定术	Achilles tenodesis，calcaneal tenodesis
跟腱滑囊炎	achillobursitis
跟腱切断术	Achilles tenotomy, achillotenotomy
成形跟腱切断术	plastic achillotenotomy
跟腱痛	achillodynia
跟腱修复术	Achilles tendon repair
跟腱炎	Achilles tendinitis
跟腱延长	elongation of tendo Achillis，ETA
跟腱延长术	tendon Achilles lengthening
	lengthening of Achilles tendon
跟腱止点末端病	Haglund's deformity
跟腱周围炎	Achilles peritendinitis，calcaneal paratendinitis
跟胫的	calcaneotibial
跟胫关节融合术	calcaneotibial arthrodesis
跟胫韧带	calcaneotibial ligament
跟距的	calcaneoastragaloid
跟距骨截骨术	talocalcaneal osteotomy
跟距骨联合	talocalcaneal coalition
跟距骨桥	talocalcaneal bridge
跟距骨融合术	talocalcaneal fusion
跟距内侧韧带	medial talocalcaneal ligament
跟距舟关节	talocalcaneonavicular joint
跟痛	calcaneodynia
跟骰的	calcaneocuboid

跟骰半脱位	calcaneocuboid subluxation
跟骰关节	calcaneocuboid joint
跟骰关节融合术	calcaneocuboid arthrodesis
跟骰关节炎	calcaneocuboid arthritis
跟骰融合	calcaneocuboid coalition
跟骰关节撑开融合术	calcaneocuboid distraction arthrodesis
跟骰韧带	calcaneocuboid ligament
跟型马蹄足	heel equinus
跟脂肪垫	calcaneal fat pad
跟跖的	calcaneoplantar
跟趾步态	heel-and-toe gait
跟舟的	calcaneonavicular
跟舟骨连接	calcaneonavicular bar
跟舟关节	calcaneonavicular joint
跟舟融合	calcaneonavicular coalition
跟舟韧带	calcaneonavicular ligament
跟足步态	calcaneal gait

geng-gong   梗弓功肱共供

梗死	infarct
骨梗死	bone infarct
弓，弓形，半圆形	arch
喙肩弓	coracoacromial arch
神经弓	neural arch
腕弓	carpal arch
掌弓	metacarpal arch

中足弓	metatarsal arch
椎弓	vertebral arch
足底横弓	transverse arch
足底纵弓	longitudinal arch
足弓	foot arch，plantar arch
弓形足	cavus，pes cavus
弓形足，爪形足	talipes cavus
功能	function
功能不全	insufficiency
功能减退	hypofunction
功能亢进	hyperfunction
功能位，便利的肢体位置	functional position
功能性半脱位	functional subluxation
功能性跛足	functional short leg
功能性电刺激	functional electrical stimulation，FES
功能性脊柱侧弯	functional scoliosis
功能性矫形架	functional orthosis，function brace
功能障碍，功能不良，功能降低	dysfunction，impairment
功能转换	functional switching
肱尺的	humeroulnar
肱尺关节	humeroulnar joint
肱动脉	brachial artery
肱动脉损伤	brachial artery injury
肱二头肌	biceps brachii，biceps femoris
肱二头肌长头断裂	rupture of long tendon of biceps
肱二头肌长头腱腱鞘炎	tendosynovitis of long tendon of biceps

肱二头肌腱	biceps brachii tendon
肱二头肌腱损伤试验（肱二头肌腱前臂旋后疼痛试验）	Yergason biceps tendon injury sign
肱二头肌结节间沟	bicipital groove，BG
肱二头肌运动成形术	biceps cineplasty
肱二头肌转位术	biceps brachialis muscle transfer
肱二头肌转移术（治疗旋后挛缩）	Zancolli biceps tendon transfer
肱骨	humerus，humeri（复数）
肱骨的	humeral
肱骨二头肌粗隆	bicipital tuberosity
肱骨横韧带	Brodie's ligament，transverse humeral ligament
肱骨滑车	trochlea humeri，trochlea of humerus
肱骨颈	humeral neck
肱骨髁	humeral condyle，condylus humen
肱骨髁上骨折	supracondylar fracture of humerus
肱骨髁上骨折分型	Gartland classification
肱骨内翻	humerus varus
肱骨内上髁撕脱性骨折	Little League elbow
肱骨上髁	humeral epicondyle
肱骨外翻	humerus valgus
肱骨外上髁炎，网球肘	lateral epicondylitis，tennis elbow
肱骨小头	capitellum of humerus
肱骨小头骨软骨病	osteochondritis of capitellum，Panner's disease
肱骨小头骨折	capitellum fracture
肱骨远端 1/3 骨折伴桡神经嵌压	Holstein-Lewis fracture

肱肌	brachialis muscle
肱肩胛的	humeroscapular
肱静脉	brachial vein
肱桡的	humeroradial
肱桡关节	humeroradial joint
肱桡肌	brachioradialis muscle
肱桡肌反射	brachioradialis jerk
肱桡肌腱	brachioradialis tendon
肱桡肌腱转移术	brachioradialis tendon transfer
肱三头肌	triceps brachii
共济失调步态	ataxia gait, tabetic gait
共济失调性毛细血管扩张症	ataxia telangiectasia
供者，供血者，供体	donor

gou 佝沟钩

佝偻病	rickets, rachitis
迟发性佝偻病	late rickets
低磷酸血症佝偻病	hypophosphatemic rickets
假性佝偻病	pseudodeficiency rickets
难治性佝偻病	refractory rickets
肾性佝偻病	renal rickets
维生素 D 缺乏性佝偻病	vitamin D deficiency rickets
维生素 D 抵抗性佝偻病	vitamin D resistant rickets
幼儿坏血病，坏血病性佝偻病	scurvy rickets
佝偻病体质	rachitism
沟	groove
鼻唇沟	nasolabial groove, nasolabial

	fold，nasolabial sulcus
肱骨结节间沟	bicipital groove，intertubercular groove of humerus
桡神经沟	sulcus of radial nerve，radial groove，spiral groove
三角肌胸大肌间沟	hook deltopectoral groove
钩	uncus
骨钩	bone hook
皮肤钩	skin hook
钩棒固定术	hook and rod fixation
钩骨	hamate，unciform bone，uncinate bone
钩突（颈椎的）	uncinate process
钩月关节	hamate-lunate joint
钩状骨剥脱骨折	flake hamate fracture
钩状突起（尺骨）	coronoid process
钩状突起	uncinate process
钩椎关节	uncovertebral joint

gu   估孤姑股骨固

估计失血量	estimated blood loss，EBL
孤立性骨囊肿，单一性骨囊肿	solitary bone cyst，unicameral bone cyst
姑息的，姑息剂	palliative
姑息性放疗	palliative radiotherapy
姑息性化疗	palliative chemotherapy
股薄肌	gracilis

股薄肌肌瓣	gracilis muscle flap
股薄肌移植术	gracilis transplantation
股动脉造影	femoral arteriography
股二头肌腱	biceps femoris tendon
股方肌	quadratus femoris
股骨，大腿	femur，femora，femurs（复数）
股骨	thigh bone
股骨大转子下的假设线	Gant's line
股骨的	femoral
股骨反转关节固定术	femoral turn-down arthrodesis
股骨干骺端头下截骨	Dunn osteotomy
股骨骨盆融合术	femur-pelvic fusion
股骨环	femoral rings
股骨后方滚动	femoral rollback
股骨后倾	femoral retroversion
股骨后旋	femoral retrotorsion
股骨截骨术	femoral osteotomy
股骨近端骨骺骨软骨炎	osteochondritis of the femoral capital epiphysis
股骨近端灶性缺损	proximal femoral focal deficiency，PFFD
股骨颈	femoral neck
股骨颈骨折分型	Garden classification
股骨颈楔形截骨术（治疗股骨头骨骺滑脱）	Dunn osteotomy
股骨胫骨的	femorotibial
股骨局限性缺损	femoral focal deficiency

股骨距	femorale calcar
股骨距置换型股骨假体	calcar replacement prosthesis
股骨髁	femoral condyle
股骨髁髌骨切迹	condylopatellar sulcus
股骨髁后方的冠状位骨折	Hoffa fracture
股骨髁上骨折	femoral supracondylar fracture, supracondylar fracture of femur
股骨髁上去旋转截骨术	supracondylar femoral derotational osteotomy
股骨髁上楔形截骨术（治疗膝外翻）	Macewen's operation
股骨内翻	femur varum
股骨髂骨的	femoroiliac
股骨前倾	femoral anteversion
股骨上端骨骺滑脱症	slipped upper femoral epiphysis
股骨头	femoral head
股骨头闭孔脱位	luxatio coxae obturatoria
股骨头骨骺滑脱症	slipped capital femoral epiphysis, SCFE
股骨头骨骺骨软骨病	Osteochondrosis of capitular epiphysis of femur, Legg-Perthes disease
股骨头髋臼上脱位	superior dislocation（hip）
股骨头缺血性坏死	avascular necrosis of femur head
股骨头韧带	ligamentum of head of femur
股骨头外侧柱分型	Herring lateral pillar radiographic classification
股骨头无菌性（缺血性）坏死	aseptic（avascular）necrosis of

	femoral head，AVN
股骨头圆韧带	round ligament of femur
股骨头置换术	femoral head prosthetic replacement
股骨旋前	femoral antetorsion
股骨延长术	femoral lengthening
股骨远端截骨术	distal femoral osteotomy
股骨远端内翻截骨术	distal femoral varus osteotomy
股骨植入假体	femoral endoprosthesis
股骨转子间骨折	femoral intertrochanteric fracture
股骨坐骨的	femoroischial
股静脉	femoral vein
股内侧肌	vastus medialis
股神经	femoral nerve
股三角	femoral triangle，Scarpa triangle，trigonum femorale
股疝	femorocele
股深动脉	deep femoral artery，profunda femoral artery
股深静脉	deep femoral vein，profunda femoral vein
股四头肌	quadriceps femoris muscle
股四头肌成形术	quadricepsplasty
股四头肌反射	quadriceps jerk
股四头肌腱膜	quadriceps aponeurosis
股四头肌筋膜	quadriceps femoris fascia
股四头肌挛缩	quadriceps contracture
股四头肌瘫痪	quadriparesis

股四头肌 V-Y 成形	V-Y quadricepsplasty
股四头肌萎缩	quadriceps atrophy
股四头肌训练	quadriceps setting exercise
股四头肌延长术	quadriceps lengthening
股痛，大腿痛	meralgia
股外侧肌	vastus lateralis
股外侧肌肌瓣	vastus lateralis muscle flap
股外侧皮神经	lateral femoral cutaneous nerve，LFCN
股 [血管] 鞘	femoral sheath
股直肌	rectus femoris
股直肌瓣转移术	rectus femoris muscle flap transfer
股直肌 - 股薄肌转移术	rectus femoris-gracilis transfer
股直肌鞘	rectus sheath
股直肌松解术	rectus femoris release
股直肌远侧转移术	distal rectus femoris transfer
股中间肌	vastus intermedius muscle
骨，骨骼	bone
板层骨	lamellar bone
板层状的	lamellated
编织骨，非板层骨	woven bone，nonlamellated bone
扁平骨	flat bone
不规则骨	irregular bone
长骨	long bone
短骨	short bone
附骨	accessory bone
附加骨，额外骨	supernumerary bone

海绵骨	trabecular bone
密质骨	compact bone
膜成骨	membrane bone
膜化骨	periosteal bone
皮质骨	cortical bone
人工骨	artifical bone
软骨成骨	cartilage bone, endochondral bone, replacement bone, subchondral bone
松质骨，海绵骨	cancellous bone
松质骨，骨松质	spongy bone
运动性骨化	exercise bone
籽骨	sesamoid bone
骨	os
骨斑纹症，全身脆性骨硬化	osteopathia condensans, disseminata osteopoikilosis, spotted bones
骨板	bone lamella
骨包壳	involucrum, involucra（复数）
骨表面骨肉瘤	surface osteosarcoma
骨表面蚀化	erosion of bone surface
骨病	osteopathy
骨髓性骨病	myelogenic osteopathy
饥饿性骨病	hunger osteopathy
营养不良性骨病	alimentary osteopathy
骨病理学	osteopathology
骨撑开钳	bone-splitting forceps
骨成形不全	anosteoplasia

骨重建，重改建	osteoplasty
骨成形术	osteoplasty
骨出血	osteorrhagia
骨穿刺术	osteostixis
骨传导	bone conduction，osteoconduction
骨脆症	fragilitas ossium，osteogenesis imperfecta
骨挫伤	bone bruise
骨锉	bone rasp，bone file
骨单位	osteon
骨岛	bone island
骨的	bony
骨发育异常	bony dysplasia
骨侵蚀	bony erosion
骨突	bony prominence
骨象牙质	bony eburnation
骨性标志	bony landmark
骨性畸形	bony deformity
骨性强直	bony ankylosis
骨性融合	bony fusion
骨性撕脱	bony avulsion
骨质增厚	bony thickening
骨转移	bony metastasis
外生骨疣	bony exostosis
骨钉	bone peg
骨钉移植	peg bone graft
骨丢失	bone loss

骨端病	apophyseopathy
骨端坏死	apophyseal necrosis
骨端炎，骨突炎	apophysitis
胫骨粗隆骨软骨病	apophysitis of tibial tubercle，Osgood-Schlatter disease
青年期胫骨骨突炎	apophysitis tibialis adolescentium，Osgood-Schlatter disease
骨短缩术	shortening of bone
骨对合术	osteosynthesis
骨发生，骨形成	osteogenesis
骨发育不良	bone dysplasia
骨发育不全	anostosis，atelosteogenesis
骨发育异常	osteodysplasty
骨肥大（膨胀）症，骨弯曲	osteoectasia
家族性骨肥大扩张症	familial osteoectasia
骨肥厚症，骨增殖症	hyperostosis
骨内骨增殖症	endosteal hyperostosis
老年性强直性脊柱骨增殖症（Forestier 症）	senile ankylosing hyperostosis
强直性脊椎骨增殖症	ankylosing spinal hyperostosis，ASH
胸肋锁骨肥厚症	sternocostoclavicular hyperostosis
婴儿骨皮质增殖症	infantile cortical hyperostosis
骨肥厚	pachyostosis，hyperostosis
骨缝合术	osteorrhaphy
骨氟中毒	osteofluorosis
骨改建单位，骨重建单位	bone remodeling unit

骨钙素	osteocalcin
骨干	diaphyseal, diaphysis, diaphyses（复数）
骨干短缩术	diaphyseal shortening
骨干骨折	diaphyseal fracture, fracture of diaphysis, midshaft fracture
骨干横行截骨	transverse diaphyseal osteotomy
骨干骺端软骨发育不全	metaphyseal chondrodysplasia
骨干骺端发育不全	metaphyseal dysplasia
骨干骺端纤维性皮质缺损（非骨化性纤维瘤）	metaphyseal fibrous cortical defect（non-ossifying fibroma）
骨干截骨术	midshaft osteotomy
骨干结核	diaphyseal tuberculosis
骨干切除术	diaphysectomy
骨干续连症	diaphyseal aclasis
骨干发育不全	diaphyseal dysplasia
骨骼	ossature, skeleton
中轴骨（颅骨、脊柱、肋骨和胸骨）	axial skeleton
骨骼成熟指数（1～5级）	Risser sign（grade 1～5）
骨骼肌	skeletal muscle
骨［骼］牵引	skeletal traction
骨梗死	bone infarction
骨钩	bone hook
骨固定	bone fixation
骨关节病，变形性关节病	osteoarthrosis, arthrosis deformans, osteoarthropathy

骨关节病结节（远端指间关节）	Heberden nodes
骨关节端切除术	osteoarthrotomy, ostearthrotomy
骨关节移植	osteoarticular graft
骨关节异体移植	osteoarticular allografts
骨骺	epiphysis, epiphyses（复数）
股骨骺滑脱	slipped femoral epiphysis
斑点骺，点状软骨发育不全	stippled epiphyses
骨骺	epiphysis, osteoepiphysis
[骨]骺板，生长板	epiphyseal plate
骨骺的	physeal, epiphyseal
骨骺板损伤	physeal injury
骨骺闭合	epiphyseal closure, physeal closure
骨骺病	epiphysiopathy
骨骺端融合[术]	epiphyseodiaphyseal fusion, diaphyseal-epiphyseal fusion
骨骺分离	epiphyseal separation
骨骺过早融合，骨骺干固定术	epiphysiodesis
骨骺干骺端截骨术	epiphyseal-metaphyseal osteotomy
骨骺骨软骨瘤	epiphyseal osteochondroma
骨骺骨软骨炎	epiphyseal osteochondritis
骨骺骨折	epiphyseal fracture, fracture of epiphysis
骨骺干固定术，骨骺过早融合	epiphysiodesis
骨骺过度生长	epiphyseal hyperplasia
骨骺核	epiphyseal nucleus (center)
骨骺滑脱	epiphysiolisthesis, slipped epiphysis
骨骺坏死	apophyseal necrosis, epiphyseal

	necrosis
骨骺旁的，近骺的	juxtaepiphyseal
骨骺缺血性坏死	epiphyseal ischemic necrosis
骨骺软骨	epiphyseal cartilage
骨骺生长	epiphyseal growth
骨骺生长板	epiphyseal growth plate
骨骺生长停止	epiphyseal arrest
骨骺 U 型钉固定	epiphyseal stapling
骨骺外生性骨疣	epiphyseal exostosis
骨骺线	epiphyseal line
骨骺性髋内翻	epiphyseal coxa vara
骨骺炎，骨骺病	epiphysitis
椎骨骨骺炎（椎体骨软骨病）	vertebral epiphysitis
骨滑膜炎	osteosynovitis
骨化	ossification
骨化中心	center of ossification, ossification center
膜内成骨，膜内骨化	intramembranous ossification
软骨内成骨，软骨内骨化	endochondral ossification
异位骨化	ectopic ossification, heterotopic ossification
骨化的	ossific
骨化性肌炎	myositis ossificans
骨化中心，骨化核	ossification center, center of ossification
骨化性纤维瘤	ossifying fibroma
骨坏死	osteonecrosis, bone necrosis

特发性骨坏死	idiopathic osteonecrosis
骨活检	bone biopsy
骨基质	bone matrix
骨基质明胶	bone matrix gelatin
骨痂，骈胝	callus
骨痂形成不全	hypoporosis
骨痂延长术	callotasis，callus distraction
骨间背侧肌	dorsal interosseous muscle
骨间的	interosseous
骨间动脉	interosseous artery
骨间后神经	posterior interosseous nerve
骨间肌	interosseous muscle
骨间静脉	interosseous vein
骨间膜	interosseous membrane
骨间前神经	anterior interosseous nerve
骨间韧带联合（踝关节）	syndesmosis，syndesmoses（复数）
骨间掌侧肌	palmar interossei，palmer
	interosseous muscles
骨间跖肌	plantar interossei
骨剪	bone shears，bone scissors，bone
	cutting forceps
骨结核	bone tuberculosis，tuberculous
	infection of bone
骨筋膜间室	compartments
骨筋膜间室综合征	compartment syndrome
骨静脉炎	osteophlebitis
骨巨细胞瘤	giant cell tumor of bone

骨锯	bone saw
骨科床	orthopaedic bed
骨科手术台	orthopaedic table
骨科弹力织袜	orthopaedics stockinette
骨科学和创伤学	orthopaedics and traumatology
骨库	bone bank
骨块，骨性制动，移植骨片	bone block
骨块切除	excision of bony block
骨矿物质（无机物）量	bone mineral content，BMC
骨矿物质（无机物）密度	bone mineral density，BMD
骨蜡	bone wax
骨连接	synostosis，synostoses（复数）
尺桡骨融合，联接	radioulnar synostosis
骨联合	coalition of bone
骨龄	bone age，skeletal age
骨瘤	osteoma
骨瘤病	osteomatosis
骨密度（X线片上的）	bone density
骨膜	periosteum，periost
骨膜瓣	osteoperiosteal flap
骨膜剥离器	periosteal elevator，periosteal detacher，periosteal dissector
骨膜刀	periosteotome，periosteal knife
骨膜的	periosteal
骨膜骨肉瘤	periosteal osteosarcoma
骨膜骨赘形成	periostosis，periosteosis
骨膜瘤	periosteoma

骨膜切开术	periosteotomy
骨膜软骨瘤	periosteal chondroma
骨膜软骨肉瘤	periosteal chondrosarcoma
骨膜外的	extraperiosteal
骨膜下的	subperiosteal
骨膜下骨折	subperiosteal fracture
骨膜下切开术	subperiosteal dissection
骨膜下显露	subperiosteal exposure
骨膜纤维瘤	periosteal fibroma
骨膜炎	osteoperiostitis, periostitis
骨膜移植	periosteal graft
骨囊肿	bone cyst
骨内表皮样囊肿	intraosseous epidermoid cyst
骨内动脉瘤	osteoaneurysm
骨内高分化骨肉瘤	intraosseous well-differentiated osteosarcoma
骨内骨肉瘤	central (medullary) osteosarcoma
骨内腱鞘囊肿	intraosseous ganglion (ganlion)
骨内静脉造影	intraosseous venography
骨内膜	endosteum
骨内膜的，骨内 [生] 的	endosteal
骨内膜炎	endosteitis
骨内膜炎，脊髓膜炎	perimyelitis
骨内普通型骨肉瘤	conventional central osteosarcoma
骨内性骨增殖	endosteal hyperostosis
骨脓肿	bone abscess
骨 Paget 病	Paget's disease of bone

骨 Paget 病继发肉瘤	Paget-associated osteogenic sarcoma
骨旁骨肉瘤，皮质旁骨肉瘤	parosteal（juxtacortical）osteosarcoma
骨盆	pelvis，pelves（复数）
骨盆壁	pelvic wall
骨盆侧倾	pelvic obliquity
骨盆带	pelvic band（girdle）
骨盆的	pelvic
骨盆骶骨的	pelvisacral
骨盆股骨的	pelvifemoral
骨盆固定	pelvic fixation
骨盆滚动试验	pelvic rock（ing）test
骨盆过伸牵引	pelvic hyperextension traction
骨盆环	pelvic ring
骨盆截骨术	pelvic osteotomy
骨盆牵引	pelvic traction
骨盆钳	pelvic clamp
骨盆前倾	pelvic inclination
骨盆倾斜，骨盆前倾	inclinatio pelvis，pelvic tilt
骨皮瓣	osteocutaneous flap
骨皮质	cortical bone
骨皮质重建	cortical bone remodeling
［骨］皮质骨折	cortical fracture
骨皮质截骨术	corticotomy
［骨］皮质开窗	cortical windowing
骨皮质螺钉	cortical bone screw
［骨］皮质移植	cortical graft
［骨］皮质内骨肉瘤	intracortical osteosarcoma

骨片，骨折片，碎片	bone fragment，fragment
骨桥切除术	physeal bar excision
骨切除	bone resection
骨切除术	ostectomy，osteoectomy
骨亲和放射性同位素	bone-seeking radioisotope
骨溶解	osteolysis
大量骨溶解	massive osteolysis
多中心性特发性骨溶解症	multicentric idiopathic osteolysis
特发性骨溶解症	idiopathic osteolysis
特发性指（趾）骨溶解症	idiopathic phalangeal osteolysis
骨肉瘤	osteosarcoma
表面骨肉瘤	surface osteosarcoma
成纤维细胞性骨肉瘤	fibroblastic osteosarcoma
高恶性表面骨肉瘤	high grade surface osteosarcoma
骨膜骨肉瘤	periosteal osteosarcoma
骨母细胞性骨肉瘤	osteoblastic osteosarcoma
骨内高分化骨肉瘤	intraosseous well differentiated osteosarcoma
骨旁骨肉瘤	parosteal（juxtacortical）osteosarcoma
颌骨骨肉瘤	osteosarcoma of jaw bones
继发性骨肉瘤	secondary osteosarcoma
软骨母细胞性骨肉瘤	chondroblastic osteosarcoma
血管扩张型骨肉瘤	telangiectatic osteosarcoma
圆细胞骨肉瘤	round cell osteosarcoma
中心性骨肉瘤	central osteosarcoma
骨肉芽肿病	skeletal granulomatosis

骨软骨病   osteochondropathy, osteochondrosis
  股骨头骨骺骨软骨病   capital femoral osteochondrosis
  青少年骨软骨病   juvenile osteochondrosis
骨软骨的   osseocartilaginous
骨软骨发育不良   osteochondrodysplasia
骨软骨骨折   osteochondral fracture
骨软骨骨赘   osteochondrophyte
骨软骨瘤   osteochondroma
  单发性骨软骨瘤   solitary osteochondroma
  多发性骨软骨瘤   multiple osteochondromas
骨软骨瘤病   osteochondromatosis
  滑膜性骨软骨瘤病   synovial osteochondromatosis
骨软骨黏液瘤   osteochondromyxoma, osteomyxo-
        chondroma
骨软骨脱离   osteochondrolysis
骨软骨纤维瘤   osteochondrofibroma
骨软骨性外生骨疣   osteocartilaginous exostosis
骨软骨炎   osteochondritis
骨软骨移植物   osteochondral graft
骨软骨营养不良   chondro-osteodystrophy,
        osteochondrodystrophy
骨软化［症］，骨软化   osteomalacia, malacosteon
骨扫描   bone scanning
骨闪烁摄影   bone scintigraphy
骨神经痛   osteoneuralgia
骨生长因子   skeletal growth factor, SGF
骨栓移植   dowel bone graft

骨栓［移植］椎体间融合	dowel interbody fusion
骨水泥	bone cement
骨水泥骨界面	cement-bone interface
骨水泥灌注器	cement injection gun
骨水泥加压器	cement pressurizer
骨水泥界面	cement interface
骨水泥去除术	cement removal
骨水泥去除凿子	cement removal chisel
骨水泥全髋关节成形术	cemented total hip arthroplasty
骨水泥栓	cement restrictor
骨水泥压实器	cement compactor，cement impactor
骨髓	bone marrow，marrow
红骨髓	red marrow
黄骨髓	yellow marrow
脂肪髓	fat marrow
骨髓静脉造影	osteophlebography
骨髓瘤（浆细胞肉瘤）	myeloma
单发性骨髓瘤	solitary myeloma
多发性骨髓瘤	multiple myeloma
骨髓腔	marrow cavity，medullary canal，medullary cavity
骨髓腔骨化	centrosclerosis
骨髓腔磨钻	medullary canal reamer
骨髓水肿	marrow edema
骨髓涂片	bone marrow smear
骨髓压	bone marrow pressure
骨髓炎	medullitis，osteomyelitis

骨髓移植	bone marrow transplantation, medullary graft
骨髓造影	osteomyelography
骨碎片	bone chips
骨桎子	bone lever, bone skid
骨痛	bone pain, osteodynia
骨突，骨端	apophysis, apophyses（复数）
骨突骨折	apophyseal fracture
骨突刮匙	mastoid curette
骨外钙化	extraosseous calcification
骨外的	extraskeletal
骨外骨肉瘤	extraskeletal osteosarcoma, EOS
骨外软骨瘤	extraskeletal chondroma
骨外软骨肉瘤	extraskeletal chondrosarcoma
骨弯曲症	osteocampsia, osteoectasia
骨萎缩	bone atrophy
骨吸收	bone resorption
骨吸收速度	bone resorption rate
骨细胞	osteocyte
骨细胞瘤	osteocytoma
骨纤维瘤	osteofibroma
骨纤维肉瘤	fibrosarcoma of bone
骨纤维性结构不良	fibrous dysplasia of bone
骨小管	bone canaliculus
骨小梁	bone trabeculae, trabecula, trabeculae（复数）
负重骨小梁	weight-bearing trabeculae

压力骨小梁	compressive（compression） trabeculae
张力性骨小梁	tensile trabeculae
骨小梁排列	trabecular pattern
骨小腔，骨陷窝	bone cavity，bone lacuna
骨屑，骨研磨钻	bone mill
骨形成	bone formation
骨形成不全，成骨不全	brittle bones，osteogenesis imperfecta
骨形成蛋白	bone morphogenetic protein，BMP
骨形成速度	bone formation rate
骨形成肿瘤	bone-forming tumor
骨性的	osseous
骨性关节炎，骨关节病	osteoarthrosis，osteoarthritis，OA
跗关节骨性关节炎	osteoarthrosis of tarsal joint
踝关节骨性关节炎	osteoarthrosis of ankle
肩关节骨性关节炎	osteoarthrosis of shoulder
髋关节骨性关节炎	osteoarthrosis of hip
腕关节骨性关节炎	osteoarthrosis of wrist
膝关节骨性关节炎	osteoarthrosis of knee
胸椎骨性关节炎	osteoarthrosis of thoracic spine
腰椎骨性关节炎	osteoarthrosis of lumbar spine
肘关节骨性关节炎	osteoarthrosis of elbow
骨性强直	bony ankylosis
骨性狮面	leontiasis ossea
骨性斜颈	osseous torticollis
骨血管瘤	skeletal angiomatosis

骨炎	osteitis
骨延长术	bone lengthening
骨样的	ossiform
骨样骨瘤	osteoid osteoma
骨样组织，类骨性	osteoid
骨移植，移植骨	bone graft，bone transplantation
骨移植压实器	bone graft impactor
骨营养不良	osteodystrophy
肾性骨营养不良	renal osteodystrophy
骨营养不良性关节炎	osteodystrophic arthropathy
骨硬化症	osteosclerosis
骨硬化病［症］	osteopetrosis
骨诱导	bone induction，osteoinduction
骨尤因肉瘤	Ewing's sarcoma of bone
骨愈合	bone union
骨愈合不良	nonuion
骨圆凿	bone gouge
骨原始神经外胚层瘤	primitive neuroectodermal tumor of bone，PNET
骨源性	osteogenic
骨源性生长因子	bone-derived growth factor，BDGF
骨再建	reconstruction of bone
骨再生	osteanagenesis
骨再折术，再骨折	refracture
骨凿	bone chisel，chisel，osteotome
骨长入	bone ingrowth
骨折	fracture

凹陷性骨折	depressed fracture
闭合性骨折	closed fracture
病理性骨折	pathological fracture
不完全骨折	incomplete fracture
不显性骨折	occult fracture
车撞骨折	bumper fracture
尺骨干骨折伴桡骨头脱位，孟氏骨折	Monteggia fracture
垂直剪切不稳定骨盆骨折	Malgaigne fracture
粗隆间骨折	intertrochanteric fracture
脆弱骨折，转子间骨折	insufficiency fracture
第一掌骨基底部腕掌关节内粉碎骨折伴脱位	Rolando fracture
第一掌骨基底部腕掌关节内骨折伴脱位	Bennett fracture
蝶形骨折	butterfly fracture
多发性骨折	multiple fracture（s）
腓骨下端骨折伴踝脱位	Dupuytren fracture
分节骨折	segmental fracture
分娩骨折，产伤骨折	birth fracture
粉碎（爆裂）骨折	burst fracture
粉碎性骨折	comminuted fracture
浮游膝骨折	floating knee fracture
浮游肘骨折	floating elbow fracture
割裂骨折，分裂骨折	split fracture
干骺端骨折	metaphyseal fracture
肱骨头压缩性骨折	Hill-Sachs fracture

骨骺骨折	epiphyseal fracture
骨软骨骨折	osteochondral fracture
关节内骨折	intra-articular fracture
龟裂骨折	fissure fracture
横骨折	transverse fracture
踝部骨折	malleolar fracture
踝上骨折	supramalleolar fracture
间接骨折	indirect fracture
简单骨折，闭合性骨折	simple fracture
经髁骨折	transcondylar fracture
经转子骨折	pertrochanteric fracture
胫骨平台外侧压缩骨折	bumper fracture
胫骨外侧平台撕脱骨折（常伴有前交叉韧带的损伤）	Segond fracture
开放性骨折	compound fracture，open fracture
髁部骨折	condylar fracture
髁间骨折	intercondylar fracture
髁上骨折	supracondylar fracture
可塑性弯曲骨折	plastic bowing fracture
隆起骨折	torus fracture
颅底骨折	fracture of skull base，basal skull fracture
螺旋形骨折	spiral fracture
疲劳骨折	fatigue fracture
疲劳骨折，应力骨折	stress fracture
髂骨翼的骨折（髂前上棘以下）	Duverney fracture
嵌入骨折	impacted fracture

青枝骨折	greenstick fracture
屈曲骨折	bending fracture，flexion fracture
屈曲牵张型椎骨的横行骨折	Chance fracture
拳击骨折，中掌骨颈部骨折	boxer's fracture
桡骨骨折伴尺骨远侧端脱位	Galeazzi fracture
桡骨茎突骨折	Chauffeur's fracture
桡骨远端背伸骨折	Colles fracture
桡骨远端掌侧关节面骨折伴移位	Barton fracture
桡骨远端掌屈骨折	Smith fracture
三踝骨折	trimalleolar fracture
伸展骨折	extension fracture
双处骨折	double fracture
双踝骨折	bimalleolar fracture，bicondylar fracture
撕脱性骨折	avulsion fracture
碎裂骨折	chip fracture
头下骨折	subcapital fracture
投球骨折	thrower's fracture
脱臼骨折	fracture dislocation
完全骨折	complete fracture
线形骨折	linear fracture
斜形骨折	oblique fracture
行军骨折	march fracture
压缩性骨折	compression fracture
隐匿性骨折	occult fracture
直接骨折	direct fracture
转子下骨折	subtrochanteric fracture

子宫内骨折	intra-uterine fracture
自发骨折	spontaneous fracture
骨折不愈合	fracture nonunion
骨折断端间活动	intersegmental motion
骨折段间缝隙	fracture gap
骨折缝隙愈合	gap healing
骨折复位	fracture reduction
骨折骨痂	fracture callus
骨折手术台	fracture table
骨折脱位	fracture dislocation
骨折线	fracture line
骨折延迟愈合	fracture delayed union
骨折已愈合	healed fracture
骨折愈合中	fracture healing
骨整合，骨性结合	osseointegration
骨针固定器	pin fixator
骨脂肪瘤	osteolipoma
骨质减少	osteopenia
骨质缺乏	osteohalisteresis
骨质软化	osteomalacia
骨质疏松 T 分数	T-score
骨质疏松压缩骨折	osteoporotic compression fracture
骨质疏松症	osteoporosis
绝经妇女后骨质疏松症	postmenopausal osteoporosis
老年性骨质疏松症	senile osteoporosis
青少年特发性骨质疏松症	idiopathic juvenile osteoporosis
骨质象牙化	bony eburnation

骨质硬化	bony sclerosis
骨肿瘤	bone tumor
骨转移瘤	metastatic tumor of bone
骨锥	bone awl
骨赘，骨棘	osteophyma，osteophyte
骨赘病，骨增生病	osteophytosis
骨钻	bone drill，bone bur
固定	fixation
钢丝环状固定	wire loop fixation
寰枢关节回旋位固定	atlantoaxial rotatory fixation，rotatory fixation of atlantoaxial joint
内固定	internal fixation
髓内固定	intramedullary fixation
弹性固定	elastic fixation
外固定，创伤外固定	external fixation
延迟固定	delayed fixation
椎弓根螺钉固定	pedicle screw fixation
固定畸形	fixed deformity
固定器	fixator，immobilizer
外固定器	external fixator
固定器支架	fixator frame
固定屈曲挛缩	fixed flexion contracture，FFC
固有束	ground bundle

gua-guan　刮拐关管贯冠灌

刮，削，剃毛	shaving

髌骨剔除术	patellar shaving
刮，切片	skiving，skive
刮匙	curet，curette
刮除术	curettage
刮除植骨术	curettage and bone grafting
拐杖，支具	crutch
加拿大拐杖	Canadian crutch
洛弗拐杖	Lofstrand crutch
腋拐	axillary crutch
肘拐	elbow crutch
关节	joint，articulation
鞍状关节	sellar joint，saddle joint
半关节，微动关节	amphiarthrodial joint
髌股关节	patellofemoral joint，PFJ
不动关节	immovable joint，synarthrodia joint
车轴关节	pivot joint，rotary joint，trochoid joint
出血性关节，血友病性关节	bleeders' joint
杵臼关节	enarthrodial joint
单关节，一轴关节	uniaxial joint
单窝关节，一窝关节	unilocular joint
跗间关节	intertarsal joint
跗横关节	transverse tarsal joint，Chopart joint
跗跖关节	tarsometatarsal joint，TM joint
负重关节	weight-bearing joint

跟距关节	calcaneoastragaloid joint
跟骰关节	calcaneocuboid joint
肱尺关节	humeroulnar joint
肱桡关节	humeroradial joint
滑动关节	arthrodial joint
滑膜关节	synovial joint
寰枢关节	atlantoaxial joint
寰枢外侧关节	lateral atlantoaxial joint
寰枢正中关节	median atlantoaxial joint
寰枕关节	atlanto-occipital joint
踝关节	ankle joint
混合关节	composite joint，compound joint
假关节	false joint，pseudoarthrosis
肩关节	shoulder joint，glenohumeral joint
肩锁关节	acromioclavicular joint，AC joint
铰链式关节，屈戌关节	amphidiarthrodial joint，ginglymoid joint，hinge joint
近端指（趾）骨间关节	proximal interphalangeal joint，PIP joint
胫腓关节	tibiofibular joint
距跟舟关节	talocalcaneonavicular joint
距下关节	subtalar joint
距小腿关节	talocrural joint
髁状关节	condyloid joint
可动关节	diarthrodial joint
髋关节	hip joint

肋横突关节	costotransverse joint
肋椎关节	costocentral joint，costovertebral joint
连枷关节，松动关节，摇动关节	flail joint
螺旋关节	cochlear joint，spiral joint
平面关节	plane joint
球窝关节，杵臼关节	spheroidal joint，multiaxial joint，polyaxial joint，ball-and-socket joint
桡尺近侧关节，上尺桡关节	proximal radioulnar joint
桡尺远侧关节，下尺桡关节	distal radioulnar joint
桡腕关节	radiocarpal joint
人工关节	artificial joint
神经性关节，夏科关节	Charcot joint
神经障碍性关节	neuropathic joint
双腔关节	bilocular joint
双轴关节	biaxial joint
松动关节	loose joint
椭圆关节	ellipsoidal joint
腕关节	carpal joint，wrist joint
腕掌关节	carpometacarpal joint，CMC joint
腕中关节，腕骨间关节	intercarpal joint，mediocarpal joint，midcarpal joint
膝关节	knee joint
歇斯底里性关节，癔症性关节	hysteric joint
楔舟关节	cuneonavicular joint
胸骨体柄联合	manubriosternal joint

胸肋关节	sternocostal joint
胸锁关节	sternoclavicular joint
血友病性关节	hemophilic joint
远端指（趾）节间关节	distal interphalangeal joint，DIP joint
掌骨间关节	intermetacarpal joint
掌指关节	metacarpophalangeal joint，MCP joint
跖跗关节	Lisfranc joint
跖骨间关节	intermetatarsal joint
跖趾关节	metatarsophalangeal joint，MTP joint
指（趾）骨间关节	interphalangeal joint，IP joint
肘关节	elbow joint
椎骨的钩锥关节	uncovertebral joint
椎间关节	apophyseal joint，facet joint，zygapophyseal joint
关节表面成形术	resurfacing arthroplasty
关节表面重建植入物	resurfacing implant
关节表面置换	surface replacement
关节病	arthrosis
关节病理学	arthropathology
关节病性	arthropathic
关节成角强直	angular ankylosis
关节成形的	arthroplastic
关节成形术	arthroplasty
低摩擦人工关节置换术	low friction arthroplasty，LFA

关节面置换术	resurfacing arthroplasty
关节囊关节成形术	capsular arthroplasty
关节置换术	replacement arthroplasty
臼杯成形术	cup arthroplasty
髋臼成形术	acetabular arthroplasty
切除关节成形术	resection arthroplasty
全踝关节置换术	total ankle arthroplasty
全肩关节置换术	total shoulder arthroplasty
全髋关节置换术	total hip arthroplasty，THA
全髋关节置换术	total hip replacement，THR
全腕关节成形术	total wrist arthroplasty
全膝关节成形术	total knee arthroplasty，TKA
全肘关节成形术	total elbow arthroplasty
人工关节置翻修术	revision arthroplasty
腕掌关节成形术	carpometacarpal arthroplasty
植入物关节成形术	implant arthroplasty
中间物插入关节成形术	interposition arthroplasty
关节充气造影术	arthropneumography，
	arthropneumoradiography
关节穿刺术	arthrocentesis
关节唇	articular labrum，labrum，labra
	（复数），limbus，limbi（复数）
关节唇切除术	cheilectomy，cheilotomy，
	limbectomy
关节刀	arthrotome
关节动度测量法	arthrometer
关节发育不良	arthrodysplasia

关节置换翻修术	revision arthroplasty
关节分离	arthrodia stasis
关节风湿病	arthrorheumatism
关节钙化	articular calcification
关节感觉	arthresthesia, joint sensation
关节功能障碍	joint dysfunction
关节骨刺	arthrophyte
关节骨髓炎	medulloarthritis
关节滑膜炎	arthrosynovitis
关节化脓	arthroempyesis, arthrempyesis, arthropyosis
关节活动度受限	limited joint mobility, LJM
关节积脓	pyarthrosis
关节积水	hydrarthrosis
间歇性关节积水	intermittent hydrarthrosis
关节积血	hemarthrosis
关节畸形	joint deformity
关节假体下沉	prosthesis subsidence
关节僵硬的，关节强直的	ankylopoietic
关节结核	joint tuberculosis, tuberculous infection of joint
关节镜	arthroscope
关节镜检查	arthroscopy
关节镜下半月板切除术	arthroscopic meniscectomy
关节镜下骨关节炎关节融合术	arthroscopic arthrodesis of osteoarthritis
关节镜下关节清理术	arthroscopic debridement

关节镜下滑膜切除术	arthroscopic synovectomy
关节镜下双孔道技术	arthroscopic two-portal technique
关节镜下椎间盘显微切除术	arthroscopic microdiskectomy
关节开放外伤	traumatic arthrotomy
关节髁切除术	condylectomy
关节可动性	joint mobility
关节空气造影术	pneumarthrography
关节离断，脱臼	exarticulation
关节离断术	disarticulation
踝关节离断术	ankle disarticulation
肩关节离断术	shoulder disarticulation
髋关节离断术	hip disarticulation
腕关节离断术	wrist disarticulation
膝关节离断术	knee disarticulation
肘关节离断术	elbow disarticulation
关节裂隙	joint space
关节挛缩，关节弯曲	arthrogryposis，joint stiffness
关节面	articular surface
关节面骨折	articular surface fracture
关节面螺钉	Herbert screw
关节面搔刮术	arthroxesis
关节面再建，表面再建	resurfacing
关节盂表面重建	glenoid resurfacing
［膝］单髁关节面重建术	unicompartmental resurfacing
［膝］双髁关节面重建术	bicompartmental resurfacing
关节囊	articular capsule，joint capsule
关节囊成形术	capsuloplasty

关节囊缝合术（指关节）	capsulorrhaphy
关节囊固定术	capsulodesis
关节囊滑膜切除术	capsulosynovectomy
关节囊内关节强直	intracapsular ankylosis
关节囊内骨折	intracapsular fracture
关节囊粘连	capsular adhesion
关节囊切除术	capsulectomy
关节囊切开术	capsulotomy
关节囊韧带	capsular ligament
关节囊松解	capsular release
关节囊 U 形钉合术	staple capsulorrhaphy
关节囊外关节强直	extracapsular ankylosis
关节囊炎	articular capsulitis，capsulitis
粘连性关节囊炎	adhesive capsulitis
关节囊支撑组织	capsular support tissue
关节囊周围截骨术	pericapsular osteotomy
关节内的	intra-articular
关节内骨折	intra-articular fracture
关节内固定融合术	intra-articular arthrodesis
关节镜	arthroscope
关节镜检查	arthroendoscopy，arthroscopy
踝关节镜检查	ankle arthroscopy
肩关节镜检查	shoulder arthroscopy
髋关节镜检查	hip arthroscopy
腕关节镜检查	wrist arthroscopy
膝关节镜检查	knee arthroscopy
肘关节镜检查	elbow arthroscopy

关节内软组织嵌入	interposition of soft tissue in joint
关节内紊乱	internal derangement
关节内陷	arthrokatadysis
关节内游离体	intra-articular loose body
关节盘	articular disc，intra-articular cartilage
关节腔	articular cavity，joint cavity
关节强直	arthrokleisis，ankylosis
关节切除成形术	excisional arthroplasty，resection arthroplasty
关节切除融合术	resection arthrodesis
关节切除术	arthrectomy
关节切开术	arthrotomy
关节融合	joint fusion
关节融合术	arthrodesis
关节内关节融合术	intra-articular arthrodesis
关节外关节融合术	extra-articular arthrodesis
加压关节融合术	compression arthrodesis
距下关节融合术	subtalar arthrodesis
切除关节融合术	resection arthrodesis
全距骨融合术	pantalar arthrodesis
三关节融合术	triple arthrodesis
移动骨片关节融合术	sliding arthrodesis
关节软骨	articular cartilage
关节软骨钙化症	chondrocalcinosis articularis，articular chondrocalcinosis
关节软骨劳损	wear of articular cartilage

关节软骨缺损	loss of joint cartilage
关节软骨损伤	articular cartilage lesion
关节润滑	joint lubrication
关节扫描术	arthroscintigraphy
关节扫描图	arthroscintigram
关节神经	articular nerve
关节神经痛	arthroneuralgia
关节渗出液	joint effusion
关节石病	arthrolith
关节石病，痛风	arthrolithiasis
关节鼠，关节游离体	joint mouse
关节松弛	hypermobile joint，joint laxity，loose joint，arthrochalasis
关节松弛性扁平足	hypermobile flatfoot
关节松解术	arthrolysis，joint release
关节弹响	clicking of joint
关节痛	arthralgia，arthrodynia
关节突（脊柱）	zygapophysis，zygapophyses（复数）
关节突	articular process
关节退变性疾病	degenerative joint disease，DJD
关节退行性变	joint degeneration
关节外［的］	extra-articular
关节外（关节）固定［术］	extra-articular arthrodesis
关节外结核	extra-articular tuberculosis
关节外切除及假体重建	extra-articular resection and prosthetic reconstruction
关节位置觉	joint position sense

关节纤维性粘连	arthrofibrosis
关节学	arthrology
关节血肿，关节积血	hemarthrosis，hematoma of joint
关节炎	arthritis，arthritides（复数）
创伤性关节炎	traumatic arthritis
恶性类风湿性关节炎	malignant rheumatoid arthritis，MRA
非特异性关节炎	nonspecific arthritis
肥大性关节炎	hypertrophic arthritis
风疹性关节炎	rubella arthritis
感染性关节炎	infective arthritis
褐黄病性关节炎，尿酸性关节炎	ochronotic arthritis
红斑结节性关节炎	erythema nodosum arthritis
化脓性关节炎	purulent arthritis，pyogenic arthritis，suppurative arthritis
急性关节炎	acute arthritis
脊椎关节炎	vertebral arthritis
结核性关节炎	tuberculous arthritis
溃疡性结肠炎性关节炎	colitic arthritis
类风湿关节炎	rheumatoid arthritis，RA
梅毒性关节炎	syphilitic arthritis
尿黑酸尿关节炎	alcaptonuric arthritis
痛风性关节炎	gouty arthritis
退变性关节炎	degenerative arthritis
血友病性关节炎	hemophilic arthritis
银屑病关节炎	psoriatic arthritis，PA
幼年型类风湿关节炎	juvenile rheumatoid arthritis，

	JRA
关节炎性全身假瘫	Klippel's disease
关节液	joint fluid，synovia
关节移植	joint graft
关节硬化	arthrosclerosis
关节盂	glenoid cartilage，glenoid cavity
关节盂表面重建	glenoid resurfacing
关节盂成形术	glenoplasty
关节盂窝	glenoid fossa
关节盂缘	glenoid rim
关节障碍，关节病	arthropathy
肺性骨关节病	osteopulmonary arthropathy
褐黄病性关节病，尿酸性关节病	ochronotic arthropathy
脊髓痨性关节病	tabetic arthropathy
肩袖损伤性关节病	cuff tear arthropathy
结晶沉积样关节病	crystal arthropathy
梅毒性关节病	syphilitic arthropathy
尿黑酸尿关节病	alcaptonuric arthropathy
平衡不良性关节病	static arthropathy
神经病性关节病	neuropathic arthropathy
血友病性关节病	hemophilic arthropathy
关节造口术	arthrostomy
关节造影片	arthrogram
关节制动	joint immobilization
关节制动术	arthroereisis，arthrorisis
关节置换术	joint replacement，replacement arthroplasty

关节肿大	arthrocele，arthrophyma
关节肿胀	arthrocele，joint swelling
关节周围骨折	periarticular fracture
关节周围纤维化	periarticular fibrosis
关节周围炎	periarthritis
关节周围异位骨化	periarticular heterotopic ossification
关节阻滞	articular blockage
管	canal，canalis
闭孔管，闭膜管	obturator canal
尺管	ulnar tunnel，Guyon canal
骶管	sacral canal
跗骨管	tarsal canal
骨髓腔，椎管	medullary canal
哈氏管	Haversian canal
脊髓管，脊髓中央管	spinal canal
收肌管	adductor canal，Hunter canal， 　　subsartorial canal
腕管	carpal canal，flexor canal
血管周围间隙，血管周隙	perivascular canal
椎管	vertebral canal
管	duct
胸导管	thoracic duct
管	tunnel
跗管	tarsal tunnel
腕管	carpal tunnel
肘管	cubital tunnel
管形钢板固定	channel plate fixation

管形石膏	cylinder cast，plaster cast
管状皮瓣移植	tube flap graft
贯通固定术，穿针固定	transfixation
冠状面	coronal plane
冠状韧带	coronary ligament
灌流	perfusion
灌洗	lavage
腹腔灌洗	peritoneal lavage
洗胃	gastric lavage
胸膜腔灌洗	pleural lavage

guang-guo　光广鬼国腘过

光滑假体	smooth prosthesis
广泛切除	wide excision，wide margin excision，wide resection
广泛切除缘	wide margin
广泛椎板切除术	wide laminectomy
鬼臼乙叉苷，足叶乙苷	etoposide，VP-16
国际单位	international unit，IU
国际内固定研究学会	Arbeitsge-meinschaft für osteosynthesefragen，AO；Association for the Study of Internal Fixation，ASIF
腘动脉	popliteal artery
腘肌	popliteus
腘静脉	popliteal vein
腘绳肌［腱］	hamstring
内侧腘绳肌腱	inner hamstring

外侧腘绳肌腱	outer hamstring
腘绳肌腱挛缩膝	hamstring knee
腘绳肌紧张	hamstring tightness
腘绳肌松解术	hamstring release
腘绳肌延长术	hamstring lengthening
腘绳肌远端松解术	distal hamstring release
腘绳肌远端延长术	distal hamstring lengthening
腘窝	poples，popliteal fossa
腘窝囊肿	popliteal cyst
过度矫正	overcorrection
过度矫正截骨术	overcorrection osteotomy
过度牵引	overtraction
过度屈曲	hyperflexion
过度伸展	hyperextension，over extension
过度外展试验	hyperabduction test
过度外展综合征	hyperabduction syndrome
过劳性胫部痛	shin splints
过敏性，超敏反应	hypersensitivity
迟发型超敏反应	delayed hypersensitivity
接触性过敏反应	contact hypersensitivity
速发型超敏反应	immediate hypersensitivity
过敏反应	allergic reaction，allergic response
过屈骨折	hyperflexion fracture
过伸石膏	hyperextension cast
过剩骨痂	hypertrophic callus

H

HTLV（人类 T 淋巴细胞白血病病毒）相关脊髓病	HTLV（human T lymphocytic leukemia virus）associated myelopathy，HAM
H 型骨块植骨	clothespin bone graft
H 型掌（跖）皮瓣	H-type thenar flap

ha-hei　哈海合核颌黑

哈氏管，中央管	Haversian canal，central canal
哈氏系统	Haversian system
海豹肢畸形（近端缺失），先天性无臂，短肢畸形	phocomelia
海绵，［外科用］纱布	sponge
明胶海绵	gelatin sponge
吸收性明胶海绵	absorbable gelatin sponge
纤维蛋白海绵	fibrin sponge
海绵骨，松质骨	cancellous bone，spongy bone
海绵骨插入移植	cancellous insert graft
海绵骨骨片移植	cancellous strip graft
海绵质	substantia spongiosa
海绵状血管瘤	cavernous haemangioma
合并伤	associated injury
合并症	complication
合成代谢	anabolism
合金	metallic alloys

［核］磁共振成像	nuclear magnetic resonance imaging
［核］磁共振神经成像术	MR neurography
颌骨骨肉瘤	osteosarcoma of jaw bone
颌骨增大症，家族性颌骨纤维异常增殖症	familial multilocular cysts of the jaws
颌枕吊带牵引	halter traction
黑［色］素瘤	melanoma
黑痣，色素痣	melanocytic nevus

heng　横

寒性脓肿	cold abscess
横弓塌陷	dropped transverse arch，fallen arches
横贯性脊髓炎	transverse myelitis
横切，横断	transect
横切口	transverse incision
横韧带损伤	transverse ligament injury
横突肥大	hypertrophied transverse process
横突间融合术	intertransverse fusion
横突孔	transverse foramen
横行腹直肌皮瓣	transverse rectus abdominis myocutaneous flap
横纹肌	striated muscle
横纹肌瘤	rhabdomyoma
横纹肌母细胞瘤	rhabdomyoblastoma
横纹肌黏液瘤	rhabdomyomyxoma
横纹肌肉瘤	rhabdomyosarcoma，RMS
横纹肌软骨瘤	rhabdomyochondroma

H

横向错位	lateral displacement
横行固定	transverse fixation
横形骨折	transverse fracture
横行关节囊切开术	transverse capsulotomy
横行肌腱切断术	transverse tenotomy
横行截骨术	transverse osteotomy
横行髁上截骨术	transverse supercondylar osteotomy
横行牵引	transverse traction
横行跖骨截骨术	transverse metatarsal osteotomy

hong-hou 红骺后厚

红斑结节性关节炎	erythema nodosum arthritis
红斑狼疮	lupus erythematosus，LE
红斑性肢痛症	erythromelalgia，acromelalgia
红骨髓	red bone marrow
红外热成像	thermography
红外线	infrared rays
红外线疗法	infrared therapy
骺板钉合术	physeal stapling
骺脱离	epiphysiolysis
后部，臀部	backside
后侧近端	posteroproximal
后（背）侧桡骨入路	posterior radial approach
后侧入路	posterior approach
后抽屉试验	posterior drawer test
后抽屉征	posterior drawer sign
后方韧带复合体	posterior ligamentous complex，PLC

后根神经节	dorsal root ganglion
后关节囊切开术	posterior capsulotomy
后踝	posterior malleolus
后交叉韧带	posterior cruciate ligament，PCL
后交叉韧带重建	posterior cruciate ligament reconstruction
后交叉韧带移植	posterior cruciate ligament graft
后路关节盂成形术	posterior glenoplasty
后路寰枢关节融合术	posterior atlantoaxial arthrodesis
后路脊神经根切断	posterior rhizotomy
后路脊柱固定	posterior spinal fixation
后路脊柱融合	posterior spinal fusion
后路减压术	posterior decompression
后路肋椎横突切除入路	posterior costotransversectomy approach
后路髂骨截骨术	posterior iliac osteotomy
后路松解	posterior release
后路下颈椎稳定术	posterior lower cervical spine stabilization
后路腰椎间融合术	posterior lumbar interbody fusion，PLIF
后路枕融合术	posterior occipital fusion
后内侧入路	posteromedial approach
后内侧松解	posteromedial release
后内侧旋转不稳定（膝、肘）	posteromedial rotatory instability
后内侧引流术	posteromedial drainage
后前位的	posteroanterior，PA

后屈	retroflexion
后索	dorsal column, posterior funiculus
后天畸形	acquired deformity
后退术	recession
腓肠肌退缩术	gastrocnemius recession
髂腰肌退缩术	iliopsoas recession
后外侧减压术	posterolateral decompression
后外侧肋椎横突切除	posterolateral costotransversectomy
后外侧肋椎横突切除入路	posterolateral costotransversectomy approach
后外侧角	posterolateral corner
后外侧融合术	posterolateral fusion, PLF
后外侧入路	posterolateral approach
后外侧旋转不稳定（膝、肘）	posterolateral rotatory instability
后外侧腰骶融合术	posterolateral lumbosacral fusion
后外侧引流术	posterolateral drainage
后外侧椎间融合术	posterolateral interbody fusion
后外肘关节入路	Kocher approach
后位，后移	retroposition
后下	anterior-posterior, AP
后斜角肌	scalenus posterior
后移骨切除	retropulsed bone excision
后移位骨折	posteriorly displaced fracture
后枕颈入路	posterior occipitocervical approach
后正中入路	posterior midline approach
后柱骨接合术	posterior column osteosynthesis
后纵韧带	posterior longitudinal ligament

后纵韧带骨化	ossification of posterior longitudinal ligament，OPLL
后纵韧带撕裂	posterior ligament tears
后足部	hindfoot
后足关节成形术	hindfoot arthroplasty
后足关节融合术	hindfoot arthrodesis
后足［跟］内翻	varus hindfoot
后足［跟］外翻	valgus hindfoot
厚皮性骨膜病	pachydermoperiostosis

hu-hua　呼互滑化

呼吸训练	respiratory exercise
呼吸暂停，窒息	apnea
互补神经支配	reciprocal innervation
滑槽植骨法	sliding bone graft
滑车	pulley
滑车上孔	supratrochlear foramen
滑动钉	sliding nail
滑动关节，平面关节	arthrodial joint
滑动髋螺钉	sliding hip screw
滑动植骨术	sliding bone grafting
滑膜	synovial membrane，synovium
滑膜的	synovialis
滑膜性骨软骨瘤病	synovial osteochondromatosis，synovial chondromatosis
滑膜关节，可动关节	synovial joint
滑膜活检	synovial biopsy

滑膜瘤	synovialoma, synovioma
滑膜囊	synovial bursa
滑膜囊肿	bursal cyst
滑膜切除术	synovectomy
滑膜化学切除	chemical synovectomy
放射性滑膜切除术	synoviorthesis
滑膜肉瘤	synovial sarcoma
滑膜炎	synovitis
绒毛结节性滑膜炎	villonodular synovitis
色素绒毛结节性滑膜炎	pigmented villonodular synovitis, PVS
滑膜增厚	synovial thickening
滑膜皱襞	plica synovialis
滑囊病	bursopathy
滑囊炎	bursal inflammation
滑液，关节液	synovia, synovial（joint）fluid
滑液囊穿刺术	bursocentesis
滑液囊切开术	bursotomy
滑液囊造影	bursography
滑液囊肿	synovial cyst
滑椎，脊椎前移	spondylolisthesis
化脓原	pyogen
化脓性瘢痕	puckered scar
化脓性髌前滑囊炎	suppurative prepatellar bursitis
化脓性感染	pyogenic infection
化脓性骨髓炎	pyogenic osteomyelitis
化脓性关节炎	purulent arthritis, pyogenic arthritis

骶髂关节化脓性关节炎   pyogenic arthritis of the sacroiliac joint

跗关节化脓性关节炎   pyogenic arthritis of the tarsal joint

化脓性脊柱炎   pyogenic spondylitis

踝关节化脓性关节炎   pyogenic arthritis of the ankle

肩关节化脓性关节炎   pyogenic arthritis of the shoulder

颈椎化脓性脊柱炎   pyogenic cervical spondylitis

髋关节化脓性关节炎   pyogenic arthritis of the hip

腕关节化脓性关节炎   pyogenic arthritis of the wrist

膝关节化脓性关节炎   pyogenic arthritis of the knee

胸椎化脓性脊柱炎   pyogenic spondylitis of thoracic spine

腰椎化脓性脊柱炎   pyogenic spondylitis of lumber spine

肘关节化脓性关节炎   pyogenic arthritis of the elbow

化脓性关节炎   septic arthritis, suppurative arthritis

化脓性滑膜炎   septic bursitis

化脓性脊椎炎   pyogenic spondylitis

化生   metaplasia

化学放射疗法   chemoradiotherapy

化学感受器，化学受体   chemoreceptor

化学感受器瘤（非嗜铬性副神经节瘤）   chemodectoma

化学疗法   chemotherapy

辅助化疗   adjuvant chemotherapy

预调节化疗，新辅助化疗   neoadjuvant chemotherapy

huai 踝坏

踝	ankle, malleolus
内踝	inner malleolus, internal malleolus, medial malleolus
外踝	external malleolus, lateral malleolus, outer malleolus
踝臂指数（正常 > 0.9）	ankle brachial index, ABI
踝剥脱性骨软骨炎	talar osteochondritis dissecans
踝部骨折	malleolar fracture
踝部截骨术	malleotomy
踝关节	ankle joint
踝关节背伸试验	ankle dorsiflexion test
踝关节成形术	ankle arthroplasty
踝关节矫形架	ankle orthosis
踝关节离断术	ankle disarticulation
踝关节扭伤	ankle sprain, sprain of ankle joint
踝关节牵引术	ankle traction
踝关节穹窿	talar dome
踝关节融合术	ankle arthrodesis, ankle fusion
踝关节痛风性关节炎	gouty arthritis of ankle
踝关节脱位	talar dislocation
踝关节阻滞术	ankle block
踝管综合征	tarsal tunnel syndrome
踝马蹄畸形	ankle equinus
踝上骨折	supramalleolar fracture
踝外翻	ankle eversion
踝穴	ankle mortise

踝阵挛	ankle clonus
踝足支具（小腿短支具）	ankle foot orthosis，AFO
坏疽	gangrene
干性坏疽	dry gangrene
过敏性坏疽	anaphylactic gangrene
局限性坏疽	circumscribed gangrene
气性坏疽	gas gangrene
神经营养性坏疽	trophic gangrene
湿性坏疽	moist gangrene
糖尿病性坏疽	diabetic gangrene
血管硬化性坏疽	angiosclerotic gangrene
血栓性坏疽	thrombotic gangrene
血淤滞性坏疽	static gangrene
坏疽性坏死	gangrenous necrosis
坏死	necrosis
表层坏死	superficial necrosis
放射性坏死	radiation necrosis
干酪样坏死	caseous necrosis
干性坏疽	dry gangrene，mummification necrosis
股骨头缺血坏死	avascular necrosis of the femoral head
骨骺坏死	apophyseal necrosis，epiphyseal necrosis
缺血性坏死，无菌性坏死	avascular necrosis，ischemic necrosis
无菌性骨骺坏死	aseptic epiphyseal necrosis

无菌性坏死	aseptic necrosis
压迫性坏死	pressure necrosis
坏死性骨软骨炎	osteochondritis necroticans
坏死组织切除术	necrectomy，necronectomy
坏血病	scurvy
幼儿坏血病，坏血病性佝偻病	infantile scurvy

huan　环寰缓幻

环锯	circular saw
环绕结扎术	circumferential wiring
环枢关节，车轴关节	pivot joint
环形 [运动]	circumduction
环形步态	circumduction gait
环形固定器	ring fixator
环扎术	cerclage
环扎术钢丝	cerclage wire
环指，无名指	ring finger
环状沟	annular groove
环状韧带	annular ligament
环状外固定器	circular external fixator
环状狭窄	annular constriction，constriction ring
环钻	trepan，trephine
寰枢 [椎] 的	atlantoaxial，AA
寰枢副韧带	accessory atlantoaxial ligament
寰枢 [椎] 关节	atlantoaxial joint
寰枢关节回旋位固定	atlantoaxial rotatory fixation
寰枢关节半脱位	atlantoaxial subdislocation，

	atlantoaxial subluxation
寰枢关节骨折脱位	atlantoaxial fracture dislocation
寰枢关节融合术	atlantoaxial arthrodesis
寰枢关节脱位	atlantoaxial dislocation
寰枢关节旋转半脱位	rotatory atlantoaxial subluxation, atlantoaxial rotary subluxation
寰枢关节旋转脱位	rotatory atlantoaxial dislocation atlantoaxial rotary dislocation
寰枢外侧关节	lateral atlantoaxial joint
寰枢正中关节	median atlantoaxial joint
寰枢椎半脱位	atlantoaxial subluxation
寰枕［骨］关节	atlanto-occipital joint
寰枕关节半脱位	atlanto-occipital subluxation
寰枕关节融合术	atlanto-occipital fusion
寰枕关节损伤	atlanto-occipital injury
寰枕关节脱位	atlanto-occipital dislocation
寰枕融合	assimilation of atlas
寰椎，第一颈椎	atlas
寰椎侧块	lateral mass of atlas
寰椎齿突间间隙	atlantoodontoid interspace
寰椎齿突间距离	atlantoaxial distance (interval)
寰椎的	atlantal
寰椎骨折	atlas fracture, fracture of atlas
寰椎横韧带	atlantal transverse ligament, Lauth's ligament, transverse ligament of atlas
寰椎颅骨愈合症，寰枕融合症	atlas assimilation, occipitalization

寰椎韧带	ligament of atlas
缓解	remission
缓解病情的抗类风湿药物	disease-modifying antirheumatic drugs，DMARDs
缓解性化疗	palliative chemotherapy
缓解性放疗	palliative radiotherapy
幻觉	hallucination
幻肢	phantom limb
幻肢痛	phantom limb pain

慌张步态	festinating gait
黄骨髓	yellow bone marrow
黄韧带	yellow ligament，ligamentum flavum
黄韧带钙化	calcification of ligamentum flavum
黄韧带骨化	ossification of ligamentum flavum，OLF
	ossification of yellow ligament，OYL
黄［色］瘤	xanthoma
黄［色］瘤病	xanthomatosis
黄色肉芽肿	xanthogranuloma
黄色纤维瘤	xanthofibroma
灰质	gray
挥鞭伤，创伤性颈综合征	whiplash injury
回流，反流	backflow，reflow
回转成形术	rotationplasty
毁损伤	smashed wound

喙肱肌	coracobrachialis muscle
喙肱韧带	coracohumeral ligament
喙肩弓	coracoacromial arch
喙肩韧带	coracoacromial ligament，CAL
喙锁关节融合术	coracoclavicular arthrodesis
喙锁韧带	coracoclavicular ligament，CCL
喙突	coracoid notch，coracoid process
喙突尖撕脱	coracoid tip avulsion
喙突下肱骨头脱位	luxatio humeri subcoracoidea
喙突炎	coracoiditis
混合结缔组织病	mixed connective tissue disease， 　MCTD
混血儿	quadroon
活动	mobilization
活动电位	action potential
活动范围受限	restricted range of motion
活检	biopsy
闭合活检	closed biopsy
骨活检	bone biopsy
肌活检	muscle biopsy
切除活检	excisional biopsy
切开活检	incisional biopsy，open biopsy
吸引活检	aspiration biopsy
针吸活检	needle biopsy
活检钳	biopsy forceps
活检针	biopsy needle
获得性畸形足	aquired clubfoot

获得性免疫缺陷综合征（艾滋病） acquired immunodeficiency syndrome，AIDS

获得性平足 acquired flatfoot

获得性斜颈 acquired torticollis

J

ji 饥机肌鸡积基畸激急棘挤峭脊计季继

饥饿性骨病 hunger osteopathy

饥饿性水肿，营养不良性水肿 hunger edema

机会性感染 opportunistic infection

机械性损伤 mechanical injury

肌瓣 muscle flap

肌变性 myodegeneration

肌病 myonosus

肌病，肌障碍 myopathy

肌病性关节挛缩 myopatic arthrogryposeis

肌病性脊柱侧弯（凸） myopathic scoliosis

肌成形断端 myoplastic stump

肌成形切断术 myoplastic amputation

肌成形术 myoplasty

肌蛋白 myogen，musculin

肌电假上肢 myoelectric arm prosthesis

肌电图 electromyogram

肌电图描记法 electromyography，EMG

肌电图学 electromyograph

肌动力学 myodynamics

肌动描记仪	myograph
肌动图	myogram
肌短缩性挛缩	myostatic contracture
肌断裂	muscle rupture，myorrhexis
肌发育不全	amyoplasia
肌肥大	muscular hypertrophy，myohypertrophia
肌分离	myodiastasis
肌缝合术	myorrhaphy
肌腹	muscle belly
肌感受器	myoreceptor
肌钩，软组织拉钩	soft tissue retractor
肌骨瓣	musculoskeletal flap
肌骨化	sarcostosis
肌固定术	myodesis
肌坏死	myonecrosis
肌活检	muscle biopsy
肌腱病变	tendinopathy，tendinosis，tendopathy
肌腱剥离器	tendon stripper
肌腱插入［移植］韧带重建，韧带重建伴跟腱间位关节成形术	ligament reconstruction tendon interposition，LRTI
肌腱成形术	myotenontoplasty
肌腱对骨接合术	tendon-to-bone attachment
肌腱缝合术	tendon suture，tenorrhaphy
肌腱骨止点炎症	enthesitis
［肌］腱固定术	tenodesis
动力性肌腱固定术	dynamic tenodesis

J

肌腱滑膜炎	tendosynovitis
肌腱挛缩	contracture of tendon
肌腱切断术	myotenotomy，tenotomy
肌腱松解术，肌腱粘连松解	tenolysis
肌腱损伤	tendon injury
肌腱弹响	tendon snapping
肌腱套，腱袖	rotator cuff
肌腱袖，肩袖	musculotendinous cuff
肌腱炎	myotenositis，tendinitis，tendonitis
钙化性肌腱炎	calcific tendinitis
狭窄性腱鞘炎	stenosing tendinitis
肌腱延长术	tendon elongation，tendon lengthening
肌腱移行部	musculotendinous junction
肌腱折缩器	tendon tucker
肌腱再建	reconstruction of tendon
肌腱转位术	tendon transfer
肌腱移植	tendon graft
肌筋膜瓣	musculofascial flap
肌筋膜纤维瘤病	musculoaponeurotic fibromatosis
肌筋膜炎	myofascitis
肌紧张	muscle tension
肌痉挛	muscle spasm，myospasm
肌静止性挛缩	myostatic contracture
肌力	muscle strength
肌力不平衡	muscle（muscular）imbalance
肌力低下	muscle weakness

肌力计，肌力测量器	dynamometer，ergometer，myodynamometer
肌力减弱	weakness of muscle
肌力增强训练	muscle strengthening exercise
肌瘤切除术	myomatectomy
肌挛缩症	muscle contracture
肌麻痹	myoparalysis
肌膜	sarcolemma
肌内膜	endomysium
肌内小腿三头肌延长术	Baumann intramuscular lengthening
肌粘连	myosynizesis
肌扭伤	muscle strain
肌皮瓣	musculocutaneous flap，myocutaneous flap
肌皮神经	musculocutaneous nerve
肌起端，肌起始	muscle origin
肌强直	myotone，myotonia
肌强直型进行性肌肉萎缩症，营养不良性肌强直	myotonia dystrophica
肌强直性营养障碍，萎缩性肌强直	myotonia atrophica，myotonia dystrophy
肌切除术	myectomy
肌切开术	myotomy
肌溶解	myolysis
肌肉，肌	muscle
不随意肌	involuntary muscle
对抗肌，拮抗肌	antagonistic muscle

腓肠肌	gastrocnemius muscle，calf muscles
腘绳肌	hamstring muscle
横纹肌	striated muscle
畸变肌，迷走肌	aberrant muscle
抗重力肌，抗引力肌	antigravity muscle
内在肌	intrinsic muscle
随意肌	voluntary muscle
外在肌	extrinsic muscle
肢体肌	appendicular muscle
主动肌	agonistic muscle
肌肉的强直性	tonus
肌肉断裂	myorrhexis，muscle rupture
肌肉骨骼的	musculoskeletal
肌肉骨骼系统	musculoskeletal system
肌肉骨骼肿瘤学会	Musculoskeletal Tumor Society，MSTS
肌肉肌腱瓣	musculotendinous flap
肌肉痉挛	spasticity of muscle
肌肉劳损	muscular strain
肌肉松弛药	muscle relaxant
肌肉瘫痪	paralysis of muscle
肌肉痛	myalgia，myodynia
肌肉下移术	submuscular transposition
肌肉训练	muscle exercise
肌肉移位术	muscle transposition
肌牵张反射	muscle stretch reflex

肌神经痛	myoneuralgia
肌神经纤维瘤病	muscular neurofibromatosis
肌束膜	perimysium
肌束震颤	fasciculation
肌丝	myofilament
肌松解术	muscle release operation
肌外膜	epimysium
肌外膜切开术	epimysiotomy
肌萎缩	amyotrophy, muscle atrophy, muscle wasting, myatrophy
颈椎病性肌萎缩	cervical spondylotic amyotrophy
神经痛性肌萎缩	neuralgic amyotrophy
肌萎缩侧索硬化	amyotrophic lateral sclerosis, ALS
肌无力	adynamia, amyasthenia, amyosthenia, myasthenia
肌无力综合征	Lamber-Eaton myasthenic syndrome, LEMS
肌纤维	muscle fiber, myofiber
肌纤维瘤	myofibroma
肌纤维织炎	myofibrositis
肌形成异常	myodysplasia
肌性束带	tethering of muscle
肌炎	myositis
进行性骨化性肌炎	progressive ossifying myositis
类风湿性肌炎	rheumatoid myositis
流行性肌炎	epidemic myositis
原发多发性肌炎	primary multiple myositis

肌移行术	muscle transfer
肌营养不良	muscle dystrophy
	myodystrophia
肌营养不良步态	dystrophic gait
肌硬化	muscle gelling
肌硬结	myogelosis
肌原纤维	myofibril
肌源性	myogenic
肌源性斜颈	muscular torticollis
［肌］运动单位动作电位	motor unit action potential，MUAP
肌运动失调	amyotaxia
肌张力	muscle tone，muscle tonus
肌张力过度	hypermyotonia，hyperexplexia
肌张力亢进	hypertonia
肌张力缺失，肌迟缓	myatonia，amyotonia
肌张力障碍	myodystonia
肌震颤	amyostasia
肌阵挛	myoclonus
肌脂肪瘤	myolipoma
肌质，肌浆	sarcoplasma
肌转移术	muscle transfer
鸡步，跨阈步态	steppage gait
鸡胸	keeled chest，pectus carinatum，pigeon breast（chest）
鸡眼	clavus，clavi（复数），corn
积水，水肿	dropsy，ascites
腹水	abdominal dropsy

关节积液	articular dropsy
胸腔积液	hydrothorax，dropsy of chest，pleural effusion
基础麻醉	basal narcosis，basal anesthesia
基底细胞癌	basal cell carcinoma
基因	gene
癌基因	oncogene
抑癌基因	tumor suppressor gene
基质	ground substance，matrix
软骨基质	cartilage matrix
畸胎	monster
畸胎瘤	teratoma
畸形，变形	malformation，abnormalities
动静脉畸形	arteriovenous malformation，AVM
先天［性］畸形	congenital malformation
畸形矫正	deformity correction
畸形愈合，连接不正	malunion，malunited
畸形足	clubfoot，kyllosis，talipes
激素	hormone
激素疗法	hormonotherapy
急性创伤性关节血肿	acute traumatic hemarthrosis
急性骨髓炎	acute osteomyelitis
尺骨急性骨髓炎	acute osteomyelitis of ulna
腓骨急性骨髓炎	acute osteomyelitis of fibula
肱骨上端急性骨髓炎	acute osteomyelitis of upper end of humerus
股骨急性骨髓炎	acute osteomyelitis of femur

胫骨急性骨髓炎	acute osteomyelitis of tibia
桡骨急性骨髓炎	acute osteomyelitis of radius
急性挥鞭伤	acute whiplash injury
急性脊柱关节炎	acute spinal arthritis
急性排斥反应	acute rejection
急性破坏性髋关节病	rapidly destructive coxarthropathy, RDC
急性前角脊髓灰质炎	poliomyelitis anterior acuta polio
急性缺血性挛缩	acute ischemic contracture
急性肾衰竭	acute renal failure, ARF
急性撕脱骨折	acute avulsion fracture
急性痛风	acute gout
急性血源性骨髓炎	acute hematogenous osteomyelitis
急性血源性关节炎	acute hematogenous arthritis
急性腰痛	acute lumbago
急性腰痛症	acute low back pain attack
棘	spur
跟骨骨刺	calcanean spur, heel spur
棘的,脊柱的,棘肌	spinalis
棘横肌	transversospinalis
棘间钢丝固定	interspinous wiring fixation
棘间韧带	interspinous ligament
棘间韧带损伤	sprung back
挤压伤	crush injury
挤压试验	squeeze test
嵴	crest
尺骨嵴	ulnar crest

耻骨嵴	pubic crest
骶嵴	sacral crest
肱骨三角肌粗隆	deltoid crest
股骨嵴	femur femoral crest，crista femoris
胫骨嵴	tibial crest
髂嵴	illac crest
桡骨嵴	radial crest
旋后肌嵴	supinator crest
转子间嵴	intertrochanteric crest
嵴	ridge
肱二头肌嵴	bicipital ridge
髁上嵴	supracondylar ridge
三角肌嵴，三角肌结节	deltoid ridge
臀大肌嵴	gluteal ridge
旋前肌嵴	pronator ridge
脊膜	spinal meninges
脊膜膨出，脑膜膨出	meningocele
脊神经	spinal nerve
脊神经根切断术	rhizotomy
脊神经根炎	radiculitis，furniculitis
脊神经根造影	radiculography
脊神经节	spinal ganglion
脊髓	chorda spinalis，spinal cord
脊髓半切综合征	Brown-Sequard syndrome
脊髓病	myelopathy
脊髓性颈椎病	cervical spondylotic myelopathy，CSM

脊椎增生性脊髓病	spondylotic myelopathy
颈髓症	cervical myelopathy
压迫性脊髓症	compression myelopathy
脊髓侧角灰质炎	lateral poliomyelitis
脊髓出血	hematomyelia，myelorrhagia
脊髓穿刺	myelocentesis，spinal tap
脊髓电图	electrospinogram
脊髓发育不全	atelomyelia
脊髓发育异常	myelodysplasia
脊髓反射	spinal reflex
脊髓分解，脊髓软化	myelodiastasis
脊髓缝合术	myelorrhaphy
脊髓后动脉	posterior spinal artery
脊髓后静脉	posterior spinal vein
脊髓灰质炎，小儿麻痹	poliomyelitis
脊髓灰质炎后遗症	postpoliomyelitis syndrome
脊髓灰质炎后遗症挛缩	postpoliomyelitic contracture
脊髓脊膜突出	myelocystocele，myelomeningocele
脊髓脊膜炎	myelomeningitis
脊髓检测法	spinal cord monitoring
脊髓空洞症	syringomyelia
脊髓痨	tabes dorsalis
脊髓痨性骨病	osteopathia tabidorum
脊髓痨性关节病	tabetic arthropathy
脊髓麻痹	myeloplegia，spinal paralysis
脊髓囊肿	myelocyst
脊髓膀胱	cord bladder

脊髓前侧柱切断术	cordotomy
脊髓前动脉	anterior spinal artery
脊髓前动脉综合征	anterior spinal artery syndrome
脊髓前角灰质炎	anterior poliomyelitis
脊髓前静脉	anterior spinal vein
脊髓切开术	myelotomy，rachiotomy
脊髓躯体感觉诱发电位	spinal cord somatosensory evoked potential
脊髓软化症	myelomalacia
脊髓神经根病	myeloradiculopathy
脊髓神经根发育异常	myeloradiculodysplasia
脊髓神经根炎	myeloradiculitis，myeloneuritis
脊髓栓系综合征	tethered cord syndrome
脊髓损伤	spinal cord injury
脊髓瘫痪	rachioparalysis
脊髓痛	myelalgia
脊髓突出	myelocele
脊髓萎缩	amyelotrophy
脊髓型颈椎病	cervical spondylotic myelopathy，CSM
脊髓性麻痹	spinal palsy，myeloparalysis
脊髓休克	spinal shock
脊髓压迫	spinal cord compression
脊髓炎	myelitis，rachiomyelitis
放射性脊髓炎	radiation myelitis
脊髓灰质炎	poliomyelitis，cornual myelitis
脊髓硬膜	theca vertebralis

脊髓诱发电位	spinal evoked potential, SEP
脊髓圆锥	conus medullaris
脊髓造影 CT	computed tomographic myelography, CTM
脊髓造影片	myelogram
脊髓造影	myelography
脊髓征	cord sign
脊髓症状	cord symptom
脊髓肿瘤	spinal cord tumor
脊髓纵裂	diastematomyelia
脊索	chorda dorsalis, notochord
脊索癌	chordocarcinoma
脊索动物	chordate
脊索瘤	chordoma, notochordoma
脊索母细胞瘤，成脊索细胞瘤	chordoblastoma
脊索切开	chordotomy
脊索肉瘤	chordosarcoma
脊索上皮瘤	chordoepithelioma
脊柱	axial skeleton, backbone, rachis, spinal column, vertebral column
脊柱侧弯凸	scoliosis
结构性脊柱侧弯（凸）	structural scoliosis
静止性脊柱侧弯（凸）	static scoliosis
麻痹性脊柱侧弯（凸）	paralytic scoliosis
神经痛性脊柱侧弯（凸）	neuralgic scoliosis
神经障碍性脊柱侧弯（凸）	neuropathic scoliosis

特发性脊柱侧弯（凸）	idiopathic scoliosis
习惯性脊柱侧弯（凸）	habit（habitual）scoliosis
先天性脊柱侧弯（凸）	congenital scoliosis
婴儿脊柱侧弯（凸）	infantile scoliosis
幼年期脊柱侧弯（凸）	juvenile scoliosis
姿势性脊柱侧弯（凸）	postural scoliosis
坐骨神经痛性脊柱侧弯（凸）	sciatic scoliosis
脊柱侧弯（凸）分型	scoliosis classification
脊柱重建术	spinal reconstruction
脊柱的	rachial，rachidial，rachidian
脊柱发育不全	atelorachidia
脊柱功能不全	insufficientia vertebrae
脊柱骨软骨病	vertebral osteochondrosis，Scheuermann's disease
脊柱骨软骨炎	vertebral osteochondritis
脊柱固定强度	spinal fixation rigidity
脊柱固定术	spinal fixation，spinal fusion
脊柱过度后凸	hyperkyphosis
脊柱过度后凸侧凸	hyperkyphoscoliosis
脊柱过度前凸	hyperlordosis
脊柱骺板发育不良	spondyloepiphyseal dysplasia，SED
脊柱后侧凸	kyphoscoliosis
脊柱后裂	posterior rachischisis
脊柱后突	rachiokyphosis
脊柱后凸，驼背	kyphosis
角状脊柱后凸	angular kyphosis
老年性驼背，老年性脊柱后凸	senile kyphosis

脊柱后凸不足	hypokyphosis
脊柱滑脱	spondylolysis
脊柱矫形器	spinal orthosis
脊柱筋膜松解术	spinal fascial release
脊柱联胎	spondylodymus
脊柱联胎畸形	spondylodidymia
脊柱裂	cleft vertebra, rachischisis, schistorachis
脊柱旁的，近脊柱的	juxtaspinal
脊柱器械	spinal instrumentation
脊柱牵引术	spinal distraction
脊柱前屈试验	Adams forward-bending test
脊柱前凸	hollow back
脊柱前凸不足	hypolordosis
脊柱全裂	totalis rachischisis
脊柱三柱损伤	three-column spine injury
脊柱痛	rachiodynia, rachiodynia
脊柱峡部裂，脊椎滑脱	spondylolysis
脊柱支具	spinal brace
脊柱支具固定	spinal brace fixation
脊柱中央柱	center column
脊柱转移瘤	metastatic spinal tumor
脊椎，脊柱，棘	spine
耻骨棘，耻骨结节	pubic spine
棘突吻合	kissing spine
脊柱强直	poker spine
夹层脊椎	sandwich spine

肩胛冈	scapular spine
颈椎	cervical spine
髂后上棘	posterior superior iliac spine，PSIS
髂后下棘	posterior inferior iliac spine，PIIS
髂前上棘	anterior superior iliac spine，ASIS
髂前下棘	anterior inferior iliac spine，AISS
胸椎	dorsal spine，thoracic spine，lumbar spine
竹节样脊柱	bamboo spine
坐骨棘，坐骨结节	sciatic spine
脊椎病	spondylopathy，spondylosis
颈椎病	cervical spondylosis
腰椎病	lumbar spondylosis
脊椎不稳定	spinal instability
脊椎的，脊椎的	spinal
脊椎骨分节障碍	vertebral segmentation defect
脊椎骨骺迟缓性发育不良	spondyloepiphyseal dysplasia tarda，SED tarda
脊椎骨折伴脱位	fracture dislocation of spine
脊椎固定用棒	Luque rod
脊椎关节病	spondylarthrosis
脊椎关节结核	spondylarthrocace
脊椎关节炎	spondylarthritis
脊椎管狭窄症	spinal canal stenosis
脊椎管硬膜外静脉丛	spinal epidural venous plexus
脊椎管愈合不全	spinal dysraphism
脊椎化脓	spondylopyosis

[脊椎间盘] 真空现象	vacuum phenomenon
脊椎结核	vertebral tuberculosis，spondylocace
脊椎截骨术	spondylotomy
脊椎肋骨发育不全	spondylo-costal dysostosis
脊椎麻醉	spinal anesthesia
脊椎前侧凸	lordoscoliosis
脊椎前凸	lordosis
脊椎前下滑脱	anteroinferior spondylolisthesis
脊椎前移	spondylolisthesis，spondyloptosis
脊椎切除术	spondylectomy，vertebrectomy
脊椎全裂	holorachischisis
脊椎融合术	spine fusion，spondylosyndesis
脊椎软化	spondylomalacia
脊椎痛	rachialgia
脊椎脱位	spondylexarthrosis
脊椎炎	spondylitis
化脓性脊椎炎	pyogenic spondylitis
结核性脊椎炎	tuberculous spondylitis
强直性脊椎炎	ankylosing spondylitis，AS
脊椎圆凿	spinal gouge
脊椎增生性脊髓病	spondylotic myelopathy
脊椎张开器	vertebra spreader
脊椎周围炎	perispondylitis
计算机断层摄影	computed tomography，CT
计算机轴位 X 线体层摄影	computerized axial tomography，CAT
季肋部	hypochondria
继发性骨折	secondary fracture

继发性骨肿瘤   secondary bone tumor

继发性挛缩   secondary contracture

继发性损伤   secondary injury

继发性肿瘤   secondary tumor

jia 加夹痂家甲岬假

加压棒   compression rod

加压钢板   compression plate

加压钢板固定［术］   compression plate fixation，
                                        compression plating

加压拉力螺钉   compression lag screw

夹板   splint

  动力性夹板   dynamic splint

  静止性夹板   static splint

  石膏夹板   plaster splint

  双面夹板   coaptation splint

  腕关节背伸夹板，托手夹板   cock-up splint

  夜间用夹板   night splint

夹板固定   splintage

夹层脊椎   sandwich spine

痂［皮］   crust

家系，血统   genealogy

甲瓣   nail flap

甲剥离   onycholysis

甲床   nail bed

甲母质   nail matrix

甲床炎   onychia，onychoheterotopia

甲沟	nail groove
甲沟炎，瘭疽	whitlow, paronychia
甲骨综合征，关节与甲发育不良	onycho-osteodysplasia
甲牵引	nail traction
甲切除术	onychectomy
甲切开术	onychotomy
甲上皮	eponychium
甲弯曲	onychogryphosis
甲下外生骨疣	subungual exostosis
甲型肝炎病毒	hepatitis A virus，HAV
甲移植物	nail graft
甲周炎	onychia periungualis
甲皱感染	nail-fold infection
甲状旁腺	parathyroid gland
甲状旁腺功能亢进［症］	hyperparathyroidism
甲状旁腺性骨营养不良	parathyroid osteodystrophy
甲状舌骨肌	thyrohyoid muscle
甲状腺功能减退［症］	hypothyroidism
甲状腺功能亢进［症］	hyperthyroidism
岬	promontorium
假恶性骨化性肌炎	pseudomalignant myositis ossificans
假肥大型肌营养不良症	Duchenne muscular dystrophy
假关节	false joint, pseudoarthrosis
假截瘫	pseudoparaplegia
假肋	false rib
假麻痹，假瘫	pseudoparalysis
假肉瘤性纤维瘤病	pseudosarcomatous fibromatosis

假体，人工关节，人工插入物	prosthesis，prostheses（复数）
半限制型假体	semiconstrained prosthesis
长柄假体	long stem prosthesis
带柄假体	stem prosthesis
非骨水泥假体	cementless prosthesis
非铰链式限制型假体	nonhinged constrained prosthesis
非限制型人工关节	unconstrained（nonconstrained） prosthesis
非限制型人工膝关节	unconstrained（nonconstrained） knee prosthesis
铰链式假体	hinged prosthesis
全限制型人工膝关节	totally constrained knee prosthesis
人工股骨头	femoral head prosthesis
上臂假肢	transhumeral prosthesis
上肢假肢	upper limb prosthesis
髓腔插入假体	medullary prosthesis
膝上假肢	above knee prosthesis
膝下假肢	below knee prosthesis
下肢假肢	lower limb prosthesis
限制式假体	constrained prosthesis
小腿假肢	transtibial prosthesis
肘上假肢	above elbow prosthesis
肘下假肢	below elbow prosthesis
假体置换术	prosthetic replacement
假体组件取出术	component removal
假象运动	trick motion
假性动脉瘤	false aneurysm，pseudoaneurysm

假［性］肥大	pseudohypertrophy
假性肥大性肌营养不良	pseudohypertrophic muscular dystrophy
假性佝偻病	pseudodeficiency rickets
假性髋关节痛	pseudocoxalgia
假性肉瘤	pseudosarcoma
假［性］痛风	pseudogout
假斜颈	spurious torticollis
假阴性结果	false-negative result
假肢，义肢	artificial limb
假肢的接受腔	socket
断端负重接受腔	end-bearing socket
髋臼的接受腔	acetabular socket
全面接触式接受腔	total contact socket
四边形接受腔	quadrilateral socket
吸着式接受腔	suction socket
假肢学，修复学	prosthetics

jian 尖坚间肩检减碱剪剑渐腱

尖刀	sharp-pointed knife
尖头［畸形］	acrocephalia
尖头并指（趾）［畸形］	acrocephalosyndactyly
尖头并指（趾）［畸形］	acrodysplasia
尖头多指（趾）并指（趾）［畸形］，Carpenter 综合征	acrocephalopolysyndactyly, Carpenter syndrome
尖形畸形	tower skull，turricephaly
坚韧的	tough

间充质细胞	mesenchymal cell
间断缝合	interrupted suture，knotted suture
间接骨折	indirect fracture
间距，间期	interval
间皮瘤	celothelioma，mesohyloma
间室压	compartmental pressure
间隙，裂	diastema，space
关节腔	joint space，articular covity
腘窝	popliteal space
内收肌间隙	adductor space
手掌中央间隙	midpalmar space
死腔，无效腔	dead space
四边形间隙	quadrilateral space
腋窝	axillary space
硬膜外腔	epidural space
硬膜下腔	subdural space
鱼际筋膜间隙	thenar fascial space
蛛网膜下腔	subarachnoid space
椎间盘间隙	intervertebral disc space
间歇跛行	intermittent claudication
间歇关节积水	intermittent hydrarthrosis
间叶瘤	mesenchymoma
间叶性软骨肉瘤	mesenchymal chondrosarcoma
肩	shoulder
冻结肩	frozen shoulder
肱骨近端骨端分离	Little Leaguer's shoulder
松弛肩	loose shoulder

弹响肩	snapping shoulder
肩峰	acromion
肩峰成形术	acromioplasty
肩峰的	acromial
肩峰肱骨的	acromiohumeral
肩峰喙突的	acromiocoracoid
肩峰肩胛的	acromioscapular
肩峰切除术	acromionectomy
肩峰锁骨的	acromioclavicular，AC
肩峰锁骨分离	acromioclavicular separation
肩峰锁骨囊肿	acromioclavicular cyst
肩峰下减压术	subacromial decompression
肩峰下［滑液］囊	subacromial bursa
肩峰胸廓的	acromiothoracic
肩肱型脊髓肌萎缩	Vulpian atrophy
肩关节	shoulder joint
肩关节肱骨头下旋转截骨术（治疗顽固反复肩关节脱位）	Weber subcapital rotation osteotomy
肩关节离断术	shoulder disarticulation
肩关节囊孔	Weitbrecht foramen
肩关节前脱位	anterior shoulder dislocation
肩关节融合术	shoulder arthrodesis
肩关节炎	omarthritis
肩关节腋位片	Velpeau axillary radiograph
肩关节盂唇	glenoid labrum
肩关节盂腔	glenoid cavity
肩关节制动带	Velpeau shoulder immobilizer

肩关节置换术	shoulder arthroplasty, shoulder replacement
肩关节周围炎	periarthritis scapulohumeralis
肩关节钟摆练习	Codman exercise
肩胛背动脉	dorsal scapular artery
肩胛背静脉	dorsal scapular vein
肩胛背神经	dorsal scapular nerve
肩胛带，上肢带骨	shoulder girdle
肩胛带离断术	forequarter amputation
肩胛带切除术	shoulder girdle resection
肩胛冈	scapular spine
肩胛肱骨的	scapulohumeral
肩胛肱骨滑囊炎	scapulohumeral bursitis
肩胛骨	omoplata, scapula, scapulae（复数）
高位肩胛骨	elevated scapula, high-riding scapula
弹响肩胛骨	snapping scapula
翼状肩胛［骨］	alar scapula, winged scapula
肩胛骨	shoulder blade
肩胛骨部分切除术	partial scapulectomy
肩胛骨的	scapular
肩胛骨固定术	scapulopexy
肩胛骨皮瓣	scapular flap
肩胛骨切除术	scapulectomy
肩胛骨上升手术	scapular elevation operation
肩胛骨 Y 形侧位片	Y scapular view
肩胛间隙	interscapulum

肩胛旁皮瓣	parascapular flap
肩胛切迹	scapular notch
肩胛上神经	suprascapular nerve
肩胛锁骨的	omoclavicular, scapuloclavicular
肩胛提肌	levator scapulae
肩胛下动脉	subscapular artery
肩胛下肌	subscapularis
肩胛下肌延长术	subscapularis muscle lengthening
肩胛下静脉	subscapular vein
肩胛胸分离	scapulothoracic dissociation
肩人字石膏	shoulder spica
肩手综合征	shoulder-hand syndrome
肩锁关节	acromioclavicular joint, AC joint
肩锁关节成像（头倾 10° 肩锁关节正位片）	Zanca acromioclavicular view
肩锁关节成形术	acromioclavicular arthroplasty
肩锁关节骨关节炎	acromioclavicular osteoarthritis
肩锁关节脱位	acromioclavicular dislocation
肩痛	omalgia
肩外旋肌腱移位术	shoulder external rotation tendon rerouting
肩外旋肌腱转移术	shoulder external rotation tendon transfer
肩胸关节融合术	scapulothoracic arthrodesis, thoracoscapular arthrodesis
肩胸间截肢，肩胛带离断术	interscapulothoracal amputation
肩袖损伤性关节病	cuff tear arthropathy

肩袖完全撕裂	complete tear of tendinous cuff
肩撞击综合征	impingement syndrome
减压病	aerobullosis
减压融合术	decompression and fusion
减压术	decompression
减影（血管造影）	subtraction
减张缝合	tension suture
减张切口	relaxation incision
碱性磷酸酶	alkaline phosphatase，ALP
减脂术	defatting
剪刀	scissors
弯剪刀	curved scissors
直剪刀	straight scissors
剪刀步态	scissors gait
剪力	shear force
剪力骨折	shearing fracture
剑突	xiphoid，metasternum
剑突痛	xiphodynia
剑突胸骨关节	xiphisternal joint
剑突炎	xiphoiditis
渐进性骨化性纤维组织结构不良	fibrodysplasia ossificans progressiva
渐进性脱位	consecutive dislocation
渐深截骨	step-down osteotomy
渐深钻孔	step-down drill
腱	tendon
变异腱，迷走腱	aberrant tendon
跟腱	Achilles tendon，calcaneal tendon

滑动腱	slipped tendon
腱撕裂	pulled tendon
腱移位术	translocation of tendon
联合腱，腹股沟镰	conjoined tendon
人工腱	artificial tendon
膝腱	patellar tendon
终末伸肌腱	terminal extensor tendon
总腱	common tendon
腱成形重建术	tenoplastic reconstruction
腱成形术	tendinoplasty, tendon plasty, tenoplasty
腱断裂	tendon rupture
腱短缩术	tendon shortening
腱反射	tendon jerk, tendon reflex
腱缝合术	tendinosuture, tenorrhaphy, tenosuture
腱附着点症，肌腱附着部	tendoperiostosis
腱骨化	ossidesmosis, tenonostosis
腱骨化症	tenosteosis
腱肌［部分］切除术	tenomyotomy, tenontomyotomy
腱肌成形术	teno myoplasty, tenontomyoplasty
腱交叉（指浅屈肌腱）	chiasma tendinum
腱结合	junctura tendinum
腱瘤	tenontophyma
腱路径变更术	tendon rerouting
腱挛缩	tendon contracture
腱膜	aponeurosis, aponeuroses（复数）

掌腱膜	palmar aponeurosis
指背腱膜	extensor aponeurosis
足底腱膜	plantar aponeurosis
腱膜刀	aponeurotome
腱膜横切腓肠肌延长术	Strayer lengthening
腱膜切除术	aponeurectomy
腱膜切开术	aponeurotomy
腱膜纤维瘤	aponeurotic fibroma
腱膜修补术	aponeurorrhaphy
腱膜学	aponeurology
腱膜延长术	aponeurotic lengthening
腱内膜	endotenon
腱粘连松解术	tendolysis
腱旁组织	paratenon
腱前进术	tendon advancement
腱鞘	epitenon, peritendineum, peritenon, tendinous sheath, tendon sheath
腱鞘缝合	epitenon suture
腱鞘感染	tendon sheath infection
腱鞘滑膜巨细胞瘤	tenosynovial giant cell tumor
腱鞘滑膜切除术	tenosynovectomy
腱鞘镜	tendoscopy
腱鞘囊肿，神经节	ganglion, ganglia, ganglions（复数）
半月板囊肿	meniscus ganglion
骨内腱鞘囊肿	intraosseous ganglion
后根神经节	dorsal root ganglion
脊神经节	spinal ganglion

颈神经节	cervical ganglion
颈胸神经节	cervicothoracic ganglion
星状神经节	stellate ganglion
腰神经节	lumbar ganglion
腕部腱鞘囊肿	wrist ganglion
腱鞘内的，硬膜内的	intrathecal
腱鞘瘭疽（手指末节化脓性腱鞘炎）	thecal whitlow
腱鞘切除术	tenectomy
腱鞘炎	tendovaginitis，tenovaginitis
狭窄性腱鞘炎	stenosing tendovaginitis
腱鞘［滑膜］炎	tenosynovitis
狭窄性腱鞘炎	stenosing tenosynovitis
腱切断术	tendotomy
腱痛风	tenontagra
腱系膜	mesotenon
腱性束带	tethering of tendon
腱悬吊术	tenosuspension
腱移位术	tendon excursion，translocation of tendon
腱造影法	tenography
腱增厚术	tendon thickening
腱折叠短缩术	tendon plication
腱周围炎，腱鞘炎	peritendinitis

jiang-jiao　浆僵降交胶焦角铰矫脚校

浆细胞性骨髓瘤	plasma cell myeloma

浆细胞瘤	plasmacytoma
浆细胞肉瘤	myeloma
浆液性滑膜炎	serosynovitis
僵人综合征	stiff-man syndrome
僵硬拇趾	hallux rigidus
僵硬手，强直手	stiff hand
僵硬膝	stiff knee
僵硬型扁平足	rigid flatfoot
降钙素	calcitonin
交叉（在遗传学上指染色体交叉）	chiasma
交叉抗药性	cross-resistance
交叉连接	cross-union
交叉耐受性	cross tolerance
交叉配血	crossmatch
交叉韧带	cruciate ligaments
交叉韧带重建	cruciate ligament reconstruction
交叉韧带撕裂	cruciate ligament rupture
交叉腿步态	cross-legged gait
交叉性偏瘫	alternating paralysis
交叉致敏	cross-sensitization
交感神经	sympathetic nerve
交感干	gangliated cord，sympathetic trunk
交感神经母细胞瘤	sympathoblastoma
交感神经切除术	sympathectomy
交感神经系统	sympathetic nervous system，SNS
交感神经型颈椎病	sympathetic type of cervical spondylosis

交感神经阻滞	sympathetic block
交互神经支配	reciprocal innervation
交界性软骨肿瘤	cartilaginous tumors of borderline malignancy
交界痣	junctional nevus
交联螺钉	cross-locking screw
胶布	tape
胶原	collagen
胶原病	collagen disease
胶原纤维	collagen fiber
焦痂	eschar
焦痂切除术	escharotomy
角	horn
骶角	sacral horn
尾骨角	coccygeal horn
角度	angle
骶骨岬角	promontory angle
颈干角	collodiaphyseal angle，neck shaft angle
股骨胫骨角	femorotibial angle，FTA
肋椎角	costovertebral angle，CVA
Q 角	Q-angle
提携角，肘外翻角	carrying angle
腰骶角	lumbosacral angle
角度计	goniometer
角化病	keratosis
角形锥	angled awl

铰刀	reaming
铰链式关节，屈戌关节	hinge joint
铰链式人工关节	hinged prosthesis
铰链式肘关节	elbow hinge
矫形外科，骨科	orthopedics，orthopaedics
矫形外科医师，骨科医师	orthopedist
矫形用具	orthotic device
矫正	correction
手法矫正	manual correction
矫正踇趾外翻，对第一跖骨远端截骨	Mitdhell operation
矫正器，支具	orthosis，orthoses（复数）
长下肢支具，膝 – 踝 – 足支具	knee-ankle-foot orthosis，KAFO
功能性矫形架	functional orthosis（brace）
踝足支具，小腿短支具	ankle foot orthosis，AFO
脊柱矫形器	spinal orthosis
颈椎支具	cervical orthosis
腰骶支具	lumbosacral orthosis
坐骨承重支具	ischial weight-bearing orthosis（brace）
矫正器	redresseur
矫正失败	loss of correction
矫正石膏绷带	corrective cast
矫正学	orthotics
脚印，足迹	footprint
脚趾	toe
脚趾过度伸展引起的草皮脚趾伤	turf toe
校正	calibration

jie 疖接节拮结截解戒

疖	furuncle
接触热伤	contact heat burn
接骨板	blade plate，internal fixation plate
接骨板固定术	plate fixation
接骨板折弯器	plate bender
接近缝合	approximation suture
节段性全关节植换	segmental total joint replacement
拮抗肌，拮抗药	antagonist
结，打结	knot
方结	reef knot，square knot
外科结	surgeon's knot
结冰，凝固	freeze
结缔组织	connective tissue，CT
结缔组织病	connective tissue disease，CTD
结缔组织肿瘤	connective tissue tumor
结构性脊柱侧弯（凸）	structural scoliosis
结核	tuberculosis
粗隆滑囊结核	tuberculosis of trochanteric bursa
骶髂关节结核	tuberculosis of sacro-iliac joint
胸椎结核	tuberculosis of thoracic spine
腰椎结核	tuberculosis of lumber spine
结核脓肿	tuberculous abcess
结核性多关节炎	tuberculous polyarthritis
结核性关节炎	tuberculous arthritis
跗关节结核性关节炎	tuberculous arthritis of tarsal joints
踝关节结核性关节炎	tuberculous arthritis of ankle

肩关节结核性关节炎	tuberculous arthritis of shoulder
髋关节结核性关节炎	tuberculous arthritis of hip
膝关节结核性关节炎	tuberculous arthritis of knee
肘关节结核性关节炎	tuberculous arthritis of elbow
结核性滑囊炎	tuberculous bursitis
结核性脊椎炎	tuberculous spondylitis
结核性指（趾）炎	tuberculous dactylitis
结节，节	node
淋巴结	lymph node
结节	tubercle
耻骨结节	pubic tubercle
大结节	greater tubercle
方形结节	quadrate tubercle
跟骨结节	calcaneal tubercle
颈动脉结节	carotid tubercle
内收肌结节	adductor tubercle
三角肌结节	deltoid tubercle
小结节	lesser tubercle
舟状骨结节	scaphoid tubercle
结节，粗隆	tuberosity
二头肌结节	bicipital tuberosity
跟骨结节	calcaneal tuberosity
［肱骨］大结节	greater tuberosity
［肱骨］小结节	lesser tuberosity
胫骨粗隆	tibial tuberosity
桡骨粗隆	radial tuberosity
爪粗隆	ungual tuberosity

足舟骨粗隆	navicular tuberosity
坐骨结节	ischial tuberosity
结节病，肉样瘤病	sarcoidosis
结节间沟	intertubercular groove
结节性动脉周围炎	periarteritis nodosa，PN
结节性多动脉炎	polyarteritis nodosa，PN
结节性红斑	erythema nodosum
结节性脂膜炎	nodular panniculitis
结晶性关节炎	crystal-induced arthritis
结晶性滑膜炎	crystal-induced synovitis
结扎术，结扎法	ligation
结扎线，结扎法	ligature
交叉结扎法	interlacing ligature
可溶化结扎线	soluble ligature
临时结扎线	provisional ligature
锁链样结扎	chain ligature
结扎线引导器	ligature carrier
截断伤	amputation injury
截骨术	osteotomy
闭合楔形截骨术	closed wedge osteotomy
大块截骨术	block osteotomy
骨盆截骨术	pelvic osteotomy
弧形截骨术	barrel vault osteotomy
角状截骨术	angulation osteotomy
经转子截骨术	transtrochanteric osteotomy
胫骨高位截骨术	high tibial osteotomy
开放式楔形截骨术	open wedge osteotomy

髋骨截骨术，无名切骨术	innominate osteotomy
内翻截骨术	varus osteotomy
球状截骨术	ball-and-socket osteotomy
外翻截骨术	eversion osteotomy，valgus osteotomy
楔形截骨术	wedge osteotomy
旋转截骨术	rotational osteotomy
Y 形截骨术	Y-osteotomy
移动截骨术	displacement osteotomy
转子下截骨术	subtrochanteric osteotomy
截石位持腿支具	lithotomy leg holder
截瘫	paraplegia
截肢，肢体切断	dismemberment
截肢残端断端神经瘤	amputation stump neuroma
截肢残端痛	stump neuralgia
截肢刀	amputation knife
截肢翻修术	revision amputation
截肢锯	amputation saw
截肢性神经瘤	amputation neuroma
解剖鼻烟窝，鼻咽窝	anatomical snuff-box
解剖复位	anatomic reduction
解剖颈（肱骨的）	anatomical neck
解剖颈骨折	fracture of anatomic neck
解剖生理学的	anatomicophysiological
解剖位	anatomic position
解剖学	anatomy
解剖学的	anatomical

解剖学变异	anatomical variation
解剖学名词	Nomina Anatomica，NA
戒断症状，断瘾症状	withdrawal symptom

jin 巾金筋紧进近浸禁

巾钳	towel clamp
金属板螺钉锈死（常见钛合金）	spot weld
金属疲劳	metal fatigue
金属植入物	metallic implant
筋膜	fascia，fasciae（复数）
阔筋膜，大腿筋膜	fascia lata
腹直肌鞘	rectoabdominal fascia
盆筋膜	pelvic fascia
浅筋膜	snperficial fascia，fibroareolar fascia fascia superficialis
筛状筋膜	cribriform fascia
深筋膜	deep fascia
手掌腱膜	palmar fascia
腰背筋膜	lumbodorsal fascia
椎前筋膜	prevertebral fascia
足底腱膜	plantar fascia
筋膜病	fasciopathy
筋膜部分切除术	partial fasciectomy
筋膜成形术	fasciaplasty，fascioplasty
筋膜刀	fasciotome
筋膜缝合术	fasciorrhaphy
筋膜固定术	fasciodesis

筋膜关节成形术	fascial arthroplasty
筋膜间室彻底切开	radical compartmental excision
筋膜间室综合征	fascial compartment syndrome
筋膜切除术	fasciectomy
筋膜切断肌延长术	fractional lengthening
筋膜切开减压术	decompression fasciotomy
筋膜切开术	fasciotomy
筋膜松解	fascial release
筋膜填补	fascial patch
筋膜下切口	subfascial incision
筋膜下转移	subfascial transposition
筋膜纤维瘤病	fascial fibromatosis
筋膜炎	fasciitis
筋膜移植	fascial graft
筋膜造影	fasciogram
紧缩缝合	reefing
紧张	stress
紧张性	tone
紧张性颈反射	tonic neck reflex
紧张性手足徐动症	tension athetosis
进行性骨化性肌炎	myositis ossificans progressiva
进行性肌萎缩症	dystrophia musculorum progressive, DMP
进行性肌营养不良	progressive muscular dystrophy, PMD
进行性系统性硬化症	progressive systemic sclerosis, PSS
近端杵臼截骨术	proximal dome osteotomy

近端的	proximal
近端股骨干骺端短缩术	proximal femoral metaphyseal shortening
近端股骨截骨术	proximal femoral osteotomy
近端股骨切除术	proximal femoral resection
近端掌纹	proximal palmar crease
近端跖骨截骨术	proximal metatarsal osteotomy
近端指（趾）骨髁切除术	proximal phalangeal condylectomy
近端指间的	proximal interphalangeal，PIP
近端指间关节	proximal interphalangeal joint，PIP joint
近端指纹	proximal finger crease
近关节骨囊肿	juxta-articular bone cyst
近关节骨折	juxta-articular fracture，periarticular fracture
近关节结核	juxta-articular tuberculosis
近关节囊截骨术	pericapsular osteotomy
近关节纤维织炎	periarticular fibrositis
近关节异位骨化	periarticular heterotopic ossification
近节指骨	proximal phalanx
近距离放射治疗	brachytherapy
近髋臼截骨术	periacetabular osteotomy
近排腕骨切除术	proximal row carpectomy
浸泡足，壕沟足	immersion foot，trench foot
浸润	infiltration
浸润麻醉	infiltration anesthesia
浸润性生长	infiltrative growth

禁忌证   contraindication

jing 茎经精颈胫痉静

茎突	styloid process
茎突切除术	styloidectomy
经髌腱入路	patella tendon split approach
经齿状韧带切除术	transodontoid resection
经粗隆间旋转截骨术	transtrochanteric rotational osteotomy
经大腿截肢	transfemoral amputation
经腓骨关节融合	transfibular arthrodesis
经腓骨固定胫骨自体植骨	fibula-pro-tibia synostosis
经腓骨融合术	transfibular fusion
经腓骨入路	transfibular approach
经跟骨入路	transcalcaneal approach
经肱骨小头钢丝固定	transcapitellar wire fixation
经肱骨小头针	transcapitellar pin
经肱桡肌入路	transbrachioradialis approach
经骨骺分离术	transepiphyseal separation
经骨盆截肢	transpelvic amputation
经骨髓静脉造影	intraosseous venography
经关节钢丝固定	transarticular wire fixation
经关节螺钉	transarticular screw
经关节螺钉固定	transarticular screw fixation
经关节针	transarticular pin
经踝关节融合术	transmalleolar ankle arthrodesis
经肩峰入路	transacromial approach

经胫骨干骺端截肢术	transmetaphyseal amputation of tibia
经髁骨折	diacondylar fracture, transcondylar fracture
经髁截肢术	transcondylar amputation
经口寰枢关节复位［钢］板	transoral atlantoaxial reduction plate, TARP
经口腔减压术	transoral decompression
经口切除术	transoral resection
经皮椎体成形术	percutaneous vertebroplasty
经皮的	transcutaneous, transdermal
经皮电神经刺激	transcutaneous electrical neural stimulation, TENS
经皮钢针固定	percutaneous pin fixation
经皮跟腱延长术	percutaneous lengthening of Achilles tendon
经皮固定	percutaneous fixation
经皮肌腱切断术	percutaneous tenotomy
经皮截骨术	percutaneous osteotomy
经皮螺钉固定	percutaneous screw fixation
经皮内固定	percutaneous internal fixation
经皮皮质骨截骨术	percutaneous corticotomy
经皮三半腱跟腱延长术	Hoke Achilles tendon lengthening
经皮神经刺激	transcutaneous neural stimulation, TNS
经皮双半腱跟腱延长术	White tendo calcaneus lengthening
经皮跖筋膜切开术	percutaneous plantar fasciotomy

经皮椎间盘切除	percutaneous diskectomy
经皮椎体成形术	percutaneous vertebroplasty，PVP
经髂骨棒固定	transiliac rod fixation
经髂骨截肢术	transiliac amputation
经髂骨延长术	transiliac lengthening
经韧带联合螺钉固定	transsyndesmotic screw fixation
经三头肌入路	triceps-splitting approach
经锁骨入路	transclavicular approach
经腕部截肢	transcarpal amputation
经膝截肢术	through knee amputation
经腰椎截肢术	translumber amputation
经腋入路	transaxillary approach
经掌（跖）截断术	ray amputation
经跖骨关节囊切开术	transmetatarsal capsulotomy
经跖骨截肢术	transmetatarsal amputation
经转子骨折	pertrochanteric fracture
经转子旋转截骨术	Sugioka transtrochanteric rotational osteotomy
经椎弓根固定	transpedicular fixation
经椎弓根前凸半侧骨骺固定术	transpedicular convex anterior hemiepiphysiodesis
经椎弓根入路	transpedicular approach
经椎弓根 V 形截骨术	subtraction osteotomy
精确捏法	precision pinch
精确握法	precision grip
精神发育迟缓	mental retardation
精神性疼痛	psychogenic pain

颈，项部	nape，neck
颈臂综合征	cervicobrachial syndrome
颈丛	cervical plexus
颈丛损伤	cervical plexus injury
颈动脉	carotid
颈动脉窦	carotid sinus
颈干角（指股骨）	collodiaphyseal angle
颈干角	neck shaft angle
颈后三角	posterior triangle of neck
颈肌	muscles of neck
颈静脉压迫试验	Queckenstedt's test
颈阔肌	platysma
颈肋	cervical rib
颈肋综合征	cervical rib syndrome
颈颅综合征	cervicocranial syndrome
颈内动脉	internal carotid artery
颈内静脉	internal carotid vein
颈旁	paracervial
颈膨大	intumescentia cervicalis
颈前三角	anterior triangle of neck
颈深动脉	profunda cervical artery
颈深静脉	profunda cervical vein
颈神经	cervical nerve
颈神经根炎	cervical radiculitis
颈神经节	cervical ganglion
颈神经损伤	cervical nerve injury
颈髓症，脊髓型颈椎病	cervical myelopathy

颈腕吊带	collar and cuff sling
颈外动脉	external carotid artery
颈外静脉	external jugular vein
颈围领，领圈	neck band
颈胸矫形架	cervicothoracic orthosis
颈胸神经节	cervicothoracic ganglion
颈胸神经节，星状神经节	stellate ganglion
颈胸腰骶矫形架	cervico-thoraco-lumbo-sacral orthosis，CTLSO
颈胸腰骶支具	Milwaukee cervico-thoraco-lumbao-sacral orthosis
颈压迫试验	neck compression test
颈源性头痛	cervicogenic headache
颈枕融合	cervicooccipital fusion
颈椎	cervical spine，cervical vertebra
颈椎半脱位	cervical subluxation
颈椎病	cervical spondylosis
颈椎病性肌萎缩	cervical spondylotic amyotrophy
颈椎骨关节炎	cervical osteoarthritis
颈椎横突孔	transverse foramen
颈椎后路固定	posterior cervical fixation
颈椎后路融合术	posterior cervical fusion，cervical spine posterior fusion
颈椎后凸畸形	cervical spine kyphotic deformity
颈椎滑脱	cervical spondylolisthesis，cervical spondylolysis
颈椎间盘切除术	cervical disk excision，cervical

	diskectomy
颈椎间盘突出	cervical prolapsed vertebral disc
颈椎减压术	cervical spine decompression
颈椎结核	tuberculous cervical spondylitis
颈椎截骨术	cervical osteotomy
颈椎牵引	cervical traction，traction for cervical spine
颈椎前凸	cervical lordosis
颈椎融合术	cervical fusion
颈椎脱位	cervical dislocation
颈椎支具	cervical orthosis，neck brace
颈椎椎板切除术	cervical laminectomy，cervical spine laminectomy
颈椎椎体间融合术	cervical interbody fusion
颈椎综合征	cervical syndrome
颈总动脉	common carotid artery
胫腓的	tibiofibular，tibioperoneal
胫腓骨并骨畸形	tibial-fibular synostosis
胫腓骨融合术	tibiofibular fusion
胫腓关节	tibiofibular joint
胫跟关节固定术	tibiocalcaneal arthrodesis
胫跟关节融合术	tibiocalcaneal fusion
胫跟髓内钉	tibiocalcaneal medullary nailing
胫股的	tibiofemoral
胫骨	shin bone，tibia，tibiae（复数）
胫骨半肢畸形	tibial hemimelia
胫骨粗隆，胫骨结节	tibial tuberosity

胫骨粗隆骨软骨病	Osgood-Schlatter disease
胫骨的	tibial
胫骨跗骨的	tibiotarsal
胫骨跟骨的	tibiocalcaneal
胫骨干短缩	tibial diaphyseal shortening
胫骨干骨折	tibial diaphyseal fracture，tibial shaft fracture
胫骨干骺端	tibial metaphysis
胫骨骺	tibial epiphysis
胫骨后肌	tibialis posterior，TP
胫骨前肌	tibialis anterior，TA
胫骨前肌肌瓣	tibialis anterior muscle flap
胫骨后倾	tibial retroversion
胫骨后弯	tibial retroflexion
胫骨后旋	tibial retrotorsion
胫骨棘	tibial eminence
胫骨假关节	tibial pseudoarthrosis
胫骨结节	tibial tubercle
胫骨结节骨骺炎	epiphysitis of tibial tuberosity
胫骨粗隆截骨术	tibial tuberosity osteotomy
胫骨结节前内侧转移术	tibial tubercle anteromedial transfer
胫骨结节前移术	tibial tuberosity advancement
胫骨结节撕脱	tibial tubercle avulsion
胫骨截骨术	tibial osteotomy
胫骨近端单侧骺骨干固定	proximal tibial hemiepiphysiodesis
胫骨近端截骨术	proximal tibial osteotomy
胫骨近端穹形截骨术	dome proximal tibial osteotomy

胫骨髁	tibial condyle
胫骨髁骨折	tibial condyle fracture
胫骨螺栓	tibial bolt
胫骨内翻	tibia vara
胫骨平台	tibial plateau
胫骨平台骨折分型（Ⅰ~Ⅵ型）	Schatzker tibial plateau fracture Classification（type Ⅰ~Ⅵ）
胫骨前结节骨骺撕脱骨折	Tillaux fracture
胫骨前凸（见于先天性梅毒）	saber shin
胫骨隧道扩大	tibia tunnel enlargement
胫骨外翻	tibia valga
胫骨缘	tibial rim
胫骨舟骨的	tibionavicular, tibioscaphoid
胫骨钻孔器	tibial punch
胫后动脉	posterior tibial artery
胫后肌腱重建	posterior tibial reconstruction
胫后肌腱延长术	posterior tibial tendon lengthening
胫后肌延长术	tibialis posterior lengthening
胫后静脉	posterior tibial vein
胫距跟关节固定术	tibiotalocalcaneal arthrodesis
胫距跟关节融合术	tibiotalocalcaneal fusion
胫距关节固定术	tibiotalar arthrodesis
胫距关节融合术	tibiotalar fusion
胫前动脉	anterior tibial artery
胫前肌腱劈裂转移术	split anterior tibial tendon transfer
胫前肌腱转移术	anterior tibial tendon transfer
胫前肌延长术	tibialis anterior lengthening

胫前肌征	anterior tibial sign
胫前间室综合征	anterior tibial compartment syndrome
胫前静脉	anterior tibial vein
胫前水肿	pretibial edema
胫神经	tibial nerve
痉挛	cramp，spasm，spasmus
热痉挛	heat cramp
书写痉挛	writer's cramp，writer's spasm
持久性痉挛	fixed spasm
大脑性痉挛	cerebral spasm
肌肉痉挛	muscle spasm
紧张性痉挛	tonic spasm
习惯性痉挛	habitual spasm
支气管痉挛	bronchial spasm
痉挛步态	spastic gait
痉挛的	spastic
痉挛手	spastic hand
痉挛性麻痹，痉挛性瘫痪	spastic palsy，spastic paralysis
痉挛性斜颈	spasmodic torticollis
痉挛状态，强直状态	spasticity
静脉	vein
颈内静脉	internal jugular vein
颈外静脉	external jugular vein
静脉丛	vein plexus
隐静脉	saphenous vein
静脉回流	venous return
静脉麻醉	intravenous anesthesia

静脉曲张	varix，varices（复数）
静脉曲张病	varicosis，varices（复数）
静脉肾盂造影	intravenous pyelography，IVP
静脉石	phlebolith
静脉血栓	venous thrombosis
静脉血栓栓塞性疾病	venous thromboembolic disease，VTE
静脉炎	phlebitis
静脉移植	vein grafting
静脉造影片	phlebogram
静脉淤滞性皮炎	venous stasis dermatitis
静脉造影术	phlebography，venography
静脉周围炎	periphlebitis
静脉足泵	venous foot pump
静态加压钢板固定	static compression plate fixation
静止	quiescence
静止性脊椎侧弯（凸）	static scoliosis
静止性夹板	static splint

jiu-jun 灸酒臼局巨距锯聚军菌

［艾］灸疗法	moxibustion
酒精，乙醇	alcohol
酒精性缺血性坏死	alcoholic avascular necrosis
臼杯成形术	cup arthroplasty
臼盖成形	shelf operation
局部复发	local recurrence
局部麻木，单麻木	monoanesthesia

局部麻醉	local anesthesia, regional anesthesia
局部皮瓣转移	local flap transfer
局部皮瓣转移术	regional flap transfer
局部缺血	ischemia
局部神经阻滞，区域阻滞	regional block
局部肿胀	local swelling
局限性	localized
局限性骨化性肌炎	myositis ossificans circumscripta
局限性椎板切除术	localized laminectomy
巨大髋臼	jumbo cup
巨臂	macrobrachia
巨唇	macrocheilia
巨角膜，大角膜	macrocornea
巨颅	macrocrania
巨面	macroprosopia
巨人症	gigantism, hypersomia
巨手	cheiromegaly, macrocheiria
巨头，大头［畸形］	macrocephaly
巨腿	macroscelia
巨细胞瘤	giant cell tumor, GCT
巨细胞肉芽肿	giant cell granuloma
巨细胞性动脉炎	giant cell arteritis
巨小腿	macrocnemia
巨指（趾）	macrodactyly
巨指（趾）畸形	dactylomegaly
巨足	macropodia
距	calcar

距腓的	talonavicular
距腓关节融合术	fibulotalar arthrodesis
距腓前韧带	anterior talofibular ligament，ATFL
距腓前韧带断裂	anterior talofibular ligament rupture
距腓韧带	fibulotalar ligament
距跟内侧韧带	medial talocalcaneal ligament，MTL
距跟外侧韧带	lateral talocalcaneal ligament，LTC
距骨	ankle bone，astragalus，talar，talus，tali（复数）
扁平距骨滑车	flat top talus
垂直距骨	vertical talus，VT
距骨［圆］顶，踝关节穹窿	talar dome
距骨软骨骨折	talar osteochondral fracture
距骨骨折分型（Ⅰ~Ⅳ型）	Hawkins talus fracture classification （type Ⅰ~Ⅳ）
距骨颈截骨术	talar neck osteotomy
距骨切除术	astragalectomy，talectomy
距骨倾斜	talar tilt
距骨三关节融合术	talar triple arthrodesis
距骨撕脱骨折	talar avulsion fracture
距骨外翻倾斜角	valgus tilt of talus
距骨下切断术	Malgaigne's amputation
距骨轴第一跖骨基底部夹角	talar axis-first metatarsalbase angle，TAMBA
距骨周围脱位	peritalar dislocation
距骨嘴征（多见于跗骨联合）	talar beaking sign

距腿小关节扭伤	talocrural sprain
距腿小关节融合术	talocrural fusion
距下关节，跟距关节	subtalar（subastragalar）joint
距下关节融合术	subtalar arthrodesis
距下关节囊切开术	subtalar capsulotomy
距下关节切开术	subtalar arthrotomy
距小腿关节	talocrural joint
距舟骨融合术	talonavicular arthrodesis
距舟关节	talonavicular joint
距舟关节囊切开术	talonavicular capsulotomy
距舟融合术	talonavicular fusion
锯	saw
Gigli 钢丝线锯	Gigli saw
电动骨锯，摆动骨锯	electric bone saw
气动骨锯	pneumatic bone saw
矢状面锯	sagittal plane saw
往复骨锯	reciprocating saw
线锯	wire saw
震动骨锯	oscillating bone saw
钻锯，环钻	hole saw
聚合酶链反应	polymerase chain reaction，PCR
聚合体	polymer
聚甲基丙烯酸甲酯	polymethyl methacrylate，PMMA
聚乳酸	polylactic acid
绝经后骨质疏松	postmenopausal osteoporosis
军刀状切开入路	saber-cut approach
军用抗休克裤	military anti-shock trousers，MAST

菌血症	bacteremia

K

ka-kang 卡开看康抗

卡铂	carboplatin，CBP
卡介苗	bacille Calmette-Guérin，BCG
卡钳，卡尺	caliper
开槽髋臼增强术	slot acetabular augmentation
开槽移植术	slot graft
开窗	windowing
开窗术	fenestration
开放性骨折	open fracture
开放性骨折分类	Gustilo-Anderson open fracture classification
开放截骨术	open osteotomy
开放截肢术	open amputation
开放伤	open injury
开放脱位	compound dislocation，open dislocation
开放楔形截骨术	opening wedge osteotomy
开放楔形截骨术	open wedge osteotomy
开放性气胸	open pneumothorax
开放引流〔术〕	open drainage
开放椎板切除术	open laminotomy
开口不能，牙关紧闭	trismus
开口器	broach，speculum oris

开门椎板成形术	trapdoor laminoplasty
开胸术	thoracotomy
看片灯	negatoscope
康复	rehabilitation
运动康复	athletic rehabilitation
抗关节炎药	antarthritic
抗滑移钢板固定术	Weber antiglide plate
抗凝治疗	anticoagulant therapy
抗弯强度	bending strength
抗维生素 D 佝偻病	vitamin D resistant rickets
抗血友病因子	antihemophilic factor，AHF
抗原	antigen
抗肿瘤药	antineoplastic
抗重力肌，抗引力肌	antigravity muscle
抗阻力背伸	resisted dorsiflexion
抗阻力主动屈曲	resisted active flexion

K

ke   髁可克

髁	condyle
内侧髁	medial condyle
外侧髁	external condyle，lateral condyle
髁［部］骨折	condylar fracture
髁间沟	intercondylar groove
髁间 T 形骨折	intercondylar T fracture
髁间切迹	intercondylar notch
髁间 Y 形骨折	intercondylar Y fracture
髁接骨板	condylar plate

髁切开术，髁切断术	condylotomy
髁上骨折	supracondylar fracture
髁上嵴	supracondylar ridge
髁上接骨板	supracondylar plate
髁上截肢术	supracondylar amputation
髁上开放截肢术	supracondylar open amputation
髁上内翻截骨术	supracondylar varus osteotomy
髁上内翻去旋转截骨术	supracondylar varus derotational osteotomy
髁上皮瓣	supracondylar flap
髁上去旋转截骨术	supracondylar derotational osteotomy
髁上髓内钉	supracondylar medullary nail
髁压配式全膝关节	press-fit condylar total knee
髁压配式全膝关节假体	press-fit condylar total knee prosthesis
髁压配式膝关节成形术	press-fit condylar knee arthroplasty
髁状关节	condylarthrosis，condyloid joint
可变角度螺钉	Vari-Angle screw
可动范围，关节活动度	range of motion，ROM
可动关节	diarthrodial joint，diarthrosis
可动性，移动度	mobility
关节可动性	joint mobility
可动域（关节）	excursion
可膨胀椎间融合器	expandable lumbar interbody fusion cage
可伸缩钢丝导子	telescoping wire guide
可伸缩 V 形截骨术	telescoping V-osteotomy

可塑性	plasticity
可塑性弯曲骨折	plastic bowing fracture
可调皮瓣，滑动瓣	sliding flap
可调式拐杖	adjustable crutch
可透放射线夹板	radiolucent splint
可弯曲钻	flexible reamer
可牺牲骨（肋骨等）	expendable bones
可吸收钉固定	absorbable pin fixation
可吸收缝线	absorbable suture
可吸收接骨板	resorbable plate
可吸收螺钉固定	absorbable screw fixation
可吸收植入物	absorbable implant
可行走石膏	walking cast
可拽出缝合	pull-out suture
可拽出钢丝	pull-out wire
可疑症状	equivocal symptom
克	gram，g
克雷伯菌属	Klebsiella
克隆	clone
克氏针	Kirschner wire

kong-kuan　空孔口叩跨块快髋

空肩盂征	vacant glenoid sign
空气净化系统	clean air system
空气栓塞	air embolism
空气钻	air drill
空心加压螺钉	Herbert screw

空心螺钉	canulated screw
空心螺钉固定	canulated screw fixation
空心针	hollow needle
孔	foramen，foramina（复数）
［颈椎］横突孔	transverse foramen
椎孔	vertebral foramen
椎间孔	intervertebral foramen
坐骨大孔	greater sciatic foramen
坐骨小孔	lesser sciatic foramen
孔狭窄	foraminal stenosis
口服脊髓灰质炎病毒活疫苗	poliovirus vaccine live oral，OPV
叩打，穿刺	tap
脊髓穿刺	spinal tap，myelocentesis
叩击	hacking
跨骨折线拉力螺钉	interfragmentary lag screw
块状椎	block vertebra
快速关节成形术	speed arthroplasty
髋	coxa，coxae（复数）
髋部挫伤	hip contusion
髋部骨折	hip fracture
髋发育不良	developmental dysplasia of hip，DDH
髋骨	coxal bone，hip bone，innominate bone
髋骨截骨术	innominate osteotomy
髋骨三枝截骨术	triple innominate osteotomy
髋关节，髋	hip joint，hip

髋挫伤	pointer hip
髋关节悬吊术	hanging hip operation
弹响髋	snapping hip
先天性髋脱位	congenital dislocation of the hip, CDH
髋关节半脱位	hip subluxation
髋关节病，髋关节痛	coxalgia, coxarthropathy, coxarthrosis
髋关节重建	hip reconstruction
髋关节创伤性滑膜炎	traumatic synovitis of hip
髋关节发育不良	developmental dysplasia of hip, DDH
髋关节翻修股骨柄凿（刀）	Moreland osteotome
髋关节复位	hip reduction
髋关节骨折分型	Letournel-Judet acetabular fracture Classification
髋关节固定	hip arthrodesis
髋关节结核	coxotuberculosis
髋关节后入路	Kocher-Langenbeck exposure
髋关节后脱位试验	Barlow test
髋关节截骨术	hip ostoetomy
髋关节离断术	hip disarticulation
髋关节内翻截骨术	hip joint varus osteotomy
髋关节内翻去旋转截骨术	varus derotational osteotomy
髋关节评分	Harris hip score, HHS
髋关节前脱位	anterior hip dislocation
髋关节前外侧入路	Watson-Jones approach

髋关节切除成形术	Girdlestone hip resection
髋关节切开术	coxotomy
髋关节人字石膏	hip spica cast
髋关节蛙式侧位［片］	Lwenstein frog-leg lateral hip view
髋关节外科脱位股骨干骺端头下截骨术	modified Dunn osteotomy
髋外展泡沫塑料楔	hip abduction wedge
髋关节炎	coxarthria, coxarthritis, coxitis
髋关节炎疗效评分	hip disability and osteoarthritis outcome score, HOOS
髋关节一过性滑膜炎	transient synovitis of hip
髋关节置换术	hip arthroplasty, hip replacement
髋臼	aceabuli（统称）, acetabular socket, acetabulum , acetabula（复数）
原髋臼	primary acetabulum
髋臼杯	acetabular cup
髋臼杯成形术	acetabular cup arthroplasty, arthroplasty of acetabular cup
髋臼杯定位器	acetabular cup positioner
髋臼杯后倾	retroversion of acetabular cup
髋臼衬垫老化白带	subsurface white band
髋臼成形术	acetabuloplasty
髋臼杵臼截骨术	Kawamura dome osteotomy
髋臼唇	acetabular labrum
髋臼刀	acetabular knife
髋臼的	acetabular
髋臼顶	acetabular roof

髋臼动脉	acetabular artery
髋臼发育不良	dystrophic acetabulum, acetabular dysplasia
髋臼翻修术	acetabular revision
髋臼股骨头形分类	Stulberg hip classification
髋臼骨溶解	acetabular osteolysis
髋臼骨折分类	Tile acetabular fracture classification
髋臼后壁骨折	acetabular posterior wall fracture
髋臼后方损伤	retrocacetabular lesion
髋臼加盖术	Staheli shelf procedure
髋臼假体	acetabular prosthesis
髋臼角	acetabular angle
髋臼静脉	acetabular vein
髋臼扩大器	acetabular expander
髋臼泪滴线	acetabular teardrop line
髋臼磨钻	acetabular reamer
髋臼囊肿	acetabular cyst
髋臼切除术	acetabulectomy
髋臼（倾斜）角	sharp acetabular angle
髋臼软骨	triradiate cartilage
髋臼三枝截骨术	Steel triple osteotomy
髋臼斜位（片）	Judet view
髋臼斜位片	false profile view
髋臼旋转截骨术	periacetabular osteotomy
髋臼缘	acetabular rim
髋臼缘骨折	acetabular rim fracture
髋臼指数	acetabular index

髋臼周围（旋转）截骨	Ganz periacetabular osteotomy
髋内翻	coxa vara
髋屈步态	equine gait
髋弹响	hip click
髋外翻	coxa valga
髋外展矫形架	abduction hip orthosis
髋 - 膝 - 踝 - 足矫形器	hip-knee-ankle-foot orthosis, HKAFO

kuang-kuo　狂框溃扩阔

狂犬病	rabies
狂犬病疫苗	rabies vaccine，RVA
框架	frame
溃疡	ulcer，exulceratio，ulcus，ulcera（复数）
褥疮	decubitus ulcer
应激性溃疡	stress ulcer
溃疡形成	ulceration
溃疡性结肠炎性关节炎	colitic arthritis
扩大手术入路	extensile approach
扩大转子截骨术	extended trochanteric osteotomy
扩孔锥	reaming awl
扩孔钻，开髓钻	reamer
骨髓钻	medullary reamer
可弯曲钻	flexible reamer
手钻	hand reamer
扩髓钉	reamed nail

扩髓髓内钉	reamed intramedullary nail
阔筋膜瓣	tensor fascia femoris flap
阔筋膜移植	fascia lata graft
阔筋膜张肌皮瓣	tensor fascia lata flap

L

la-lao 拉劳老

拉钩，牵开器	retractor
鞍状拉钩	saddle-shaped retractor
扁平拉钩	blade retractor
钝拉钩	blunt retractor
肌肉拉钩，软组织拉钩	soft tissue retractor
皮肤拉钩	skin retractor
平拉钩	flat retractor
锐拉钩	sharp retractor
直角拉钩	right-angle retractor
自动拉钩	self-retaining retractor
拉力螺钉	lag screw
拉力螺钉固定	lag screw fixation
劳损，扭伤	strain
肌肉劳损	muscle strain
腰骶劳损，腰骶挫伤	lumbosacral strain
老化，衰老	aging
老年坏疽	senile gangrene
老年性骨质疏松症	senile osteoporosis
老年性后弯	senile kyphosis

L

老年性关节强直性椎骨肥厚   senile ankylosing hyperostosis

老年性血管瘤   senile hemangioma

lei 肋泪类

肋弓	arch of ribs
肋骨	costa，rib
浮肋	floating ribs
假肋	false ribs
颈肋	cervical rib
胸肋，真肋	sternal ribs
腰肋	lumbar rib
肋骨的	costal
肋骨骨膜剥离器	costal elevator，rib periosteal raspatory
肋骨骨折	fracture of rib
肋骨横突切除术	costotransversectomy
肋骨剪	rib shears
肋骨隆起	rib hump
肋骨隆起切除	rib hump resection
肋骨切除	rib resection
肋骨切除术	costectomy
肋骨痛	costalgia
肋骨胸骨成形术	costosternoplasty
肋骨移植	rib graft
肋骨椎体的，肋椎的	costocentral
肋骨横突切除术	costotransversectomy
肋横突关节	costotransverse joint
肋喙突的	costocoracoid

肋肩胛的	costoscapular
肋间动脉	intercostal artery
肋间静脉	intercostal vein
肋间内肌	intercostales interni
肋间神经	intercostal nerve
肋间神经痛	intercostal neuralgia
肋间神经转移术	intercostales nerve transfer
肋间外肌	intercostales externi
肋剑突的	costoxiphoid
肋颈的	costicervical
肋软骨	costal cartilage
肋软骨的	costochondral
肋软骨关节	costochondral joint
肋软骨胸骨成形术	chondrosternoplasty
肋软骨炎	costal chondritis，costochondritis
肋锁骨的	costoclavicular
肋锁间神经卡压征	costoclavicular compression
肋锁综合征	costoclavicular syndrome
肋下动脉	subcostal artery
肋下静脉	subcostal vein
肋下神经	subcostal nerve
肋胸骨的	costosternal
肋支架，胸廓	rib cage
肋椎的	costispinal，costovertebral
肋椎关节	costocentral joint，costovertebral joint
肋椎角	costovertebral angle，CVA， 　　rib-vertebral angle

泪珠状	teardrop
泪珠状骨折	teardrop fracture
类风湿结节	rheumatoid nodule
类风湿性多发性关节炎	polyarthritis destruens
类风湿性多关节炎	rheumatoid polyarthritis
类风湿关节炎	rheumatoid arthritis，RA
骶髂关节类风湿性关节炎	rheumatoid arthritis of sacro-iliac joints
跗关节类风湿性关节炎	rheumatoid arthritis of tarsal joints
踝关节类风湿性关节炎	rheumatoid arthritis of ankle
肩关节类风湿性关节炎	rheumatoid arthritis of shoulder
髋关节类风湿性关节炎	rheumatoid arthritis of hip
类风湿关节炎滑膜炎	rheumatoid arthritis synovitis
腕关节类风湿性关节炎	rheumatoid arthritis of wrist
膝关节类风湿性关节炎	rheumatoid arthritis of knee
胸椎类风湿性关节炎	rheumatoid arthritis of thoracic spine
腰椎类风湿性关节炎	rheumatoid arthritis of lumbar spine
趾关节类风湿性关节炎	rheumatoid arthritis of toe joints
肘关节类风湿性关节炎	rheumatoid arthritis of elbow
类风湿性关节炎肌病	rheumatoid arthritis myopathy
类风湿性囊肿	rheumatoid cyst
类风湿性血管炎	rheumatoid vasculitis
类风湿因子	rheumatoid factor，RF
类骨样钙化	calcific osteoid

类骨样组织	osteoid tissue
类阉人状态，无睾症	eunuchoidism
类肢端肥大症	acromegaloidism
类肿瘤病变	tumor-like lesions

leng-liang   冷离梨理力粒立利连联良两

冷冻活检	frozen section，biopsy
冷冻外科，冷冻术	cryosurgery
冷冻真空干燥保藏	lyophilization
冷脓肿，寒性脓肿	cold abscess
离断术，切断术	chop amputation
离心性收缩	eccentric contraction
离心纤维	centrifugal fiber
梨状肌	piriformis
梨状肌综合征	piriformis syndrome
力量	power，strength
力线不良	malalignment
立体感觉丧失	asterognosis
立位支具	standing brace
利手	handedness
右利手	right handedness
左利手	left handedness
粒细胞集落刺激因子	granulocyte colony stimulating factor，G-CSF
粒细胞 - 巨噬细胞集落刺激因子	granulocyte-macrophage colony-stimulating factor，G-MCSF
连枷段	flail segment

连枷状关节	flail joint
连枷指	flail digit
连枷趾	flail toe
连枷足	flail foot
连接，结合，接合部	junction
肌腱移行部，肌肉肌腱联合	musculotendinous junction
神经肌内接头	neuromuscular junction
胸骨软骨结合	manubriogladiolar junction
连接骨痂	uniting callus
连续缝合	continuous suture
连续 X 线摄影	serial radiography
联合化疗	combined chemotherapy
良性纤维组织细胞瘤	benign fibrous histiocytoma
良性肿瘤	benign tumor，benign neoplasm
两侧瘫，双侧瘫痪	diplegia
两点分辨觉	two-point discrimination，TPD
两点神经阻滞	two-point nerve block
两点识别试验	compass test
两期肌腱移植术	two-stage tendon grafting
两期髋关节融合术	two-stage hip fusion
两手同利	ambidexterity

lie-liu 裂临淋磷灵流硫瘤六

裂开	dehiscence
裂孔，孔	hiatus
裂手，分裂手	cleft hand，lobster-claw hand，split hand

裂纹，裂隙	fissure
裂纹骨折	fissure fracture
裂足	cleft foot，split foot
临界性肢体缺血	critical limb ischemia
临时假肢	provisional prosthesis
淋病性足跟［痛］	gonorrheal heel
淋巴管瘤	lymphangioma
海绵状淋巴管瘤	cavernous lymphangioma
局限性淋巴管瘤	circumscriptum lymphangioma
囊性淋巴管瘤	cystic lymphangioma
单纯性淋巴管瘤	simplex lymphangioma
淋巴管炎	angioleucitis，lymphangitis
淋巴结	lymph node，lymphaden
淋巴结切除术	lymphadenectomy
淋巴结清除术	lymph nodes clearance
淋巴瘤	lymphoma
淋巴肉瘤	lymphosarcoma
淋巴水肿	lymphedema
淋球菌性关节炎	gonococcal septic arthritis
磷灰石黏固粉	apatite cement
灵敏度，敏感性	sensitivity
流式细胞计	flow cytometry
流行性肌炎	epidemic myositis
流注脓肿	gravitation abscess
硫酸钡（消化道造影剂）	barium sulfate
硫酸软骨素	chondroitin sulfatase
瘤形成	oncogenesis

六角槽螺钉	Hexagonal slot-cap screw
六指畸形	hexadactyly

long-luo 隆瘘漏颅挛轮螺

隆起骨折	torus fracture
隆凸，突起	prominence
隆突骨折	fracture of torus
隆突性皮肤纤维瘤	dermatofibroma protuberans
隆突性皮肤纤维肉瘤	dermatofibrosarcoma protuberans
瘘，瘘管	fistula，fistulae，fistulas（复数）
动静脉瘘	arteriovenous fistula，AVF
瘘管切除术	fistulectomy
瘘管切开术	fistulotomy
瘘管形成	fistulization
瘘管造影	fistulography
漏斗［状］胸	chonechondrosternon，funnel breast（chest），pectus excavatum，koilosternia
颅部脑膜膨出	craniomeningocele
颅底骨折	basal skull fracture
颅底陷入症	basilar impression，basilar invagination
颅动脉炎	cranial arteritis
颅盖，颅顶	calvaria
颅骨骨盆牵引	halo-pelvic distraction
颅骨牵引术	skull traction
颅骨软化	craniotabes

挛缩	contracture
瘢痕挛缩	scar contracture，cicatricial contracture
股四头肌挛缩	quadriceps contracture
肌肉短缩性挛缩	myostatic contracture
肌肉挛缩	muscle（muscular）contracture
麻痹性挛缩	paralytic contracture
内在性挛缩	intrinsic contracture
屈曲挛缩	flexion contracture
缺血性挛缩，Volkmann 挛缩	ischemic contracture
三角肌挛缩	deltoid contracture
伸展挛缩	extension contracture
臀肌挛缩	gluteus contracture
蚓状肌挛缩	lumbrical plus contracture
掌腱膜挛缩	Dupuytren contracture
指间挛缩	web space contracture
轮替运动不能	adiadochokinesis
轮替运动障碍，变换运动障碍	dysdiadochokinesis
轮椅	wheelchair，WC
轮椅生活者	chair-ridden
轮匝带（髋关节囊绕股骨颈增厚带）	orbicular zone
轮匝肌	sphincter muscle
轮状韧带，环状韧带	orbicular（annular）ligament
螺钉	screw
空心螺钉	canulated screw
皮质骨螺钉	cortical bone screw
松质骨螺钉	cancellous bone screw

螺钉固定术	screw fixation
螺丝刀	screwdriver
螺丝锥股骨头取出器	corkscrew femoral head extractor
螺纹钢棒	threaded rod
螺旋形骨折	spiral fracture
螺旋关节，蜗状关节（铰链式关节的一种）	cochlear joint，spiral joint

M

ma 麻马

麻痹	palsy
臂丛麻痹	brachial plexus palsy
产伤麻痹	birth palsy，obstetrical palsy
弛缓性麻痹	flaccid palsy
迟发性麻痹	delayed palsy，tardy palsy
大脑性瘫痪	cerebral palsy，CP
脊髓麻痹	spinal palsy
面瘫	facial palsy
神经丛麻痹	nervous plexus pasly
麻痹，瘫痪	paralysis
C5 ~ C6 神经根受损	Erb-Duchenne paralysis
痉挛性瘫痪	spastic paralysis
神经丛麻痹症	nervous plexus paralysis
松弛性瘫痪	flaccid paralysis
小儿麻痹症	infantile paralysis
麻痹性步态（凸）	paralytic gait

麻痹性脊柱侧弯	paralytic scoliosis
麻痹性脊柱后凸	paralytic kyphosis
麻痹性挛缩	paralytic contracture
麻痹性脱位	paralytic dislocation
麻刺感	tingling
麻木	numbness
麻醉，阻滞，块	block
鞍区阻滞	saddle block
臂丛阻滞	brachial plexus block
骶管阻滞	caudal block
骨性制动，移植骨片，骨块	bone block
交感神经阻滞术	sympathetic block
神经阻滞	nerve block
斜角肌阻滞	scalene block
星状神经节阻滞	stellate ganglion block
腋窝阻滞	axillary block
指根阻滞	digital block
椎间关节阻滞	facet block
麻醉	narcosis
吹入麻醉	insufflation narcosis
基础麻醉	basal narcosis
脊髓麻醉	medullary narcosis
静脉麻醉	intravenous narcosis
麻醉师	anesthetist
麻醉学	anesthesiology
麻醉药	narcotic
麻醉医师	anesthesiologist

M

马鞍形假体	saddle prosthesis
马德隆病（曲腕、弥漫对称颈脂瘤）	Madelung's deformity
马蹬，U 形石膏托	stirrup
马蹄内翻足	cavoequinovarus，equinovarus，talipes equinovarus
马蹄外翻足	equinovalgus，talipes equinovalgus
马蹄形挛缩	equines contracture
马蹄状脓肿	horseshoe abscess
马蹄足	equines foot，equinus，talipes equinus
马蹄足步态	equinus gait
马尾	cauda equina
马尾挫伤	cauda equine contusion
[马]尾神经	coccygeal nerve
马尾性跛行	cauda equina claudication
马尾综合征	cauda equine syndrome

mai-mao　脉蔓慢盲毛锚门

脉冲冲洗	pulsatile lavage
脉管炎，血管炎	vasculitis
脉管肿瘤	vascular tumor
蔓状血管瘤	racemose angioma
慢性骨髓炎	chronic osteomyelitis
尺骨慢性骨髓炎	chronic osteomyelitis of ulna
腓骨慢性骨髓炎	chronic osteomyelitis of fibula
肱骨慢性骨髓炎	chronic osteomyelitis of humerus
股骨慢性骨髓炎	chronic osteomyelitis of femurs

胫骨慢性骨髓炎	chronic osteomyelitis of tibia
桡骨慢性骨髓炎	chronic osteomyelitis of radius
慢性骨髓炎窦道继发癌	carcinoma in fistula of chronic osteomyelitis
慢性间室综合征	chronic compartment syndrome
慢性下腰韧带劳损	chronic lower lumber ligamentous strain
盲管伤	blind tract wound
毛囊炎	folliculitis
毛细血管	capillary
毛细血管扩张	angiotelectasis，telangiectasia
毛细血管扩张型骨肉瘤	telangiectatic osteosarcoma
毛细血管瘤	capillary haemangioma
锚定系统	anchor system
门诊部	outpatient department，OPD

mei-mie　梅酶美孟弥米免面灭

梅毒感染	syphilitic infection
梅毒性干骺端炎	syphilitic metaphysitis
梅毒性骨及骨干炎	syphilitic osteo-periostitis
梅毒性骨炎	osteitis syphilitica
梅毒性关节炎	syphilitic arthritis
梅毒性滑囊炎	luetic bursitis
酶	enzyme
酶缺乏	azymia
[美国] 骨科创伤学会	Orthopaedics Trauma Association，OTA

美国骨科医师学会	American Academy of Orthopaedic Surgeons，AAOS
美国髋膝关节外科学会	American Association of Hip and Knee Surgeons，AAHKS
美国手外科学会	American Association of Hand Surgery，AAHS
美容外科学	aesthetic surgery，cosmetic surgery
孟氏骨折（尺骨干骨折伴桡骨头前方脱位）	Monteggia's fracture
弥漫性放射性痛	diffuse radiating pain
弥漫性特发性骨肥大症	diffuse idiopathic skeletal hyperostosis，DISH
弥漫性肿胀	diffuse swelling
弥散性血管内凝血	disseminated intravascular coagulation，DIC
米粒体	rice body
免荷支具	non-weight-bearing orthosis（brace）
免疫，免疫力	immunity
免疫缺陷，免疫缺损	immunodeficiency
免疫抑制	immunodepression
免疫组织化学	immunohistochemistry
面肩臂肌营养不良症	facioscapulohumeral muscular dystrophy
面积，区域	area
面瘫，面神经麻痹	facial palsy，facioplegia
灭活骨移植物	devitalized bone graft
灭活脊髓灰质炎病毒疫苗	poliovirus vaccine inactivated，IPV

灭菌   sterilization

mo-mu   磨模膜摩末拇踇

磨钻   bur，burr
模板   template
膜内成骨   intramembranous ossification，
                                           membranous ossification
摩擦囊   adventitious bursa
摩擦性尺神经炎   friction neuritis of ulnar nerve
摩擦性腱鞘炎   friction tenosynovitis crepitans
摩顿病，跖骨痛症   Morton's disease
末端伸肌腱   terminal extensor tendon
末端伸展   terminal extension
末节，末节骨   distal phalanx
末节指（趾）骨   phalangette
末梢循环   distal circulation
拇长屈肌   flexor pollicis longus，FPL
拇长屈肌腱转移术   flexor pollicis longus tendon transfer
拇长伸肌   extensor pollicis longus，EPL
拇长展肌   abductor pollicis longus，APL
拇短屈肌   flexor pollicis brevis，FPB
拇短伸肌   extensor pollicis brevis，EPB
拇短伸肌腱断裂   rupture of extensor pollicis brevis
拇短伸肌转移术   extensor pollicis brevis tendon
                                           transfer
拇短展肌   abductor pollicis brevis，APB
拇对掌肌   opponens pollicis，OP

拇示指夹纸试验	Froment test
拇收肌	adductor pollicis，mesothenar
拇外翻，拇（足）外翻	pollex valgus
拇弯屈	pollex flexus
拇指	polles，pollices（复数）
拇指	thumb
分叉拇指	bifid thumb
浮动拇指	floating thumb
拇指化术	pollicization
拇指的	pollical
拇指过伸	pollex extensus
拇指再造［术］	thumb reconstruction
踇长屈肌	flexor hallucis longus，FHL
踇长屈肌腱转移术	flexor hallucis longus tendon transfer
踇长伸肌	extensor hallucis longus，EHL
踇短屈肌	flexor hallucis brevis，FHB
踇短伸肌	extensor hallucis brevis，EHB
踇趾	hallux，halluces（复数），great toe
［踇］短肌腱固定术	hallucis brevis tenodesis
囊切除术	bunionectomy
踇囊炎	bunion
踇屈肌	hallux flexus
踇伸肌	hallux extensus
踇收肌	adductor hallucis
踇收肌腱	adductor hallucis tendon
踇外展外翻	hallux abductovalgus

踇展肌	abductor hallucis muscle
踇展肌腱	abductor hallucis muscle tendon
踇趾近端骨基底部和第一跖骨头 　内侧切除（踇外翻手术）	Keller operation
踇趾僵化	hallux rigidus
踇趾内翻	hallux varus，overtoe
踇指内收再建术	thumb adduction restoration
踇伸趾肌	hallux extensus
踇趾外翻	hallux valgus
踇趾外展肌	hallux abductus

N

na-niao   钠耐难囊脑尿

钠	natrium，Na
耐腐蚀性	corrosion resistance
耐磨表面	wear-resistant surface
耐甲氧西林金黄色葡萄球菌	methicillin-resistant Staphylococcus 　aureus，MRSA
耐药性	drug resistance，drug tolerance
难治性佝偻病	refractory rickets
难治性神经瘤	refractory neuroma
难治性疼痛，顽固性疼痛	intractable pain
囊，黏液囊	bursa，bursae（复数）
髌前囊	prepatellar bursa
尺侧囊	ulnar bursa
肩峰下囊	subacromial bursa

N

摩擦囊，偶发性滑囊	adventitious bursa
髂耻囊	iliopectineal bursa
桡侧囊	radial bursa
三角肌下囊，肩峰囊	acromial bursa
鹰嘴皮下囊	anconeal bursa，olecranon bursa
坐骨结节囊	tuberoischiadic bursa
囊，被膜	capsule
关节囊	articular capsule，joint capsule
囊内的	intracapsular
囊内骨折	intracapsular fracture
囊内截骨术	intracapsular osteotomy
囊外的	extracapsular
囊外骨折	extracapsular fracture
囊外截骨术	extracapsular osteotomy
囊性变	cystic change
囊性脊柱裂	spina bifida cystica
囊性淋巴管瘤	cystic hygroma
囊肿	cyst
贝克囊肿（腘窝滑液囊肿）	Baker's cyst
表皮样囊肿	epidermoid cyst
单一性骨囊肿	solitary bone cyst，SBC
动脉瘤性骨囊肿	aneurysmal bone cyst，ABC
骨囊肿	bone cyst
腘窝囊肿	popliteal cyst
滑膜囊肿	synovial cyst
近关节骨囊肿	juxta-articular bone cyst
皮样囊肿	dermoid cyst

囊状血管瘤病	cystic angiomatosis
脑神经	cranial nerves
脑出血	cerebral hemorrhage, hematencephalon
脑电图检查	electroencephalography, EEG
脑干	brain stem
脑脊髓	marrowbrain
脑脊髓灰质炎	cerebral poliomyelitis, cerebral poliomyelitis
脑脊髓膨出	meningocele, encephalomyelocele
脑脊髓炎	encephalomyelitis, myeloencephalitis
脑脊髓液	cerebrospinal fluid, spinal fluid
脑瘤	cerebroma
脑（脊）膜	meninges
脑（脊）膜瘤	meningioma, meningocele
脑（脊）膜突出	meningocele
脑（脊）膜炎	meningitides
脑性瘫痪	cerebral palsy, CP
脑血管意外	cerebrovascular accident, CVA
尿黑酸尿性关节炎	alkaptonuric arthritis

nei　内

内侧半月板	medial meniscus
内侧半月板固定术，半月板成型缝合术	meniscorrhaphy
内侧副韧带	medial collateral ligament, MCL
内侧骺板钉合术	medial physeal stapling

内侧胫骨粗隆转移术	medial tibial tubercle transfer
内侧髁	medial condyle
内侧髁上截骨术	medial epicondylectomy
内侧松解	medial release
内翻	inversion，varus
内翻踝上截骨术	varus supramalleolar osteotomy
内翻畸形愈合	varus malunion
内翻截骨矫形术	detorsion varus osteotomy，DVO
内翻截骨术	varus osteotomy
内翻挛缩	varus contracture
内翻拇指	polles varus
内翻手	clubhand，manus vara，talipomanus
内翻位	varus position
内翻膝	genu varum
内翻小趾	digitus varus minimi
内翻指（趾）	digitus varus
内翻足	clubfoot，pes supinatus，pes varus，talipes varus
内翻足夹板	clubfoot splint
内翻足松解术	clubfoot release
内分泌性关节松弛	hormonal joint laxity
内分泌紊乱	endocrine disorder
内骨骼	endoskeletal
内骨骼式下肢假肢	endoskeletal lower limb prosthesis
内固定	internal fixation
内镜辅助胸椎手术	video-assisted thoracic spine surgery
内镜检查法	endoscopy

内镜下前交叉韧带重建	endoscopic anterior cruciate ligament reconstruction
内镜下手术	endoscopic operation
内镜下松解术	endoscopic release
内镜下腕管松解术	endoscopic carpal tunnel release
内镜下跖筋膜切开术	endoscopic planter fasciotomy
内踝	medial malleolus
内胚层，内胚叶	endoderm，entoderm
内入路	intra-approach
内生骨疣	enostosis
内生软骨瘤病，Ollier 病	enchondroma，enchondromatosis，Ollier's disease
内收	adduction
尺侧内收	ulnar adduction
水平内收	horizontal adduction
掌侧内收	palmar adduction
内收骨折	adduction fracture
内收肌间隙，鱼际间隙	adductor space
内收肌腱膜	adductor aponeurosis
内收肌结节	adductor tubercle
内收肌群	adductor muscle group
内收肌松解术	adductor release
内收畸形	adduction deformity
拇指内收畸形	adduction deformity of thumb
内收截骨术	adduction osteotomy
内收挛缩	adduction contracture
内收内翻畸形	adductovarus deformity

内收牵引术	adduction traction
内收足	pes adductus
内修复	internal repair
内旋	internal rotation，medial rotation
内因子	intrinsic factor，IF
内在的	intrinsic
内在肌	intrinsic muscle
内在肌挛缩	intrinsic contracture
内脏感觉纤维	visceral sensory fiber，splanchnosensory fiber
内脏运动纤维	visceral motor fiber，splanchnomotor fiber
内置管术，内置管引流	endoprosthesis
双重可动体内引流管	bicentric endoprosthesis
双腔体内引流管	bipolar endoprosthesis

neng-nian　能逆黏捻碾

能动性，运动性	motility
能动义手	body-powered upper-limb prosthesis
能力低下，障碍	disability
发育性病残	developmental disability
身体障碍	physical disability
能走动的	ambulatory
逆向传导（指脊髓后根的神经元）	antidromic conduction
逆行经髁间髓内钉固定	retrograde intercondylar nailing fixation
逆行髓内钉固定	retrograde nailing fixation

黏多糖贮积症	mucopolysaccharidosis，MPS
黏连	adhesion
黏连切除术	adhesiotomy
黏连性瘢痕	adherent scar
黏连性肩关节囊炎，肩周炎	adhesive capsulitis
黏液瘤	myxoma
黏液囊	mucocyst
黏液囊切除术	bursectomy
黏液囊炎，滑囊炎	bursitis
臀大肌坐骨滑囊炎	ischiogluteal bursitis
跟后滑囊炎	retrocalcaneal bursitis，
	postcalcaneal bursitis
黏液囊肿	mucocele
黏液肉瘤	myxosarcoma
黏液软骨	mucocartilage
黏液软骨瘤	myxochondroma
黏液软骨肉瘤	myxochondrosarcoma
黏液水肿	myxedema
黏液纤维瘤	myxofibroma
黏液纤维肉瘤	myxofibrosarcoma
黏液性	myxoid
黏脂质贮积症	mucolipidosis
捻搓伤	run-over injury
捻发音，骨摩擦音	crepitation
碾挫骨折，压缩骨折	crush fracture
碾压伤	crush injury，crush wound
碾挫综合征	crush syndrome

碾压伤	mangled injury
碾轧伤	wringer injury

niao-nong　尿捏镊颞凝牛扭脓

尿布	nappy
尿毒症性骨营养不良	uraemic osteodystrophy
尿黑酸尿关节炎	alcaptonuric arthritis
尿路感染	urinary tract infection，UTI
尿失禁	urinary incontinence
尿酸性关节炎，痛风性关节炎	urarthritis
尿潴留，尿闭	retentio urinae
捏	pinch
侧捏法	key pinch，lateral pinch，side pinch
垫捏法，指腹捏法	pulp pinch
精确捏法	precision pinch
三指捏法	chuck pinch
指尖捏法	fingertip pinch，tip pinch
镊子	thumb forceps
颞顶筋膜皮瓣	temporoparietal fascial flap
颞下颌的	temporomandibular，TM
颞下颌关节	temporomandibular joint，TM joint
凝块，血凝块	clot
凝血，血液凝固	blood coagulation
凝血功能异常，凝血障碍	coagulation disorder
牛骨胶原	bovine collagen
牛骨胶原移植	bovine collagen graft

牛骨移植	bovine bone grafting
牛奶咖啡斑	caféau lait spot
牛皮癣性关节炎，银屑病关节炎	arthropathia psoriatica，psoriatic arthritis，PA
扭矩	torque
扭曲	buckling
扭伤	sprain，torsion
扭转骨折	torsional fracture
脓	pus
脓疱病性骨关节炎	pustulotic arthro-osteitis，PAO
脓球菌	pyococcus
脓血症，脓毒症	pyohemia
脓肿	abscess
寒性脓肿	cold abscess
脊柱旁脓肿	paravertebral abscess
流注脓肿	gravitation abscess
马蹄状脓肿	horseshoe abscess
热脓肿	hot abscess
脓肿清创引流术	drainage and debridement of abscess
脓肿引流术	abscess drainage

P

pa-peng   爬排盘蹒旁膀胚盆膨

爬行，蠕动	creeping
爬行替代，匐行置换	creeping substitution
排便	defecation

排斥	rejection
排除［物］，放电［疗法］，出院	discharge
排除，排泄	evacuation
排尿	uresis
排尿感觉	uresiesthesis
排尿困难	dysuria
盘，板，［圆］片	disc，disk
关节盘	articular disc
潜在［椎间盘］突出	concealed disc
椎间盘	intervertebral disc
椎间盘分离脱出（游离脱出）	sequestrated disc
椎间盘膨隆	protruded disc
椎间盘突出	herniated intervertebral disc
椎间盘退变	degenerative intervertebral disc
椎间盘脱出	extruded disc
盘腿坐	crossed leg sitting，tailor sitting
盘状半月板，盘状软骨	discoid meniscus
盘状半月板分型	discoid meniscus classification
蹒跚步态	reeling gait，staggering gait
旁侧型［椎间盘］突出症	posterolateral prolapse，posterolateral protrusion
旁路固定	by-pass fixation
旁路植骨	by-pass bone graft
旁正中切口	paramedian approach
膀胱测压	cystometry
膀胱麻痹	cystoparalysis
膀胱造影术	cystography

胚胎期发育不良	dysembryoplasia
盆腔脓肿	pelvic abscess
盆腔引流	pelvic drainage
膨大	intumescentia
膨隆，突出	bulging
膨隆骨折	buckle fracture

pi 劈皮疲

劈开胸骨术，胸骨切开术	sternotomy
劈裂骨折	cleavage fracture
皮瓣	flap，skin flap
臂交叉皮瓣	cross-arm flap
带骨皮瓣	osteocutaneous flap
单蒂皮瓣	single pedicle flap
岛状有蒂皮瓣	island pedicle flap
翻转肌瓣	turnover muscle flap
腹部皮瓣	abdominal flap
腹股沟皮瓣	groin flap
感觉神经皮瓣	neurosensory skin flap
滑动皮瓣	sliding flap
回转皮瓣	rotational flap
肌瓣	muscle flap
肌骨瓣	musculoskeletal flap
肌筋膜瓣	musculofascial flap
肌皮瓣	musculocutaneous (myocutaneous) flap
局部皮瓣	local flap

邻指皮瓣	cross-finger flap
迁移皮瓣	delayed flap
迁延上瓣	jump skin flap
三蒂皮瓣	tripedicle flap
神经血管蒂皮瓣	neurovascular pedicle skin flap
手背皮瓣	gauntlet flap
双蒂皮瓣	bipedicle flap, double pedicle flap
推进皮瓣	advancement flap
筒状有蒂皮瓣	tubed pedicle flap
V-Y 皮瓣	V-Y flap
小腿交叉皮瓣	cross-leg flap
血管蒂皮瓣	vascularized flap
游离带血管蒂皮瓣	free vascularized flap
有蒂皮瓣	pedicle flap
远位皮瓣	distant flap
直接皮瓣	direct flap
指尖皮瓣	fingertip flap
皮肤	skin
皮肤成形术，皮肤移植，植皮术	dermatoplasty
皮肤粉瘤，皮脂囊肿	atheroma cutis
皮肤关节炎病	dermatoarthritis
皮肤固定术	dermodesis
皮肤划痕症	dermatographism
皮肤牵开器	skin retractor
皮肤牵引	skin traction
皮肤缺损	skin loss
皮肤松弛症	cutis laxa, dermatochalasis

皮肤纤维瘤	dermatofibroma
皮肤纤维肉瘤	dermatofibrosarcoma
皮肤移植术	skin grafting
皮肤痣	cutaneous nevus
皮钩	skin hook
皮肌炎	dermatomyositis，DM
皮内缝合	subcuticular suture
皮神经	cutaneous nerve
皮下剥离	undermining
皮下和筋膜大面积剥脱伤	Morel-Lavallée lesion
皮下气肿	aerodermectasia
皮下移位	subcutaneous transposition
皮下引流	subcutaneous drain
皮下淤血，广泛皮下出血	sugillation，suggillation
皮下掌筋膜切开术	subcutaneous palmar fasciotomy
皮样囊肿	dermoid cyst
皮样囊肿切除术	dermoidectomy
皮质	substantia corticalis
皮质剥除术，剥外皮法	decortication
皮质海绵骨移植	corticocancellous graft
皮质旁，骨旁	juxtacortical，parosteal
皮质旁骨肉瘤，近皮质骨肉瘤	juxtacortical osteosarcoma， parosteal osteosarcoma
皮质旁软骨瘤	juxtacortical chondroma
皮质旁软骨肉瘤	juxtacortical chondrosarcoma， parosteal chondrosarcoma
疲劳骨折，应力骨折	fatigue fracture，stress fracture

pian-pu 偏胼片平评屏破蹼

偏身感觉异常	hemiparesthesia
偏瘫，半身不遂	hemiplegia，hemiparetic
偏瘫步态	hemiplegic gait
偏位，偏差	deviation
尺偏	ulnar deviation
偏右	deviation to the right
偏左	deviation to the left
桡偏	radial deviation
偏心磨损	eccentric wear
胼胝	callosity，tylosis
片状皮片移植	postage stamp skin graft
平背	flat back，poker back
平顶距	flat-top talus
平衡	balance
平衡悬吊	balanced suspension
平滑肌瘤	leiomyoma
平滑肌肉瘤	leiomyosarcoma
平滑肌纤维瘤	leiomyofibroma
平结，外科结	square knot
平面关节，滑动关节	gliding joint，plane joint
平行裂隙X线扫描	scanography
平足，扁平足	flatfoot
腓骨肌痉挛性扁平足	peroneal spastic flat foot
先天性扁平足	congenital flat food
评定，估价	assessment
屏障，屏蔽	barrier

辐射屏蔽	radiation barrier
血脑屏障	blood-brain barrier
破骨细胞	osteoclast
破骨细胞瘤	osteoclastoma
破骨细胞活化因子	osteoclast activating factor
破骨细胞性骨侵蚀	osteoclastic erosion
破骨细胞性骨吸收	osteoclastic resorption
破坏性脊椎关节病	destructive spondyloarthropathy, DSA
破裂，断裂	rupture
半月板断裂	meniscus rupture
肌腱断裂	tendon rupture
肌肉断裂	muscle rupture
蹼指	palmature
蹼趾	webbed toe

Q

qi 奇脐起气器

奇静脉造影片	azygogram
奇静脉造影术	azygography
脐带	umbilical cord, chorda umbilicalis
起立不能	astasia
起止点病（肌腱或韧带在骨的附着部位病变）	enthesopathy
起子，牙梃子	elevator
骨膜起子	periosteum elevator

Q

气动摆锯	air-driven oscillating saw
气动骨锯	pneumatic bone saw
气动钻	air-powered cutting drill
气管杈	bifurcation of trachea
气囊止血带	pneumatic tourniquet
气体栓塞	gas embolism
气胸	pneumothorax
气压夹板	air pressure splint
器具，用具，矫正器	appliance，furniture
器械，装置	device，apparatus，equipment
紧张器	tension device
自助器	self-help device
器械结	instrumental tie

qia 髂

髂耻的	iliopectineal，iliopubic
髂耻囊	iliopectineal bursa
髂耻线	iliopectineal line
髂的	iliac
髂腹股沟的	ilioinguinal
髂腹股沟神经	ilioinguinal nerve
髂腹间切断术	ilioabdominal amputation
髂腹下的	iliohypogastric
髂腹下神经	iliohypogastric nerve
髂骨	ilium，ilia（复数）
髂骨盆的	iliopelvic
髂骨翼	ala of ilium iliac wing，iliac ala

髂骨致密性骨炎	osteitis condensans ilium
髂股静脉血栓	iliofemoral thrombosis
髂股韧带	iliofemoral ligament，Bigelow's ligament
髂后上棘	posterior superior iliac spine，PSIS
髂后下棘	posterior inferior iliac spine，PISS
髂肌	iliacus muscle
髂嵴	iliac crest
髂嵴瓣	iliac crest flap
髂嵴骨移植	iliac crest bone graft，ICBG
髂脊椎的	iliospinal
髂胫的	iliotibial
髂胫束	iliotibial tract
髂胫束挛缩	contracture of iliotibial band
髂肋的	iliocostal
髂肋肌群	iliocostalis muscle group
髂内动脉	internal iliac artery
髂内静脉	internal iliac vein
髂前上棘	anterior superior iliac spine，ASIS
髂前下棘	anterior inferior iliac spine，AIIS
髂前下棘撕脱骨折	Sprinter's fracture
髂外动脉	external iliac artery
髂外静脉	external iliac vein
髂窝	iliac fossa
髂窝脓肿	abscess of iliac fossa
髂腰的	iliolumbar
髂腰动脉	iliolumbar artery

髂腰肌	iliopsoas
髂腰肌松解术	iliopsoas release
髂腰肌延长术	iliopsoas lengthening
髂腰静脉	iliolumbar vein
髂腰韧带	iliolumbar ligament
髂转子的	iliotrochanteric
髂总动脉	common iliac artery
髂总静脉	common iliac vein
髂坐骨的	iliosciatic

qian 迁牵铅前钳潜浅嵌

迁延皮瓣	delayed flap
牵开器，张开器	spreader，retractor
脊椎牵开器	vertebra spreader
牵拉伤	distraction injury，tension injury
牵拉骨生成技术	distraction osteogenesis
牵涉痛	referred pain
牵伸骨形成	distraction osteogenesis
牵伸延长术	distraction lengthening
牵引	traction
持续牵引	continuous traction
钢丝牵引	wire traction
骨盆牵引	pelvic traction
骨牵引	skeletal traction
甲牵引	nail traction
颈牵引	cervical traction
颅骨骨盆牵引，头颅环股骨牵引	halo-pelvic traction

颅骨牵引	skull traction
皮牵引	skin traction
头颅环股骨牵引	halo-femoral traction
头颅环牵引	halo traction
头颅环胸廓牵引	halo-vest traction
头上方向牵引	overhead traction
悬挂牵引，悬吊牵引	floating traction，suspended traction
牵引床	traction table
牵引复位	traction reduction
牵引弓	traction bow
牵引器	distractor
牵引钳	traction tongs
牵引强度，张力强度	tensile strength
牵引下截骨术	subtraction osteotomy
铅屏风	lead screen
铅手套	lead gloves
前臂	antebrachium，forearm，lower arm
前臂假肢	transradial prosthesis
前臂间室综合征	forearm compartment syndrome
前臂截肢	forearm amputation，transradial amputation
前臂挛缩	forearm contracture
前臂皮瓣	forearm flap，antebrachial flap
前臂桡侧皮瓣	radial forearm flap
前臂石膏	short-arm cast
前抽屉试验	anterior drawer test

前抽屉征	anterior drawer sign
前后路联合手术	combined anterior-posterior procedure
前后位的（X 线片拍摄）	anteroposterior，AP
前滑脱	anterolisthesis
前角撕裂（半月板）	anterior horn tear
前进术（V-Y 皮瓣）	V-Y advancement
前近侧	anteroproximal
前交叉韧带	anterior cruciate ligament，ACL
前交叉韧带重建	anterior cruciate ligament reconstruction
前锯肌	serratus anterior
前列腺素	prostaglandin，PG
前列腺特异性抗原	prostate-specific antigen，PSA
前路脊柱融合	anterior spinal fusion，ASF
前路肩峰成形术	anterior acromioplasty
前路减压术	anterior decompression
前路颈椎椎间盘切除术	anterior cervical discectomy
前路颈椎椎体间融合	anterior cervical interbody fusion
前路螺钉固定	anterior screw fixation
前路内镜下腰椎椎体间融合术	endoscopic anterior lumbar interbody fusion
前路器械固定术	anterior instrumentation fixation
前路去旋转脊柱固定术	ventral derotation spondylodesis，VEPTR
前路椎间盘切除融合术	anterior discectomy and fusion
前路椎间融合术，椎体前方	anterior interbody fusion

固定术

前路腰椎椎体间融合术	anterior lumbar interbody fusion
前内侧的	anteromedial
前内侧旋转不稳定	anteromedial rotatory instability
前倾（股骨的）	anteversion
前屈	anteflexion, antexion, forward bending
前上	anterosuperior
前上入路	anterior superior approach
前上棘	anterior superior spine, ASS
前索	anterior funiculus
前外侧的	anterolateral
前外侧旋转不稳定	anterolateral rotatory instability
前外侧肘关节入路	Kaplan approach
前弯，轻度前屈	antecurvature
前下	anterior-inferior, anteroinferior
前斜角肌	scalenus anterior
前斜角肌综合征	scalenus anticus syndrome
前移术	advancement
髌骨前移术	patellar advancement
缝匠肌前移术	sartorius advancement
肌腱前移术	tendon advancement
胫骨结节前移术，胫骨粗隆前移术	tibial tuberosity advancement
韧带前移术	ligamentous advancement
V-Y 推进皮瓣	V-Y flap advancement
掌骨接骨板前移术	volar plate advancement

前远侧的	anterodistal
前正中的	anteromedian
前中	anterocentral
前纵韧带	anterior longitudinal ligament，ALL
前纵韧带骨化	ossification of anterior longitudinal ligament，OALL
前足关节成形术	forefoot arthroplasty
前足及足趾截除术	forefoot digital amputation
前足内翻	forefoot varus
前足内收	forefoot adductus
前足内收内翻	forefoot adductovarus
前足外翻	forefoot valgus
前足外展	forefoot abductus
钳子	clamp
钳子，镊子	forceps
持骨钳	bone-holding forceps
动脉钳	artery forceps
骨钳	bone forceps
镊子	thumb forceps，forceps
死骨钳	sequestrum forceps
碎骨钳，切骨钳	bone-cutting forceps，bone nibbler
蚊式止血钳	mosquito forceps
有齿镊子	mouse-tooth forceps
止血钳	hemostatic forceps
组织钳	tissue forceps
潜伏的	insidious

潜伏期	latency
潜在 [椎间盘] 突出	concealed disc
浅反射	superficial reflex
浅筋膜	superficial fascia
嵌顿	incarceration
嵌甲	ingrowing nail（toenail），embedded toe nail，onychocryptosis
嵌入	impaction，impaction
嵌入骨折	impacted fracture
嵌入移植	inlay graft

qiang-qiao   枪腔强羟桥鞘

枪弹伤	gunshot wound
腔，[空] 洞，盂，窝	cavity lacuna，lacunae
腹腔	abdominal cavity
骨盆腔	pelvic cavity
骨髓腔	bone medullary cavity，marrow cavity
骨小腔，骨腔	bone cavity，bone lacuma
关节腔	articular cavity，joint cavity
腘窝	popliteal cavity
[肩胛骨] 关节盂	glenoid cavity of scapula
髋臼	acetabulum，cotyloid cavity
胸腔	pectoral cavity，thoracic cavity
腋窝	axillary cavity
硬膜外腔	epidural cavity
硬膜下腔	subdural cavity

蛛网膜下腔	subarachnoid cavity
强度 - 时间曲线	strength-duration curve
强力矫正（强力矫正关节僵直）	brisement force
强直，关节固定	ankylosis，rigidity
不全强直	partial ankylosis
骨性强直	bony ankylosis
完全强直	total ankylosis
纤维性强直	fibrous ankylosis
强直人综合征，僵人综合征	stiff-man syndrome
强直性脊柱骨质肥厚	ankylosing spinal hyperostosis，ASH
强直性脊柱炎	ankylosing spondylitis
	spondylitis ankylopoietica
强直性脊椎关节炎	spondylarthritis ankylopoietica
强直性痉挛	tonic spasm
强直性椎管狭窄	ankylosing spinal stenosis
强直状态	spasticity
羟基磷灰石	hydroxyapatite，HA
桥接钢板	bridge plate
桥状骨痂	bridging callus
桥状石膏绷带	bridging cast
桥状移植	bridge graft
鞘	sheath
股骨血管鞘，股鞘	femoral sheath
腱鞘	tendon sheath
髓鞘	myelin sheath
纤维鞘	fibrous sheath
鞘的，膜的	thecal

鞘膜	sheath
鞘内注射	thecal injection

qie 切

切除，切断	ablation
切除［术］	excision
病灶内切除	intralesional excision
边缘切除	marginal excision
根治切除	radical excision
广泛切除	wide excision
指列切除（经掌、跖离断）	ray excision
切除活检	excision biopsy
切除手术	ablative surgery
切除术	resection
广泛切除术	wide resection
肩胛带切除术	shoulder girdle resection
肿瘤切除术	tumour resection
椎体切除术	vertebral body resection
切除线	marginal line
切除缘	margin, surgical margin
病灶内切除缘	intralesional margin
广泛切除缘	wide margin
［肿瘤］切除缘	surgical margin
切除再植术	resection replantation
切断伤	amputation wound, amputating wound
切断术，截除术，截肢术	amputation

闭合截肢	closed amputation
大腿截肢	transfemoral amputation
骨盆完全切断术	complete pelvic amputation
后骨 1/4 离断（半骨盆离断）	hindquarter amputation
跗骨截骨术	tarsal amputation
肩关节离断	shoulder disarticulation
肩胛带离断	forequarter amputation
肩胸间离断	interscapulothoracal amputation
经骨盆切断术	transiliac amputation，transpelvic amputation
经腕切断术	transcarpal amputation，transradial amputation
经腰椎切断术	translumber amputation
经掌（跖）截断术	ray amputation
经足中部截肢术	transmetatarsal amputation
开放截肢术	open amputation
髋关节离断术	complete thigh amputation
髂腹间切断术	ilioabdominal amputation
前 1/4 离断术（肩胛带离断）	forequarter amputation
上臂截肢	transhumeral amputation
Syme 截肢	Syme's amputation
外伤性截肢	traumatic amputation
腕关节离断	complete carpal amputation
无瓣切断术	chop amputation
膝关节离断	complete leg amputation
膝上截肢	above knee amputation
膝下截肢	below knee amputation

小腿截肢	transtibial amputation
鱼口状切断术	fishmouth amputation
运动成形切断术	cineplastic amputation, kineplastic amputation
斩断术	guillotine amputation
指尖离断	fingertip amputation
肘关节离断	elbow amputation, complete forearm amputation
肘上截肢	above elbow amputation
肘下截肢（前臂截肢）	below elbow amputation
切迹	notch, incisure
腓切迹	fibular notch
肩胛切迹	scapular notch
颈静脉切迹	jugular notch
髁间切迹	intercondylar notch
髋臼切迹	acetabular notch
锁切迹	clavicular notch
坐骨切迹	sciatic notch
切腱刀	tenotome
切开，切口	incision
弧形切口	curved incision, hockey stick incision
减张切口	relaxation incision, relief incision
旁正中切口	medlateral incision
十字切口	crucial incision
Z 形皮肤切口	zigzag skin incision
诊断性切开	confirmatory incision

正中切口	median incision
切开整复位术	open reduction
切开复位及内固定	open reduction and internal fixation, ORIF
切开活检	incisional biopsy, open biopsy
切开松解	open release
切开引流	incisional and drainage, I&D
切口负压吸引辅助闭合	incisional VAC (vacuum-assisted-closure)
切伤	incised wound
切线位切口	tangential incision

qin-qing 侵青清倾

侵入	impingement
侵蚀, 腐蚀	erosion
侵袭性骨母细胞瘤	aggressive osteoblastoma
青春期	adolescence, pubertas, puberty
青春期髋内翻（股骨头骨骺滑脱症）	coxa vara adolescentium
青少年	adolescence, teenagers
青少年发育徒增生长发育高峰	adolescent growth spurt
青少年骨软骨病	juvenile osteochondrosis
青少年骨软骨炎	osteochondritis juvenilis
青少年脊柱骨软骨炎	adolescent vertebral osteochondritis
青少年脊柱后凸, 脊椎骨软骨炎	Scheuermann juvenile kyphosis, SJK; adolescent kyphosis
青少年脊椎侧弯（凸）	juvenile scoliosis

青少年髋内翻	adolescent coxa vara
青少年特发性脊柱侧弯（凸）	adolescent idiopathic scoliosis
青少年特发性脊柱侧弯(凸)分型	adolescent idiopathic scoliosis classification，Lenke-King classification
青枝骨折	greenstick fracture
清创	debride
清创关节成形术	debridement arthroplasty
清创术	debridement
关节清理	joint debridement
外科清创术	surgical debridement
倾斜角，骨盆倾斜度	angle of inclination

qiu-qu   球驱屈躯取去

球蛋白	globulin
球海绵体反射	bulbocavernous reflex
球窝关节，杵臼关节	ball and socket joint，multiaxial joint，spheroidal joint
球形握法	spherical grip
球状踝关节，杵臼踝关节	ball and socket ankle joint
球状截骨术	ball and socket osteotomy
驱血带，埃斯马赫驱血带	Esmarch rubber bandage
屈肌	flexor
屈肌成形术	flexorplasty
屈肌腱鞘滑膜切除术	flexor tenosynovectomy
屈肌腱修复术	flexor tendon repair
屈肌腱转移术	flexor tendon grafting

屈肌支持带	flexor retinaculum, laciniate ligament
屈髋抵抗试验	resisted hip flexion test
屈曲	flexion
背屈	dorsal flexion
掌屈	palmar flexion, volar flexion
跖屈	plantar flexion
屈曲爆裂骨折	flexion-burst fracture
屈曲骨折	bending fracture, flexion fracture
屈曲挛缩	flexion contracture
屈曲损伤	flexion injury
屈曲位	flexed position
屈曲压缩骨折	flexion-compression fracture
屈戌动关节	amphidiarthrodial joint, amphidiarthrosis
躯干	trunk, torso
躯干管形	body cast
躯干横向位移	trunk shift
躯干支具，背部支具	back brace
躯 - 髋 - 膝 - 踝 - 足支具	trunk-hip-knee-ankle-foot orthosis, THKAFO
躯体感觉纤维	somatosensory fiber
躯体感觉诱发电位	somatosensory evoked potential, SSEP
躯体过伸背心	hyperextension body jacket
躯体运动纤维	somatomotor fiber
取骨术	bone harvesting

取皮刀（植皮用的）	dermatome
取型	modelling
去矿化	demineralization
去皮质锉	decortication bur
去神经［法］，除神经支配［法］	denervation
去旋转	derotation
去旋转截骨术	derotational osteotomy

quan 全拳醛

全髌股关节成形术	total patellofemoral joint arthroplasty
全髌骨切除术	total patellectomy
全厚皮片移植	full-thickness skin graft，FTSG
全肱骨切除	total humeral resection
全关节表面成形术	total articular resurfacing arthroplasty
全关节强直	total ankylosis
全关节炎，全身关节炎	panarthritis
全关节置换	total joint replacement，total articular replacement
全关节成形术	total arthroplasty
全踝关节置换	total ankle replacement
全肩胛骨置换	total scapular replacement
全接触管形石膏	total contact cast，TCC
全距骨融合术	total pantalar arthrodesis
全髁膝关节假体	total condylar knee prosthesis
全麻痹，全瘫	pamplegia
全麻痹的，轻瘫的	subparalytic
全面接触槽（假肢）	total contact socket

全身脆性骨硬化	osteopoikilosis，osteopathia condensans disseminata
全身麻痹症	general paralysis
全身麻醉	general anesthesia
全身囊状纤维性骨炎	generalised osteitis fibrosa cystica
全身纤维性骨炎	osteitis fibrosa generalisata
全身性水肿	anasarca
全身肿胀	general swelling
全脱位	complete dislocation
全胃肠外营养	total parenteral nutrition，TPN
全限制型人工膝关节	totally constrained knee prosthesis
拳击骨折	boxer's fracture
拳击肘	boxer's elbow
醛固酮过多症	hyperaldosteronism

que　缺

缺钙，钙缺失	calciprivia
缺钙血症	acalcemia
缺如	absence
缺如的	absent
髌骨缺如	absence of patella
腓骨缺如	absence of fibula
拇指缺如	absence of thumb
桡骨缺如	absence of radius
缺损不愈合	defect nonunion
缺陷，缺损	defect，handicap
出生缺陷	birth defect

骨干骺端纤维性皮质缺损	metaphyseal fibrous cortical defect
脊椎骨分节缺损	vertebral segmentation defect
纤维性骨皮质缺损	fibrous cortical defect
缺血性骨不连	avascular nonunion
缺血性坏死	avascular necrosis, ischemic necrosis
股骨头缺血性坏死	avascular necrosis of the femoral head
缺血坏死性骨折	avascular necrosis fracture
缺血性挛缩	ischemic contracture, Volkmann contracture
缺氧，低氧	hypoxia, anoxia
缺肢畸胎，四肢不全畸胎	ectromelus
缺肢畸形	ectromely, etromelia
缺足畸形	ectropodism, ectropody

R

ran-rao   染桡

染色法，染色	staining
染色体	chromosome
染色体异常	chromosomal anomaly
染色体异常症	chromosomal aberrations
桡侧半肢畸形	radial hemimelia
桡侧副动脉	radial collateral artery
桡侧副静脉	radial collateral vein
桡侧副韧带	radial collateral ligament
桡侧感觉神经压迫综合征	radial sensory nerve entrapment

	syndrome
桡侧滑膜切除术	radiosynovectomy
桡侧［滑液］囊（屈拇长肌腱滑液囊）	radial bursa
桡侧列	radial ray
桡侧外展（中指、拇指）	radial abduction
桡侧腕短伸肌	extensor carpi radialis brevis，ECRB
桡侧腕长伸肌	extensor carpi radialis longus，ECRL
桡侧腕长伸肌腱转移术	extensor carpi radialis longus tendon transfer
桡侧腕屈肌	flexor carpi radialis，FCR
桡侧腕屈肌腱转移术	flexor carpi radialis tendon transfer
桡尺骨融合症	radioulnar synostosis
桡尺骨远端三角软骨	radioulnar triangular cartilage
桡尺关节	radioulnar articulation
桡尺关节半脱位	radioulnar subluxation
桡尺关节脱位	radioulnar dislocation
桡尺近侧关节，上桡尺关节	proximal radioulnar joint
桡动脉	radial artery
桡骨	radius，radii（复数）
桡骨［远端］尺侧倾斜	radial inclination
桡骨粗隆	radial tuberosity
桡骨倒错反射，反桡骨膜反射	inverted radial reflex
桡骨的	radial
桡骨肱骨的	radiohumeral
桡骨骨折伴尺骨远侧端脱位	Galeazzi's fracture
桡骨假关节	radial pseudarthrosis

桡骨截骨术	radial osteotomy
桡骨茎突骨折，驾驶员骨折	radial styloid fracture，Chauffeur's fracture
桡骨茎突切除术	radial styloidecomy
桡骨茎突狭窄性腱鞘炎	tenosynovitis stenosans of styloid process of radius
桡骨头半脱位，牵引肘	radial head subluxation，Malgaigne's luxation
桡骨头切除	excision of radial head
桡骨头	radial head
桡骨头骨折	radial head fracture
桡骨头切除术	radial head excision，radial head resection
桡骨头脱位	radial head dislocation
桡骨远端骨折块向掌侧移位	Smith's fracture
桡骨远端关节内骨折伴掌侧移位	Barton fracture
桡静脉	radial vein
桡偏，桡屈（腕关节）	radial deviation
桡偏手	radial clubhand
桡神经	radial nerve
桡神经沟	spiral groove
桡神经麻痹	radial nerve palsy
桡腕的	radiocarpal
桡腕副韧带	radial carpal collateral ligament
桡腕关节	carporadial articulation，radiocarpal joint
桡腕关节镜检查	radiocarpal arthroscopy

桡腕关节融合	radiocarpal arthrodesis
桡腕关节炎	radiocarpal arthritis
桡腕韧带	radiocarpal ligament
桡月骨融合术	radiolunate fusion
桡掌的	radiopalmar
桡指的	radiodigital
桡舟骨融合术	radioscaphoid fusion
桡舟头韧带	radioscaphocapitate ligament

re-ren 热人韧

热痉挛	heat cramp
热觉过敏	hyperthermoesthesia
热描记法	thermography
热脓肿	hot abscess
热伤	combustion，thermal injury
热衰竭	heat exhaustion
热压伤	heat-press injury
人工半关节成形术	prosthetic hemiarthroplasty
人工产物，人为现象	artifact
人工骨，人造骨	artificial bone
人工关节，假关节	artificial joint, nearthrosis, neoarthrosis
人工股骨头	femoral head prosthesis
人工关节	artificial joint, joint prothesis
人工关节成形术	prosthetic arthroplasty,
	alloarthroplasty
人工关节再置换术，关节翻修术	revision arthroplasty
髋关节置换翻修术	revision hip arthroplasty

膝关节置换翻修术	revision knee arthroplasty
人工肌腱	artificial tendon
人工假体周围骨折	periprosthetic fracture
人工屈指肌腱置换术	flexor tendon replacement
人工韧带	artificial ligament，synthetic ligament
人工膝单髁置换术	unicondylar knee replacement
人工移植物	synthetic graft
人工指关节置换术	finger joint replacement
人工趾关节置换术	toe joint replacement
人类白细胞抗原	human leucocyte antigen，HLA
人类丙种球蛋白，人 γ 球蛋白	human gamma globulin，HGG
人类工程学	human ergonomics
人体测量学	anthropometry
人字绷带	spica
人字夹板	spica splint
双髋人字石膏	double hip spica
韧带	ligament
侧副韧带	collateral ligament
齿状韧带	denticulate ligament
方形韧带，头肌韧带	quadrate ligament
分岐韧带，二分韧带	bifurcate ligament
腹股沟韧带	inguinal ligament，crural ligament
副韧带	accessory ligament
跟舟跖侧韧带	spring ligament
股骨头圆韧带	round ligament of head of femur
关节囊韧带	capsular ligament
冠状韧带	coronary ligament

后交叉韧带	posterior cruciate ligament, PCL
后纵韧带	posterior longitudinal ligament
黄韧带	yellow ligament
喙突肱骨韧带	coracohumeral ligament
喙肩韧带	coracoacromial ligament, CAL
喙锁韧带	coracoclavicular ligament, CCL
距腓前韧带	anterior talofibular ligament, ATFL
棘间韧带	interspinous ligament
髋关节囊韧带	retinacular ligament
阔韧带	broad ligament
轮状韧带	annular (orbicular) ligament
髂股韧带	iliofemoral ligament, Bigelow's ligament
髂腰韧带	iliolumbar ligament
前交叉韧带	anterior cruciate ligament, ACL
前纵韧带	anterior longitudinal ligament
屈肌支持带	laciniate ligament
人工韧带	artificial ligament, synthetic ligament
三角韧带	deltoid ligament, triangular ligament
项韧带	ligamentum nuchae, nuchal ligament
翼状韧带	alar ligaments, check ligaments
盂肱韧带	glenohumeral ligament
主韧带	cardinal ligament
足底长韧带	long plantar ligament

韧带成形术	syndesmoplasty
韧带缝合术	desmorrhaphy
韧带固定术	syndesmopexy
韧带护板	ligament protector
韧带加强术	reinforcement
韧带联合	syndesmosis，syndesmoses（复数）
韧带扭伤	strained ligament
韧带平衡	ligament balancing
韧带前移术	ligamentous advancement
韧带切除	ligament resection
韧带切除术	syndesmectomy
韧带切开	syndesmotomy
韧带切开术	desmotomy
韧带上固定术	suprasyndesmotic fixation
韧带上螺钉固定	suprasyndesmotic screw fixation
韧带撕裂	ligament rupture
韧带撕脱	avulsed ligament
韧带炎	syndesmitis
韧带样纤维瘤	desmoids fibroma，desmoplastic fibroma
韧带再建	reconstruction of ligament

ri-rou   日绒溶融肉

日本骨科学会	Japanese Orthopaedic Association，JOA
日常生活活动	activities of daily living，ADL
日常生活质量	quality of daily living，QDL

日光放射状	sun-ray appearance
日射病，中暑	sunstroke
绒毛	villus，villi（复数）
绒毛结节性滑膜炎	villonodular synovitis
溶骨性	osteolytic
溶骨性骨肉瘤	osteolytic osteosarcoma
溶栓	thrombolysis
融合，同化	assimilation，coalition
跟骰融合	calcaneocuboid coalition
跟舟融合	calcaneonavicular coalition
融合［术］	fusion
骨干骺融合术	diaphyseal-epiphyseal fusion
骨栓［移植］椎体间融合术	dowel interbody fusion
横突间固定	intertransverse fusion
脊柱融合术	spinal fusion，spine fusion
椎间关节融合术	facet fusion
椎体间融合术	interbody fusion
椎体前方融合术	anterior interbody fusion
融合指（趾）症	assimilation phalangism
融合椎	assimilation vertebra
肉瘤	sarcoma
成釉细胞肉瘤	ameloblastic sarcoma
骨 Paget 病继发肉瘤	sarcoma in Paget's disease of bone
骨样肉瘤	osteoid sarcoma
骨源性肉瘤	osteogenic sarcoma
滑膜肉瘤	synovial sarcoma
淋巴肉瘤	lymphatic sarcoma，lymphosarcoma

毛细血管扩张性肉瘤	telangiectatic sarcoma
胚胎性肉瘤	embryonal sarcoma
溶骨肉瘤	osteolytic sarcoma
上皮样肉瘤	epithelioid sarcoma
透明细胞肉瘤	clear cell sarcoma
未分化肉瘤	undifferentiated sarcoma
纤维骨异样增殖症继发肉瘤	sarcoma in fibrous dysplasia
腺泡状软组织肉瘤	alveolar soft part sarcoma
尤因肉瘤	Ewing's sarcoma
脂肪肉瘤	liposarcoma
肉瘤病	sarcomatosis
肉芽［形成］	granulation
肉眼	naked eye
肉眼病理学，大体病理学	macropathology

ru-run   乳入褥软锐润

乳腺纤维瘤	mastofibroma
乳酸钙	calcium lactate
乳突	mastoid process
乳突咬骨钳	mastoid rongeur
入路（手术）	approach
刀切样入路	saber-cut approach
分割入路	split approach
经肩峰入路	transacromial approach
扩大入路	extensile approach
内入路	intra-approach
旁入路	para-approach

外科入路	surgical approach
外入路	extra-approach
褥疮	bedsore, decubitus ulcer, pressure sore
褥式缝合	mattress suture
软膏，油膏	salve, ointment
软骨	cartilage
半月板	meniscus, semilunar cartilage
关节盘	intra-articular cartilage
关节软骨	articular cartilage
尺桡三角形关节软骨	radioulnar triangular cartilage
骺软骨	epiphyseal cartilage
肋软骨	costal cartilage
弹性软骨	elastic cartilage
透明软骨	hyaline cartilage
纤维软骨	fibrous cartilage
Y 形软骨	triradiate cartilage, Y cartilage
软骨板	cartilage plate
软骨病	chondropathia, chondropathy
软骨病理学	chondropathology
软骨部分切除	cartilage ablation
软骨成骨	cartilage bone, endochondral bone
软骨成形术	chondroplasty
软骨单位	chondron
软骨蛋白	chondroprotein
软骨刀	eccondrotome
软骨的	cartilaginous, chondral

软骨发生不全	achondrogenesis
软骨发育不全	dyschondroplasia，hypochondroplasia
软骨发育异常，软骨发育不良	chondralloplasis，chondrodysplasia
干骺端软骨发育异常	metaphyseal chondralloplasis
软骨肥大	cartilage hypertrophy
软骨钙化症，软骨钙质沉着病	chondrocalcinosis
软骨骨刺	cartilaginous spur
软骨骨瘤	chondrosteoma
软骨骺	chondroepiphysis
软骨骺的	chondroepiphyseal
软骨骺炎	chondroepiphysitis
软骨化	cartilaginification，chondrification
软骨化生	chondrometaplasia
软骨坏死	chondronecrosis
软骨基质	cartilage matrix
软骨及外胚层发育异常	chondroectodermal dysplasia
软骨结合，软骨联合	synchondrosis
Y 形软骨（髋臼的）	triradiate synchondrosis
软骨结合切开术	synchondrotomy
软骨联合	cartilaginous coalition
软骨瘤	cartilaginous tumor，chondroma
软骨瘤病	chondromatosis
软骨膜	perichondrium
软骨膜的	perichondrial
软骨母细胞，成软骨细胞	chondroblast
软骨母细胞瘤，成软骨母细胞瘤	chondroblastoma
软骨母细胞型骨肉瘤	chondroblastic osteogenic sarcoma

软骨内成骨	endochondral ossification
软骨黏蛋白	chondromucin
软骨黏液瘤	chondromyxoma
软骨黏液肉瘤	chondromyxosarcoma
软骨黏液纤维瘤	chondromyxoid fibroma
软骨切除术	chondrectomy
软骨切开术	chondrotomy
软骨溶解	chondrolysis
软骨肉瘤	chondrosarcoma
骨膜软骨肉瘤	juxtacortical（periosteal） chondrosarcoma
继发性软骨肉瘤	secondray chondrosarcoma
间叶软骨肉瘤	mesenchymal chondrosarcoma
去分化软骨肉瘤	dedifferentiated chondrosarcoma
透明细胞软骨肉瘤	clear cell chondrosarcoma
软骨肉瘤病	chondrosarcomatosis
软骨软化	chondromalacia
软骨生成障碍	dyschondrosteosis
软骨生长板	cartilaginous growth plate
软骨素	chondroitin
软骨痛	chondralgia，chondrodynia
软骨退行性变，软骨囊	cartilaginous degeneration
软骨细胞	chondrocyte
软骨下的	subchondral
软骨下骨	subchondral bone
软骨下骨囊性变	subchondral cyst
软骨纤维瘤	chondrofibroma

软骨腺瘤	chondroadenoma
软骨形成	chondrogenesis，chondrosis
软骨形成不全	achondroplasia，achondroplasty
软骨形成肿瘤	cartilage forming tumors
软骨学	chondrology
软骨炎	chondritis
肋软骨炎	costal chondritis
软骨样的	cartilaginoid，chondroid
软骨移植	cartilage grafting
软骨营养不良	chondrodystrophia，chondrodystrophy
软骨疣，软骨棘	chondrophyte
软骨游离体	cartilaginous loose body
软骨终板	cartilage end-plate
软化	malacia
成骨不全	osteogenesis imperfecta，myeloplastic malacia
纤维囊性骨炎	osteitis fibrosa cystica，metaplastic malacia
软膜	pia mater
软脑脊膜	leptomeninx
软组织	soft tissue
软组织覆盖	soft tissue coverage
软组织结合术	soft tissue coaptation
软组织挛缩	contracture of soft tissue
软组织镊	soft tissue forcep
软组织缺损	soft tissue loss
软组织肉瘤	soft tissue sarcoma，STS

软组织损伤	soft tissue damage
软组织愈合	soft tissue healing
软组织肿块	soft tissue mass
锐匙	sharp spoon
锐钩	sharp hook
锐钩，锐牵开器	sharp retractor
锐痛	sharp pain
润滑	lubrication
液体润滑	hydrodynamic lubrication
关节润滑	joint lubrication

S

Sharpey 纤维（来自骨膜包埋 入骨膜板的纤维）	Sharpey's fibers
Syme 截肢术	Syme's amputation

san 三

三代骨水泥技术	third-generation cementing technique
三蒂皮瓣	tripedicle flap
三点骨牵引	three-point skeletal traction
三点固定术	three-point fixation
三方位重建术	triplane construction
三分髌骨	tripartite patella
三关节固定术	triple arthrodesis
三踝骨折	trimalleolar fracture
三角骨	triangular bone，triquetral bone

三角骨骨折	triquetral fracture
三角骨月骨关节融合	triquetrolunate arthrodesis
三角骨月骨关节脱位	triquetrolunate dislocation
三角肌	deltoid muscle
三角肌滑囊	deltoid bursa
三角肌筋膜	deltoid fascia
三角肌挛缩症	deltoid contracture
三角肌韧带断裂	deltoid ligament tear
三角肌下滑囊	subdeltoid bursitis
三角肌胸大肌间沟	deltopectoral groove
三角［内侧］韧带	deltoid ligament
三角韧带	triangular ligament
三角推进皮瓣	triangular advancement flap
三角纤维软骨复合体	triangular fibrocartilage complex，TFCC
三角形	triangle
股三角	femoral triangle，Scarpa triangle
颈后三角	posterior triangle of neck
颈前三角	anterior triangle of neck
Petit 三角	Petit's triangle
腰三角	lumbar triangle
三角形髓内钉	triangular medullary nail
三面	trisomy
三面皮质髂骨条移植	tricortical iliac strip graft
三面皮质髂嵴骨移植	tricortical iliac crest bone graft
三体磨损（人工关节）	3-body wear
三头肌成形术	triceplasty

三头肌 - 二头肌转移术	triceps-to-biceps transfer
三头肌反射	triceps jerk
三头肌反射减弱	triceps jerk depressed
三头肌反射消失	triceps jerk absent
三头肌旁入路	triceps-sparing approach
三头肌延长术	triceps muscle lengthening
三维导航定位（**Medtronic**）	Stealth Station
三维全肘关节镜检查	triaxial total elbow arthroplasty
三相锝扫描	triphase technetium scintigraply
三氧化二砷	arsenic trioxide
三叶接骨板	cloverleaf plate
三叶针	cloverleaf pin
三翼钉（固定股骨颈骨折的钉）	Smith-Petersen nail
三翼钉拔出器	extraction of trifin nail
三肢瘫	triplegia
三指（趾）症	tridactylia
三轴全肘关节置换术	triaxial total elbow arthroplasty

sao-shan 搔扫瘙色沙筛钐闪疝扇

搔爬术，刮除术	curettage
扫描	scan
长轴扫描	long axis scan
短轴扫描	short axis scan
扫描电镜	scanning electron microscope，SEM
扫描法	scanning
放射性同位素扫描	radioisotope scanning
骨扫描	bone scanning

扫描机	scanner
扫描检查，扫描摄影法	scanography
瘙痒	pruritus
色素沉着	pigmentation
色素沉着绒毛结节性滑膜炎	pigmented villonodular synovitis
色素痣	pigmented nevus
纱布	gauze
纱布绷带	gauze bandage
纱布填塞术	gauze packing
沙漏椎（延迟性成骨不全）	hourglass vertebra
沙样瘤	psammoma
沙浴	balneum arenae
沙浴疗法	psammotherapy
筛状筋膜	cribriform fascia
钐	samarium，Sm
闪烁扫描器	scintiscanning
闪烁扫描术	scintigraphy
闪烁图	scintigram
疝，突出	hernia
疝形成，突出形成	herniation
髓核突出	nuclear herniation
扇贝叶状冠状面截骨	clamshell osteotomy
扇贝叶状支具	clamshell brace

shang-shao　伤上尚烧少

伤口，创伤	wound
刺伤	stab wound

挫伤	contused wound
刀伤，割伤	incised wound
贯通伤口	penetrating wound
开放性创伤	open wound
裂伤，撕裂伤	lacerated wound
枪弹伤	bullet wound, gunshot wound
无菌创伤	aseptic wound
咬伤	bite wound
上臂	upper arm
上臂假肢	transhumeral prosthesis
上臂截肢	transhumeral amputation
上干臂丛神经麻痹（C5 ～ C6）	Erb's palsy, Duchenne-Erd paralysis
上颈椎融合术	upper cervical spine fusion
上举	elevation
上髁	epicondyle
上髁切除术	epicondylectomy
上髁撕脱骨折	epicondylar avulsion fracture
上髁痛	epicondylalgia
上髁炎	epicondylitis
肱骨外上髁炎	radiohumeral epicondylitis
上肋的	costosuperior
上皮化	epithelialization
上皮样肉瘤	epithelioid sarcoma
上行性脊髓灰质炎	ascending poliomyelitis
上肢	upper extremity, upper limb
上肢截肢术	upper extremity amputation
上肢在伸展位跌倒	fall onto an outstretched hand, FOOSH

上肢义肢	upper extremity prosthesis
尚未诊断	not yet diagnosed，NYD
烧伤	burn
电击烧伤	electrothermal burn
接触烧伤	contact heat burn
烧伤并指	burn syndactyly
烧伤性挛缩	burn contracture
烧灼术	cautery
烧灼痛，灼性神经痛	causalgia
烧灼止血，灸	cauterization
少数关节关节炎	oligoarthritis，pauciarticular arthritis
少指（趾）畸形	oligodactyly

she-shen   社伸身深神肾渗

伸肌	extensor
伸肌腱修复术	extensor tendon repair
伸肌腱装置	extensor apparatus
伸肌屈曲中旋转	extensor rotation in flexion，ERF
伸肌伸展中旋转（外旋伸展）	extensor rotation in extension，ERE
伸肌腱再建	extensor tendon realignment
伸肌支持带	extensor retinaculum
伸缩试验，望远镜征	telescoping test
伸缩性髓内钉	telescoping intramedullary rod
伸位截骨术	resection-extension osteotomy
伸展，牵引	extension
过度伸展	overhead extension
终末伸展	terminal extension

伸展骨折	extension fracture
伸展过度	superextended
伸展结构	extensor mechanism
伸展疗法，拉长	stretching
伸展挛缩	extension contracture
伸展损伤	extension injury
伸展性	extensibility
身体，躯干	body
身体障碍	physical disability
身体障碍者	physically disabled persons
深部软组织肉瘤	deep soft tissue sarcoma
深部伤口感染	deep wound infection
深筋膜	deep facia
深静脉血栓	deep vein thrombosis，DVT
深髋臼	coxa profunda
深［部］拉钩	deep retractor
神经	nerve
闭孔神经	obturator nerve
尺神经	ulnar nerve
腓浅神经	superficial peroneal nerve
腓深神经	deep peroneal nerve
腓总神经	common peroneal nerve
副交感神经	parasympathetic nerve
感觉神经	sensory nerve
股神经	femoral nerve
股外侧皮神经	lateral femoral cutaneous nerve
骨间后神经	posterior interosseous nerve

骨间前神经	anterior interosseous nerve
肌皮神经	musculocutaneous nerve
脊神经	spinal nerve
肩胛背神经	dorsal scapular nerve
肩胛上神经	suprascapular nerve
交感神经	sympathetic nerve
胫神经	tibial nerve
肋间神经	intercostal nerve
迷走神经	vagus nerve，tenth nerve
末梢神经，周围神经	peripheral nerve
脑神经，颅神经	cranial nerves
桡神经	radial nerve
臀上神经	superior gluteal nerve
臀下神经	inferior gluteal nerve
胸背神经	thoracodorsal nerve
胸长神经	long thoracic nerve
血管运动神经	vasomotor nerve
腋神经	axillary nerve
隐神经	saphenous nerve
有节神经，交感神经	gangliated nerve
运动神经	motor nerve
正中神经	median nerve
坐骨神经	sciatic nerve

神经胞质，神经浆　　neuroplasm

神经病性关节炎　　neuropathic arthritis，neuropathic arthropathy joint

神经病性跗关节炎　　neuropathic arthritis of tarsal joints

神经病性踝关节炎	neuropathic arthritis of ankle
神经病性膝关节炎	neuropathic arthritis of knee
神经病性肘关节炎	neuropathic arthritis of elbow
神经病性脊柱侧弯（凸）	neuropathic scoliosis
神经成像术	neurography
神经成形术	neuroplasty
神经传导测试	nerve conduction test
神经传导速度	nerve conduction velocity，NCV
神经丛	nerve plexus，neuroplexus
神经丛麻痹	plexus palsy，plexus paralysis
神经电位	neuropotential
神经动作电位	nerve action potential，NAP
神经断伤	neurotmesis
神经反射弧	reflex arc
神经缝合［术］	nerve suture，neurorrhaphy
神经束缝合	funicular neurorrhaphy
神经外膜缝合	epineurial neurorrhaphy，
	epiperineurial neurorrhaphy
神经干	nerve trunk
神经干内神经束丛	intraneural funicular plexus
神经根	nerve root
神经根病	radiculopathy
神经根型颈椎病	cervical spondylotic radiculopathy，
	CSR
神经根部切除	nerve root ablation
神经根脊髓病变	radiculomyelopathy
神经根囊	root sleeve

神经根切除术	radiculectomy
神经根切断	radicotomy
神经根撕脱	nerve root avulsion
神经根型颈椎病	cervical spondylotic radiculopathy, CSR
神经根压迫	nerve root compression
神经根炎	radiculitis
神经根造影	radiculography
神经管闭合不全	dysraphism, status dysraphicus
神经活检	nerve biopsy
神经肌肉单位	neuromuscular unit, NMU
神经肌肉的	neuromuscular
神经肌肉骨骼的	neuromusculoskeletal
神经肌肉接头	neuromuscular junction
神经肌肉型脊柱侧凸（凸）	neuromuscular scoliosis
神经减压术	decompression of nerve
神经胶质	neuroglia
神经胶质瘤	glioma, neuroglioma
神经胶质肉瘤	gliosarcoma
神经节	nerve ganglion
神经节后的	postganglionic
神经节瘤	ganglioneuroma
神经节前的	preganglionic
神经节切除术，腱鞘囊肿切除术	ganglionectomy
神经节细胞瘤	gangliocytoma
神经节炎	ganglionitis
带状疱疹	herpes zoster, acute posterior

	ganglionitis
神经孔	neuroforamen
神经瘤	neuroma
丛状神经瘤，蔓状神经瘤	plexiform neuroma
断端神经瘤	amputation neuroma
神经内剥离术	internal neurolysis，intraneural neurolysis
神经内膜	endoneurium
神经内松解术，神经纤维松解法	endoneurolysis
神经牵拉试验	nerve stretching test
神经嵌压症	entrapment neuropathy
神经鞘	neurilemma
神经鞘来源肿瘤	nerve sheath tumor
神经鞘瘤	neurilemmoma，Schwannoma
恶性神经鞘瘤	malignant Schwannoma
神经鞘炎	Schwannosis
神经鞘脂沉积症	sphingolipidoses
神经切除术	neurectomy
神经瘤	neuroma
神经肉瘤	neurosarcoma
神经上皮瘤	neuroepithelioma
神经生长因子	nerve growth factor，NGF
神经束缝合	funicular nerve suture
神经束膜的	perineurial
神经束膜	perineurium
神经束膜缝合	perineurial neurorrhaphy
神经束膜炎	perineuritis

神经束排列	funicular pattern
神经松解术	neurolysis
神经内松解术	internal neurolysis，intraneural neurolysis
神经损伤	neural injury
神经疼痛性肌萎缩症	neuralgic amyotrophy
神经疼痛性脊椎侧弯（凸）	neuralgic scoliosis
神经痛	neuralgia
肋间神经痛	intercostal neuralgia
枕部神经痛	occipital neuralgia
神经外科学	neurosurgery
神经外膜	epineurium
神经外膜缝合	epineurial neurorrhaphy，epineurial suture
神经吻合术	neuroanastomosis
神经系统检查	neurogenic examination
神经纤维	nerve fiber，neurofiber
神经纤维瘤	neurofibroma
神经纤维瘤病，多发性神经纤维瘤	neurofibromatosis
神经纤维肉瘤	neurofibrosarcoma
神经性关节病	arthropathia neuropathica，neuroarthropathy
神经性关节功能障碍	neuroarticular dysfunction
神经性障碍	neurological disorders
神经修复及再植	nerve repair and replantation
神经血管束岛状皮瓣	neurovascular island skin flap
神经血管蒂皮瓣	neurovascular pedicle skin flap

神经血管束	neurovascular bundle
神经炎	neuritis
放射性神经炎	radiation neuritis
神经根炎	radicular neuritis
压迫性神经炎	pressure neuritis
坐骨神经炎，坐骨神经痛	sciatic neuritis
神经移位	nerve transfer
神经移位术	nerve transposition
神经移植物	nerve graft
神经移植术，神经支配恢复术	nerve grafting，reinnervation
神经异位	neurectopia
神经元	neuron
运动神经元	motor neuron
神经原纤维	neurofibril
神经源性	neurogenic
神经源性跛行	neurogenic claudication
神经源性关节挛缩	neurogenic arthrogryposis
神经再建	reconstruction of nerve
神经造影	neurography
神经障碍	neuropathy
压迫性神经障碍	compression neuropathy，entrapment neuropathy
神经支	nerve branch
神经支配	innervation
交互神经支配	reciprocal innervation
双重神经支配	double innervation
异常神经支配	anomalous innervation

神经支配电位	reinnervation potential
神经支配界面	internervous plane
神经植入术	neurotization
神经周围的	perineural
神经轴突	neurite
神经阻滞	nerve block
肾上腺皮质功能亢进	hyperadrenocortism，hypercortisolism
肾性佝偻病	renal rickets
肾性骨营养不良症	renal osteodystrophy
肾性侏儒	renal dwarfism
渗出物	exudate，transudation
渗出液	effusion

sheng   生剩

生骨的	ossiferous
生活质量	quality of life，QOL
生理负荷	functional loads
生物材料	biomaterial
生物电	bioelectricity
生物惰性	bioinert
生物反馈	biofeedback
生物化学	biochemistry
生物环境	bioenvironment
生物活性	bioactive
生物降解固定	biodegradable fixation
生物降解接骨板	biodegradable plate
［生物］可吸收针	bioresorbable pin，resorbable pin

［生物］可吸收针固定	bioabsorbable pin fixation
生物力学	biomechanics
生物吸收性	bioabsorbable
生物相容性	biocompatibility
生物学	biology
生物医学	biomedicine
生物医学材料	biomedical material
生物医学工程［学］	biomedical engineering，bioengineering
生物植入物	bioimplant
生物制品	biologicals
生长，发育	growth
发育延迟，发育迟缓	delayed growth
骨骺生长	epiphyseal growth
生长迟缓	retardation of growth
生长板	growth plate，physis
生长激素	growth hormone，GH
生长痛	growing pain

shi　尸失狮施湿十石实食蚀矢使示试嗜室适视匙

尸检	necropsy
尸体解剖	obduction
失代偿旋转脊柱侧弯（凸）	uncompensated rotary scoliosis
失禁	incontinence
大便失禁	fecal incontinence
尿失禁	urinary incontinence
失灵，功能不良	malfunction
失认症	agnosia

失血	blood loss
失语症	aphasia
失用症	apraxia
狮面，瘤性麻风	leontiasis
湿敷	wet-to-dry dressing
湿性坏疽	wet gangrene
石膏	plaster
石膏绷带，石膏管形	cast
长腿石膏	long leg cast
定位石膏	localizer cast
非石膏支具	negative plaster cast
管形石膏	plaster cast，cylinder cast
矫正石膏绷带	corrective cast
可行走石膏	walking cast
髋关节人字石膏	hip spica cast
桥状石膏	bridging cast
躯干管形	body cast
手臂悬挂石膏	hanging arm cast
套筒石膏	turnbuckle cast
无衬石膏	skin tight cast，unpadded cast
系列石膏固定	serial cast
小腿石膏	short leg cast
楔形石膏	wedging cast
有衬石膏	padded cast
石膏绷带	plaster bandage
石膏电锯	electric cast saw
石膏管形刀	cast blade

石膏管形内衬垫	cast padding
石膏管形撬开器	cast breaker
石膏管形支具	cast-brace
石膏管形综合征	cast syndrome
石膏夹板	plaster splint
石膏开窗	cast window
石膏模	plaster mold
石膏内棉衬垫	Webril cotton padding
石膏托	plaster slab
石膏压疮	plaster sore
石蜡	paraffin
固体石蜡	hard paraffin
液体石蜡	liquid paraffin
实体感觉	stereoesthesia
实体感觉消失	steroanesthesia
实体觉	stereognosis
实体肿瘤	solid tumor
实习医师	intern
实心髓内钉（棒）	noncannulated intramedullary nail
蚀化性关节炎	erosion arthritis
矢状面［震动］锯	sagittal plane saw
使用寿命	durability
示指，食指	forefinger, index finger
示指固有伸肌	extensor indicis proprius，EIP
示指固有伸肌转移术	extensor indicis proprius tendon transfer
示指拇指化	pollicization of index finger

示指伸肌	extensor indicis
试验，征	test
垂臂试验	drop arm test
跟膝试验	heel-knee test
骨盆滚动试验	pelvic rock test
过度外展试验	hyperabduction test，Wright test
后抽屉试验	posterior drawer test
挤压试验	squeeze test
肩压迫试验	shoulder depression test
颈压迫试验	neck compression test
两点辨别觉试验	compass test
前抽屉试验	anterior drawer test
伸缩试验	telescoping test
神经牵拉试验	nerve stretching test
脱位不安感试验	apprehension test
针刺试验	pin prick test
直腿抬高试验	straight leg raising test，SLR test
轴移动试验	pivot-shift test
嗜酸细胞肉芽肿	eosinophilic granuloma
嗜银细胞瘤	argentaffinoma
室间筋膜切开术	intercompartment fasciotomy
适合	fitting
适应	adaptation
适应性，和谐	congruency
适应证	indication
视觉模拟评分法	visual analog scale，VAS
匙孔肌腱固定	keyhole tenodesis

shou 收手寿受

收肌	adductor
收肌管	adductor canal
收肌管	Hunter's canal
收肌腱裂孔	hiatus tendineus （adductorius）
收缩	contraction
等长收缩	isometric contraction
等动力收缩	isokinetic contraction
等张收缩	isotonic contraction
紧张性收缩	tonic contraction
离心性收缩	eccentric contraction
强直性收缩	tetanic contraction
伤口收缩	wound contraction
随意收缩	voluntary contraction
向心收缩	concentric contraction
手	hand
扁平手	flat hand
并指［畸形］	mitten hand
铲形手	spade hand
短指手	opera-glass hand
分裂手，裂手［畸形］	cleft hand，lobster-claw hand，split hand
痉挛手	spastic hand
枯骨状手	skeleton hand
挛缩手	stiff hand
四肢麻痹手	tetraplegic hand
下垂手	drop hand

一腕双手畸形，镜像手	mirror hand
猿手	ape hand
重度损伤手	mutilated hand
爪形手	claw hand
手	manus（拉），manus（复数）
手背	opisthenar
手背皮瓣	gauntlet flap
手臂悬挂石膏	hanging-arm cast
手成形术	cheiroplasty
手发育不全	atelocheiria
手法复位	manipulative reduction
手法肌力检查	manual muscle testing，MMT
手法矫正	manual correction
手法整复，手操作	manipulation，manual reduction
手关节病	cheirarthropathy
手关节炎	cheirarthritis
手过小，小手畸形	microcheiria
手截肢术	hand amputation
手痉挛	cheirospasm
手锯	handsaw
手内肌断裂	rupture of tendons in the hand
手术	operation
成形术	plastic operation
根治术	radical operation
加盖术，臼盖成形术	shelf operation
开窗术	fenestration operation
内视镜下手术	endoscopic operation

整容术	cosmetic operation
手术刀	scalpel，surgical knife
手术复位	surgical reduction
手术关节镜检查	operative arthroscopy
手术后恢复室，复苏室	post anesthesia care unit，recovery room
手术髋关节脱位	surgical hip dislocation
手术髋关节脱位股骨头下截骨术	modified Dunn osteotomy
手术切除	surgical ablation
手术入路	surgical approach
手术室	operating room，OR
手术显露	surgical exposure
手术指征	surgical indication
手套	glove
手套状知觉消失	glove anesthesia
手痛	cheiralgia
手握力	hand grasp strength，hand grip strength
手下垂	drop hand
手掌	palm
手杖	cane
Ｔ手杖	T cane
手指［环形］纤维鞘	vaginal ligament of hand
手指掌侧 Z 形切口	volar zigzag finger incision
手足搐搦	tetany
手足发绀	acrocyanosis
手足过长	acrodolichomelia

手足痛	cheiropodalgia
手足温度过低	acrohypothermy
手足徐动症	athetosis
手指再植	replantation of finger
手钻	hand drill，hand reamer
寿命，长寿	longevity
受者，接受者	recipient

shu-shuan   书枢疏输术束竖数栓

书写痉挛	writer's cramp
枢轴承髋关节股骨假体	trunion-bearing hip prothesis
枢椎（第二颈椎）	axis
枢椎的	axoid
枢椎下关节融合术	subaxial arthrodesis
疏松率	porosity
疏松结缔组织	loose connective tissue，areolar tissue
输液法，输血法	transfusion
同种血输血	homologous blood transfusion
自体血输血	autologous blood transfusion
术后	postoperative
术后疗法	postoperative treatment
术前	preoperative
术前储血	preoperative donation
术前自体血储血	preoperative deposit of autologous blood
术中	intraoperative

术中出血回收	intraoperative blood salvage
术中脊髓监护	spinal cord intraoperative monitoring
术中临时牵引缝线	stay sutures
术中 X 线照相	intraoperative roentgenography
束	bundle
固有束	ground bundle
肌束	muscle bundle
神经血管束	neurovascular bundle
束带	tethering
竖脊肌	erector spinae
数字减影血管造影	digital substraction angiography, DSA
栓剂	suppository
栓塞，栓子形成	embolism，embolization

双凹锥体，鱼形椎体	biconcave vertebra
双侧	bilateral
双侧耻骨上下支骨折，骑跨骨折	straddle fracture
双侧减张缝合术	bilateral relaxation suture
双侧脱位	bilateral dislocation
双侧椎间关节突关节脱位	bifacetal dislocation
双重骨折	double fracture
双蒂皮瓣	bipedicle flap，double pedicle flap
双钢板固定	double plate fixation
双关节融合术	double arthrodesis
双踝骨折	bimalleolar ankle fracture

双后交叉韧带征	double posterior cruciate ligament sign
双极电凝器	bipolar coagulator
双髁骨折	bicondylar fracture
双髋石膏绷带	double hip spica
双螺纹螺钉	double-threaded screw
双能 X 线骨密度测定仪扫描	DEXA scan
双皮质螺钉固定	bicortical screw fixation
双皮质髂骨移植	bicortical iliac bone graft
双入口技术	two-portal technique
双足行走	bipedal walking
水疗法	hydrotherapy
水泥，黏固粉	cement
水疱	blister
水平骨折	horizontal fracture
水平内收	horizontal adduction
水平外展	horizontal abduction
水下运动	underwater exercise
顺铂	cisplatin，DDP
顺向传导	orthodromic conduction
瞬间中心	instant center

si 锶撕死四

锶	strontium，Sr
撕裂，断裂	tear
半月板断裂	meniscal tear
变性断裂，退行性断裂	degenerative tear

［半月板］桶柄状撕裂	bucket-handle tear
隐匿断裂	concealed tear
撕裂伤	laceration
撕脱法，撕脱伤，抽出术	avulsion
股四头肌肌腱髌骨撕脱伤	avulsion of quadriceps tendon from patella
股四头肌肌腱胫骨结节撕脱伤	avulsion of quadriceps tendon at tibial tubercle
棘突撕脱骨折	avulsion fracture of spinous processes
撕脱骨折	avulsion fracture
死骨［片］	sequestrum，seouestra（复数）
死骨钳	sequestrum forceps
死骨形成	sequestration
死骨摘出术	sequestrectomy，sequestrotomy
死腔，无效腔	dead space
死亡率	mortality
四边孔	quadrilateral foramen
四边形接受腔	quadrilateral socket
四头肌结节，方形结带	quadrate tubercle
四头肌韧带，方形韧带	quadrate ligament
四肢不全畸形	peromelia
四肢发育过度	acrometagenesis
四肢麻痹，四肢瘫痪	quadriplegia
四肢麻痹	tetraplegia
四肢轻瘫	quadriparesis
四指（趾）症	tetradactyly

| 四字位 | figure-four position |

song-sui　松素塑随髓碎

松弛	laxity, loosening, relaxation
关节松弛	joint laxity
松弛性瘫痪	flaccid paralysis
松解切开术	releasing incision
松解术	release
松质骨插入移植	cancellous insert graft
松质骨粒移植	cancellous morselized bone graft
松质骨螺钉	cancellous bone screw
松质骨条移植	cancellous strip graft
塑形	moulding
随访	follow-up
随机	random
随机取样	random sampling
随意肌	voluntary muscle
随意收缩	voluntary contraction
随意脱位	voluntary dislocation
随意运动缺乏	lack of voluntary control
髓核	nucleus pulposus
髓核结，软骨小结节	Schmorl's nodule
髓核［化学］溶解术	chemonucleolysis
髓核突出	herniated nucleus pulposus, HNP
髓核脱出症	nucleus pulposus prolapse
髓核造影	nucleography
髓核摘出术	nucleotomy

［脊］髓节	myelomere
［脊］髓节诊断	segment diagnosis
髓内出血	intramedullary hemorrhage
髓内钉	intramedullary rod，medullary nail，nailing
闭式髓内钉插入术	closed intramedullary nailing
逆行髓内钉，髓内钉逆行打入法	retrograde intramedullary nailing
髓内钉插钉术	intramedullary nailing
髓内钉固定	intramedullary nailing，intramedullary rod fixation
髓内固定	intramedullary fixation
髓内针	medullary pin
髓内针固定	intramedullary pin fixation
髓腔插入假体	medullary prosthesis
髓腔开放术	medullostomy
髓腔排气管	medullary vent tubing
髓腔钻	medullary reamer
髓鞘	myelin sheath
髓形成，髓化	medullization
碎骨片（损伤后）清除术	ebonation
碎骨钳	osteophore，bone-cutting forceps，bone nibbler
碎裂骨折	chip fracture
碎片，坏死组织片	debris

sun-suo 损梭缩索锁

损毁性关节炎	arthritis mutilans

损伤	injury
爆炸伤	explosion injury
产伤，出生创伤	birth injury
电损伤	electric injury
挥鞭伤	whiplash injury
挤压伤	crush injury
脊髓损伤	spinal cord injury
肩袖损伤	rotator cuff injury
绞轧伤	wringer injury
屈曲性损伤	flexion injury
热压伤	heat-press injury
伸展性损伤	extension injury
脱套伤，套状撕脱伤	degloving injury
臂丛损伤	brachial plexus injury
中心性脊髓损伤	central spinal cord injury
损伤，损害	lesion
损伤性背痛	backalgia
损伤性关节炎	traumatic arthritis
梭形细胞	fusiform cell，spindle cell
缩回	retraction
索，带，束	cord
跟腱	heel cord
脊髓	spinal cord
脊髓栓系	tethered cord
交感干	sympathetic trunk，gangliated cord
索，束	funiculus，funiculi（复数）
后索	posterior funiculus

前索	anterior funiculus
外侧索	lateral funiculus
锁骨	clavicle，collar bone
锁骨的	clavicular
锁骨产伤性骨折	clavicular birth fracture
锁骨颅骨发育不良	cleidocranial dysplasia，cleidocranial dysostosis
锁骨切除术	claviculectomy
锁骨切断术	clavicotomy
锁［骨］切迹	clavicular notch
锁骨上臂丛阻滞麻醉	supraclavicular brachial block anesthesia
锁骨上肌	supraclavicularis
锁骨上入路	supraclavicular approach
锁骨上神经	supraclavicular nerve
锁骨上窝	supraclavicular fossa
锁骨下动脉	subclavian artery
锁骨下肌	subclavius
锁骨下肌腱转移术	subclavius tendon graft
锁骨下静脉	subclavian vein
锁骨下静脉穿刺	subclavian vein puncture
锁骨下入路	subclavicular approach
锁骨下窝	infraclavicular fossa
锁间韧带	interclavicular ligament
锁扣运动	screw-home movement

T

T 形手杖   cane T

T 形关节囊切开术   T-shaped capsulotomy

T 形切口   T-shaped incision

Tinel 征   formication sign

tai-tang   胎钛弹探碳糖烫

胎儿软骨营养不良   chondrodystrophia fetalis

钛接骨板固定   titanium plate fixation

钛制弹性髓内钉   titanium elastic nail

弹性固定   elastic fixation

弹力袜   stockinette

弹响肩   snapping shoulder

弹响肩胛骨   snapping scapula

弹响检查   click test

弹响髋   snapping hip

弹响膝   snapping knee

弹响征   click sign

弹响指   snapping finger

弹性绷带   elastic bandage

弹性软骨   elastic cartilage

弹性纤维   elastic fiber

弹性纤维瘤   elastofibroma

探针，探头   probe

探子，探条   sound

碳	carbon
碳纤维	carbon fiber
碳纤维固定	carbon fiber fixation
碳纤维接骨板	carbon fiber plate
碳纤维植入物	carbon fiber implant
碳纤维增强聚合物	carbon-fiber enforced polymer
糖尿病	diabetes mellitus，DM
糖尿病性多神经根病	diabetic polyradiculopathy
糖尿病性骨病	diabetic osteopathy
糖尿病［性］坏疽	diabetic gangrene
糖尿病性神经萎缩性溃疡	diabetic neurotrophic ulcer
糖尿病足	diabetic foot
烫伤	scald

tao-teng　陶套特疼

陶瓷衬垫	ceramic liner
陶瓷髋臼杯	ceramic acetabular cup
陶瓷植入物	ceramic implant
套管针	trocar
套索钉	toggle
套筒石膏	turnbuckle cast
套筒状神经吻合	cuff around anastomosis
特发性的，自发性的	idiopathic
特发性跗（跖）骨溶解	idiopathic tarsocarpal osteolysis
特发性高钙尿症	idiopathic hypercalciuria
特发性骨坏死	idiopathic osteonecrosis
特发性骨溶解症	idiopathic osteolysis

特发性脊柱侧弯（凸）	idiopathic scoliosis
特发性一过性骨质疏松（症）	idiopathic transient osteoporosis
特发性幼年骨质疏松（症）	idiopathic juvenile osteoporosis
特发性指（趾）骨溶解	idiopathic phalangeal osteolysis
疼痛	**pain**
背痛	back pain
成长痛	growing pain
刺痛	prick pain
刀刺性痛，电击痛	lancinating pain
钝痛	dull pain
放射［性］痛	radiating pain
骨痛	osteodynia，osteocopic pain
幻肢痛	phantom limb pain
精神性疼痛	psychogenic pain
牵涉痛	referred pain
锐痛	sharp pain
神经根痛	root pain
束带痛	girdle pain
撕裂痛	bursting pain
酸痛	aching
顽固性疼痛	intractable pain
腰痛	lumbago，lumbodynia，low back pain
游走性痛	wandering pain
胀气痛	gas pain
坠痛	bear down
疼痛弧综合征	**painful arc syndrome**

疼痛回避步态	antalgic gait
疼痛性功能障碍综合征	pain dysfunction syndrome
疼痛性 [颈或背的] 痉挛	crick

ti-ting　体添调跳贴停

体表面积	body surface area
体动 X 线体层照相术（患者的身体体动，X 线管不动）	autotomography
体位，肢位	position
侧卧位	lateral position
蹲位	squatting position
俯卧位	prone position
静止位	resting position
内翻位	varus position
屈曲位	flexed position
外翻位	valgus position
位置觉	sense of position
膝肘位，膝胸位	knee-elbow（genucubital）position
仰卧位，背卧位	supine position
肢体功能位	functional position
中立位	neutral position
体位引流	postural drainage
体型，体质	habitus，constitution
体重指数	body mass index，BMI
添加，并列	apposition
调整，对线，会师术	realignment
跳跃皮瓣，迁移皮瓣	jump skin flap

跳跃膝	jumper's knee
跳跃转移	skip metastatic
贴皮石膏	skin tight cast
停止	arrest
发育停止	developmental arrest
骨骺生长停止	epiphyseal arrest

tong　同瞳桶筒痛

同侧的	ipsilateral
同位素	isotope
同位素标记法	isotope label method
同位素扫描	isotope scan
同系移植，同型移植	isograft
同种免疫的	alloimmune
同种输血	homologous blood transfusion
同种异体免疫	alloimmunization
同种移植，自体移植	homograft
同种移植物	homogenous graft，homologous graft
同种异群	allogroup
同种异体骨 - 肌腱移植	tendon-bone allograft
同种异体移植	allograft
瞳孔［直径］不等	anisocoria
桶柄状撕裂	buckle-handle tear
筒状有蒂皮瓣	tubed pedicle flap
痛点	pain spot
痛风	gout

痛风石	gouty tophus, tophus
痛风石切除术	tophectomy
痛风性关节炎	gouty arthritis
痛风性滑囊炎	gouty bursitis
痛风性痛风石关节炎	gouty tophaceous deposit
痛觉	pain sensation
痛觉过敏	hyperalgesia
痛觉减退	hypalgesia
痛觉缺失，无痛法	analgesia
痛性肥胖症	adipositas dolorosa
痛性感觉缺失	anesthesis dolorosa
痛性骨萎缩，痛性营养障碍	algodystrophy
痛性痉挛	algospasm

tou-tu 头投骰透凸突

头	caput, capita（复数）
头臂动脉	brachiocephalic artery
头臂动脉炎	brachiocephalic arteritis
头骨	skull
头钩关节	capitate-hamate joint
头过小	microcephalia
头颅环大腿牵引	halo-femoral traction
头颅环骨盆牵引，颅骨骨盆牵引	halo-pelvic traction
头颅环胸廓牵引，颅骨胸廓牵引	halo-vest traction
头颅牵引	halo traction
头皮	scalp
头上方牵引	overhead extension, overhead

	traction
头下骨折	subcapital fracture
头下截骨术	subcapital osteotomy
头向髓内钉	cephalomedullary nail
头月关节	capitate-lunate joint
头状骨	capitate bone，capitatum
投球骨折	pitching fracture
骰骨	cuboid bone
透明敷料	Tegaderm dressing
透明化，稀薄化	rarefaction
透明软骨	hyaline cartilage
透明细胞肉瘤	clear cell sarcoma，CCS
透明质酸	hyaluronan，hyaluronate， hyaluronic acid
透明质酸酶	hyaluronidase
透热疗法	diathermy
透射电子显微镜检查	transmission electron microscopy， transparent electron microscopy
透视仪器	image intensifier
凸	convex
凸侧融合	convex fusion
突变，转变	mutation
倍增性突变	ploidic mutation
错义突变	missense mutation
点突变	point mutation
体细胞突变	somatic mutation
同义突变	silent mutation

无义突变	nonsense mutation
自然突变	natural mutation
突变蛋白质	mutein
突起	process
齿 [状] 突	dental process, odontoid process
钩突（颈椎）	uncinate process
关节突	articular process
冠状突（尺骨）	coronoid process
喙突	coracoid process
茎突	styloid process
乳突	mastoid process

tui-tun 推腿退臀

推进皮瓣	Moberg advancement flap
腿	leg
弓形腿，膝内翻	bow leg
膝内翻	bandy leg, genu varam
膝外翻	baker leg, genu valgum
腿长度	leg length
腿长度差，下肢不等长	leg length discrepancy, LLD
腿夹板，下肢夹板	leg splint
腿体位架	leg positioner
腿支架	leg holder
退变，变性	degeneration
退变性骨关节炎	degenerative osteoarthritis
退变性关节病	degenerative arthrosis
退变性脊柱僵硬	degenerative spondylosis

退变性脊椎滑脱	degenerative spondylolishesis
退变性腰椎侧弯（凸）	degenerative lumbar scoliosis
退行性	regressive
退行性断裂	degenerative tear
退行性关节炎，骨关节病	degenerative arthritis
退行性内侧半月板水平撕裂	horizontal tear of degenerate medial meniscus
臀部	buttock
臀大肌	gluteus maximus
臀大肌步态（见于臀大肌麻痹）	gluteus maximus gait
臀沟	gluteal fold
臀肌粗隆	gluteal ridge
臀肌挛缩症	gluteus contracture
臀肌线	gluteal line
臀肌移植术	gluteus transplantation
臀上动脉	superior gluteal artery
臀上静脉	superior gluteal vein
臀上神经	gluteal nerve superior, superior gluteal nerve
臀下动脉	inferior gluteal artery
臀下静脉	inferior gluteal vein
臀下神经	gluteal nerve inferior, inferion glutereal nerve
臀小肌	gluteus minimus
臀中肌	gluteus medius, mesogluteus
臀中肌步态（见于臀中肌麻痹）	gluteu medius gait
臀皱襞	gluteal fold

tuo 拖脱驼椭

拖行步态	shuffling gait
脱出	prolapse
椎间盘脱出	disk prolapse
髓核脱出	nucleus pulposus prolapse
脱钙	decalcification
脱臼性髋外翻	coxa valga luxans
脱矿物质移植骨	demineralized bone graft
脱套伤，套状撕脱伤	degloving injury
脱位	dislocation，luxatio
半脱位	subluxation dislocation
闭合性脱位	closed dislocation
病理性脱位	pathologic（al）dislocation
不全脱位	incomplete dislocation
分开性脱位，分离性脱位（尺桡骨分离）	divergent dislocation
复发性脱位	recurrent dislocation
复合脱位	compound dislocation
感染性脱位	infected dislocation
骨折［伴］脱位	fracture dislocation
渐进性脱位	consecutive dislocation
交叉脱位	convergent dislocation
开放性脱位	open dislocation
完全脱位	complete dislocation
外伤性脱位	traumatic dislocation
习惯性脱位	habitual dislocation
先天性脱位	congenital dislocation

先天性髋脱位	congenital dislocation of the hip, CDH
月状骨周围脱位	perilunar dislocation
中心性脱位	central dislocation
脱位伴骨折	dislocation fracture
脱位不安感试验	apprehension test
驼背	gibbus, humpback
驼背矫正器	kyphotone
椭圆关节	ellipsoidal joint

U

U 形钉，肘钉	staple
U 形切口	U-shaped incision

V

V 形截骨术	V osteotomy, V-shaped osteotomy
V 形切口	V-shaped incision
V-Y 皮瓣	V-Y flap

W

wai　外

外部的，外源性的	extrinsic, external, outer
外侧半月板	lateral meniscus

外侧半月板次全切除术	subtotal lateral menisectomy
外侧寰枢关节	lateral atlantoaxial joint
外侧髁	lateral condyle
外侧块型钢板固定	lateral mass plating fixation
外侧盘状半月板	discoid lateral meniscus
外侧松解	lateral release
外侧支持带松解	lateral retinacular release
外翻	eversion, valgus
外翻扁平足	talipes planovalgus
外翻肌	evertor
外翻截骨术	eversion osteotomy, valgus osteotomy
外翻挛缩	valgus contracture
外翻拇指	pollex valgus
外翻手	manus valga
外翻外旋畸形	eversion-external rotation deformity
外翻位	valgus position
外翻膝	genu valgum
外翻应力试验	valgus stress test
外翻指（趾）	digitus valgus
外翻足	pes pronatus, pes valgus, talipes valgus, valgus foot
外骨骼	exoskeletal
外固定	external fixation
外固定器	external fixator
外固定针	Ilizarov wire
外踝	extramalleolus, lateral malleolus

外踝动脉	lateral malleolar artery
外踝静脉	lateral malleolar vein
外踝三角固定	triangular external ankle fixation
外科	surgery
［肌骨肿瘤］外科分期系统	surgical staging system，SSS
外科结	surgeon's knot
外科解剖学的	anatomicosurgical
［肱骨］外科颈	surgical neck
外科颈骨折	fracture of surgical neck
外科手术刀	surgical knife
外科手术刀柄	surgical knife handle
外科手术刀片	surgical knife blade
外科治疗	surgical treatment
外膜	adventitia
外胚层	ectoderm
外伤性脱位	traumatic dislocation
外生骨疣	exostosis，exostoses（复数）
多发性外生骨疣（骨干性连续症）	multiple cartilaginous exostoses
骨软骨瘤，外生骨疣	osteocartilaginous exostosis
甲下骨软骨瘤，甲下骨疣	subungual exostosis
外生骨疣切除术	exostectomy
外生软骨瘤	ecchondroma
外生软骨瘤病	ecchondrosis
外形，塑形	contour，shape
外旋	external rotation，extorsion
外旋肌	extortor
外旋肌腱改道术	external rotation tendon rerouting

外旋肌腱转移术	external rotation tendon transfer
外旋截骨术	external rotation osteotomy
外在肌	extrinsic muscle
外展	abduction，ABD
尺侧外展	ulnar abduction
桡侧外展	radial abduction
水平外展	horizontal abduction
掌侧外展	palmar abduction
外展步态	abduction gait
外展垫	abduction bolster
外展肌	abductor
外展肌成形术	abductor plasty
外展肌功能不足	abductor insufficiency
外展畸形	abduction deformity
外展加压试验	abduction stress test
外展夹板	abduction splint
肱外展夹板	abduction humeral splint
拇外展夹板	abduction thumb splint
外展截骨术	abduction osteotomy
外展挛缩	abduction contracture
外展拇长肌腱鞘炎	tenovaginitis of abductor pollicis longus
外展倾斜	abductor lurch
外展倾斜步态	abductor lurch gait
外展外旋	abduction-external rotation
外展外旋骨折	abduction-external rotation fracture
外展外旋试验	abduction-external rotation test

外展楔形截骨术	abductor wedge osteotomy
外展支具	abduction brace
外展足	pes abductus
外周神经，周围神经	peripheral nerve

wan   弯剜完腕万

弯剪刀	curved scissors
弯曲模量	flexural modulus
弯肢发育异常	camptomelic dysplasia
弯指	dactylogryposis
剜出术，摘出术，去核	enucleation
完全负重	full weight bearing，FWB
完全骨折	complete fracture
完全缓解	complete remission
腕	carpus，carpi（复数），wrist
腕骨	carpal bone，carpale
腕骨不稳定	carpal instability
腕骨间关节	intercarpal joint，midcarpal joint
腕骨间关节融合术	midcarpal arthrodesis
腕骨列	carpal row
腕骨切除术	carpectomy
腕骨应力性骨折	carpal bone stress fracture
腕关节	carpal joint，wrist joint
腕关节背伸夹板，托手夹板	cock-up splint
腕关节滑膜切除术	carpal synovectomy
腕关节离断术	wrist disarticulation
腕关节韧带	carpal ligament

腕关节融合术	wrist arthrodesis
腕关节置换术	total wrist arthroplasty, total wrist replacement
腕管	carpal tunnel (canal)
腕管松解术	carpal tunnel release
腕管综合征	carpal tunnel syndrome
腕横韧带	transverse carpal ligament
腕下垂，垂腕症	carpoptosis, wristdrop
腕掌的	carpometacarpal, CM
腕掌关节	carpometacarpal joint, CM joint
腕掌关节成形术	carpometacarpal arthroplasty
腕掌关节骨折	carpometacarpal joint fracture
腕掌关节骨折脱位	carpometacarpal fracture dislocation
腕掌关节融合术	carpometacarpal arthrodesis
腕掌关节脱位	carpometacarpal dislocation
腕指的	carpophalangeal
腕舟骨	carpal navicular bone
腕舟骨折	carpal navicular fracture, carpal scaphoid bone fracture
腕纹	wrist crease
万向椎弓根螺钉	polyaxial pedical screw

wang-wei 网往望危微薇围维尾萎末位

网眼，筛孔	mesh
网状皮片	web space flap, mesh skin graft
网状纤维	reticulum fiber
往复骨锯	reciprocating saw

危症监护病房	critical care unit，CCU
微创内固定系统	less invasive stabilization system，LISS
微波，超短波	microwave
微波疗法	microwave therapy
微创接骨板接骨术	minimally invasive plate osteosynthesis，MIPO
微创手术	minimally invasive surgery，MIS
微动关节	amphiarthrodial joint，amphiarthrosis
微梗死	microinfarct
微切口肩袖修复	mini-open rotator cuff repair
微小骨折	microfracture
微小损伤	microlesion
微血管吻合术	microvascular anastomosis
微型夹	microclip
微循环	microcirculation
微转移	micrometastasis
薇乔缝线	Vicryl suture
围腰	corset
维生素 C 缺乏病	vitamin C deficiency
维生素 D 缺乏性佝偻病	vitamin D deficiency rickets
维生素缺乏症	avitaminosis
尾骨	coccyx，coccyges（复数）
尾骨的	coccygeal
尾骨骨折	coccyx fracture
尾骨切除术	coccygectomy
尾骨痛	coccygodynia

尾椎	coccygeal spine
萎缩	atrophy
萎缩性骨不连	atrophic nonunion
未分化肉瘤	undifferentiated sarcoma
位置［感］觉	sense of position

wen-wo　温蚊吻稳窝卧握

温［度］觉	temperature sensation，warmth sensation
温［度］觉迟钝	thermohypo (a) esthesia
温［度］觉过敏	thermohyper (a) esthesia
温［度］觉缺失	thermal anesthesia
温暖	warmth
温泉泥疗法	fangotherapy
温热疗法	thermotherapy
蚊式钳	mosquito clamp
吻合，吻合术	anastomosis，anastomoses（复数）
侧侧吻合	side-to-side anastomosis
端侧吻合	end-to-side anastomosis
端端吻合	end-to-end anastomosis
套筒状神经吻合	cuff around anastomosis
微血管吻合	microvascular anastomosis
血管吻合	vascular anastomosis
稳定，安定	stabilization
稳定性，安定性	stability
稳定性骨折	stable fracture
窝	fossa

髋臼窝	acetabular fossa
锁骨上窝	supraclavicular fossa
锁骨下窝	infraclavicular fossa
膝窝	popliteal fossa
腋窝	axillary fossa
肘窝	antecubital fossa，cubital fossa
卧床休息	bed rest
卧位	decubitus
握力	grip strength
握力计	grip tester，hand dynamometer

wu　无舞物误

无臂［畸形］	abrachia
无衬石膏	unpadded cast，unpadded plaster
无创的	atraumatic
无创［带线］缝合针	atraumatic needle
无创技术	atraumatic technique
无创检查法	non-invasive examination
无创诊断法	non-invasive diagnostic method
无反射，反射消失	areflexia
无骨水泥全髋关节成形术	cementless total hip arthroplasty
无汗症	anhidrosis
无甲，甲缺如	anonychia
无菌	asepsis
无菌间歇性导尿术	aseptic intermittent catheterization
无菌外科	asepticism
无菌性骨骺坏死	aseptic epiphyseal necrosis

无菌性骨溶解	aseptic osteolysis
无菌性坏死	aseptic necrosis
无菌性松动	aseptic loosening
无力［症］	asthenia
无力	weakness
无手［畸形］	acheiria
无髓鞘的	unmyelinated
无胸骨［畸形］	asternia
无义突变	nonsense mutation
无张力神经移植	tension-free nerve graft
无肢［畸形］	amelia
无足畸形	apodia
舞蹈病	chorea
舞蹈步态	dancing gait
物理治疗	physical therapy，PT
物理治疗师	physical therapist，PT
物理性损伤	physical injury
物体认知	object identification
误诊	misdiagnosis

#

X 线	X-ray
X 线体层摄影	tomography
计算机轴位体层摄影	computerized axial tomography，CAT
X 线放射病	X-ray sickness

X 线立体照像	stereoscopic radiography
X 线造影剂	radioopaque fluid
X 线照相术	roentgenography

xi　吸膝习系细

吸入麻醉	inhalation anesthesia
吸引	aspiration，suction
吸引活检	aspiration biopsy
吸引器	aspirator，sucker
吸引引流器，吸引排液	suction drainage
吸着式接受腔	suction socket
膝	knee，genu，genua（复数）
髌前滑囊炎	housemaid's knee
弹响膝	snapping knee
跳跃膝	jumper's knee
膝反屈	back knee
膝蜂窝织炎	beat knee
膝关节挛缩	stiff knee
膝外翻	knock knee
膝单髁关节面重建术	unicompartmental resurfacing
膝反张	knee recurvatum
膝盖下滑膜皱襞	plica synovialis infrapatellaris
膝关节	knee joint
膝关节病	gonarthrosis
膝关节剥脱性骨软骨炎	osteochondritis dissecans of knee
膝关节的截肢（包括膝关节的截 　肢，用髌骨作成形瓣盖住股骨	Gritti's amputation

X

断端）

膝关节滑膜炎	gonarthromeningitis
膝关节后交叉韧带	posterior cruciate ligament of knee
膝关节假体，人工膝关节	knee prosthesis
膝关节交锁	locking of knee
膝关节离断术	knee disarticulation
膝关节内翻	knee varus
膝关节内紊乱	internal derangement of the knee，IDK
膝关节前交叉韧带损伤	injury of anterior cruciate ligament of knee joint
膝关节融合术	knee arthrodesis
膝关节损伤和骨关节炎疗效评分	Knee injury and osteoarthritis outcome score，KOOS
膝关节痛风	gonagra
膝关节外翻	knee valgus
膝关节炎	gonarthritis，goneitis，gonitis
膝关节游离体	loose body of knee joint
膝关节置换持腿支具	Alvarado Leg holder
膝关节置换	knee replacement
膝滑膜炎	gonyocele
膝踝足矫形器	knee-ankle-foot orthosis，KAFO
膝腱反射	patellar tendon reflex，PTR
膝内侧半月板切除术	medial knee meniscectomy
膝内翻，O 形腿	bow leg，genu varum
膝内翻畸形，O 形腿畸形	bowleg deformity
膝前疼痛	anterior knee pain，AKP

膝上   above knee，AK

膝上动脉   superior genicular artery

膝上假肢   above knee prosthesis

膝上截肢术   above knee amputation

膝上静脉   superior genicular vein

膝双髁关节面重建术   bicompartmental resurfacing

膝双髁置换   duocondylar knee replacement

膝跳反射   knee jerk，knee reflex

膝痛   gonalgia

膝外侧半月板切除术   lateral knee meniscectomy

膝外翻   knock-knee

膝外翻角，股骨胫骨角   femorotibial angle，FTA

膝外展分离架   abduction knee separator

膝下   below knee，BK

膝下动脉   inferior genicular artery

膝下假肢   below knee prosthesis

膝下截肢   below knee amputation

膝下静脉   inferior genicular vein

膝中动脉   middle genicular artery

膝中静脉   middle genicular vein

膝肘位   knee-elbow（genucubital）position

习惯性侧弯（凸）   habitual scoliosis

习惯性脱位   habitual dislocation

系统性疾病   systemic disease

系统性红斑狼疮   systemic lupus erythematosus，SLE

细胞培养   cell culture

细胞学诊断   cytologic diagnosis

细胞遗传异常	cytogenetic abnormalities
细菌	bacterium
细菌学	bacteriology
细针抽吸活检	fine-needle aspiration biopsy，FNA
系列石膏固定	serial casting

xia-xian　狭下夏先纤显限线腺

峡部	isthmus，isthmi（复数）
狭窄	stenosis
瘢痕性狭窄	cicatricial stenosis
发育性脊椎管狭窄	developmental spinal canal stenosis
脊椎管狭窄	spinal canal stenosis
椎间孔狭窄	foraminal stenosis（encroachment）
狭窄性腱鞘炎	stenosing tenosynovitis，tendovaginitis stenosans
下尺桡关节融合术（伴尺骨假关节），桡尺远侧关节	Kapandji-Sauvé arthrodesis
下尺桡三角形关节软骨	triangular cartilage
下干臂丛神经麻痹（C8-T1）	Klumpke palsy
下颈椎	lower cervical spine
下胫腓关节	distal tibiofibular joint
下肋的	costoinferior
下腔静脉	inferior vena cava，IVC
下胸椎	lower thoracic spine
下肢	lower extremity，L/E
下肢带	pelvic girdle
下肢皮肤牵引	skin traction of lower extremity

下肢轻瘫	paraparesis
下肢义肢	lower limb prosthesis
夏科关节，神经病性关节病	Charcot's joint，neuropathic arthropathy
先天性垂直距骨	congenital vertical talus
先天代谢缺陷	inborn error of metabolism
先天畸形	congenital malformation，congenital deformity
先天性缺陷，出生缺陷	birth defect，inborn error
先天性半椎体畸形	congenital hemivertebra
先天性扁平足	congenital flatfoot
先天性侧弯（凸）	congenital scoliosis
先天性垂直距骨	congenital vertical talus，CVT
先天性多发关节挛缩症	arthrogryposis multiplex congenital，AMC
先天性副肌强直	paramyotonia congenita
先天性高位肩胛	congenital high scapula
先天性骨形成不全	osteogenesis imperfecta congenita，OIC
先天性畸形足	congenital club foot
先天性肌张力缺失	congenital amyotonia
先天性肌强直	congenital myotonia
先天性肌性斜颈	congenital muscular torticollis
先天性脊膜膨出	congenital spinal meningocele
先天性脊柱侧弯（凸）	congenital scoliosis
先天性假关节	congenital pseudarthrosis
先天性髋发育不良	congenital dysplasia of the hip

先天性髋内翻	congenital coxa vara
先天性髋脱臼	congenital dislocation of the hip, CDH
先天性髋脱位	luxatio coxae congenita, LCC
先天性挛缩型蜘蛛状指（趾）	congenital contractural arachnodactyly, CCT
先天性缺指（趾）	ectrodactyly, adactyly, aphalangia
先天性脱臼	congenital dislocation
先天性斜颈	congenital wryneck
先天性掌骨缺如畸形	ectrometacarpia
先天性跖骨缺如畸形	ectrometatarsia
先天性指屈曲	camptodactyly
先天性趾侧弯	clinodactyly
先天性椎骺发育不良	spondyloepiphyseal, dysplasia congenital
先天异常	congenital anomaly
先天愚型	mongolism
纤维	fiber
传出纤维，离心纤维	efferent fiber
传入纤维，向心纤维	afferent fiber
肌纤维	muscle fiber
胶原纤维	collagen fiber
神经纤维	nerve fiber
弹性纤维	elastic fiber
碳纤维	carbon fiber
网状纤维	reticulum fiber
纤维瘢痕	fibrous scar

纤维错构瘤	fibrous hamartoma
纤维蛋白样变性	fibrinoid degeneration
纤维发育不良	fibrodysplasia
纤维骨管	fibroosseous tunnel
纤维骨鞘	fibroosseous sheath
纤维骨异样增殖症继发肉瘤	sarcoma in fibrous dysplasia
纤维化，纤维变性	fibrosis
纤维化肌病	fibromuscular disease
纤维环	annulus fibrosus
纤维黄色瘤	fibrous xanthoma, fibroxanthoma
纤维肌痛综合征	fibromyalgia syndrome
纤维肌炎	fibromyositis
纤维角化瘤	fibrokeratoma
纤维瘤	fibroma
非骨化性纤维瘤	nonossifying fibroma
骨化性纤维瘤	ossifying fibroma
结缔组织纤维瘤	desmoplastic fibroma
软骨黏液样纤维瘤	chondromyxoid fibroma
纤维瘤病	fibromatosis, fibromatoses（复数）
皮下假肉瘤样纤维瘤病，增 　　生性筋膜炎	subcutaneous pseudosarcomatous fibromatosis
先天性泛发性纤维瘤病	congenital generalized fibromatosis
掌腱膜纤维瘤病	palmar fibromatosis
跖腱膜纤维瘤病	plantar fibromatosis
纤维瘤切除术	fibromectomy
纤维囊性骨炎	osteitis fibrosa cystica
纤维粘连	fibrous adhesion

纤维黏液瘤	fibromyxoma
纤维黏液肉瘤	fibromyxosarcoma
纤维肉瘤	fibrosarcoma
纤维软骨	fibrocartilage，fibrous cartilage
纤维软骨联合	symphysis，symphyses（复数）
耻骨联合	pubic symphysis
纤维软骨瘤	fibrochondroma
纤维软骨细胞	fibrochondrocyte
纤维软骨炎	fibrochondritis
纤维神经瘤，神经纤维瘤	fibroneuroma
纤维素	cellulose
纤维性骨皮质缺损	fibrous cortical defect
纤维性骨炎	osteitis fibrosa
纤维性结构不良	fibrous dysplasia
纤维性强直	fibrous ankylosis
纤维游离体	fibrous loose body
纤维增生	fibroplasia
纤维脂肪瘤	fibrolipoma，lipofibroma
纤维脂肪瘤病	fibrolipomatosis，lipofibromatosis
纤维组织细胞瘤	fibrous histiocytoma
纤维组织炎，肌风湿病	fibrositis
显露	exposure
显微放射摄影，X 线放大摄影	microradiography
显微镜	microscope
显微神经外科［学］	microneurosurgery
显微外科，显微手术	microsurgery
显微外科重建	microsurgical reconstruction

显微血管外科	microvascular surgery
显微照片	microphotograph
显微椎间盘切除术	microdiskectomy
显微椎间盘切除系统	microendoscopy discectomy system
限制	limitation
限制式假体	constrained prosthesis
线，界限，家系	line
耻骨肌线	pectineal line
骨骺线（X线片上的）	epiphyseal line
骨折线	fracture line
髂耻分界线	iliopectineal line
切除线，边缘线	marginal line
臀肌线	gluteal line
细胞系	cell line
血统	blood line
正中线	median line
线，列	ray
尺侧列	ulnar ray
红外线	infrared rays
桡侧列	radial ray
线锯	wire saw
线形骨折	linear fracture
线状瘢痕	linear scar
腺癌	adenocarcinoma
腺苷三磷酸	adenosine triphosphate，ATP
腺泡状软组织肉瘤	alveolar soft part sarcoma，ASPS
腺软骨瘤	adenochondroma

xiang-xiao 相镶向项象消小

相反	opposition
相容性	compatibility
镶嵌移植成形术	mosaicplasty
向后滑脱［骨折］段	retrolisthesed fragment
向心收缩	concentric contracton
向心性纤维	centripetal（afferent）fiber
项部	nuchal region
项韧带	nuchal ligament
项线	nuchal line
象皮肿	elephantiasis
消耗	waste
消水肿药	antiedemic
小儿颈椎先天融合短颈综合征	Klippel-Feil syndrome
小动脉	arteriole，small artery
小多角骨	trapezoid bone
小多角骨的	trapezoidal
小多角骨截骨术	trapezoidal osteotomy
小儿创伤性髋脱位分型（Ⅰ～Ⅳ型）	Stewart-Milford traumatic pediatric hip dislocation classification（type Ⅰ～Ⅳ）
小儿麻痹症，脊髓灰质炎	poliomyelitis
小骨	ossicle，bonelet
小结节［肱骨］	lesser tuberosity
小结节	nodule
风湿结节	rheumatoid nodule
关节旁结节	juxta-articular nodule

小菱形肌	rhomboid minor
小脑性步态	cerebellar gait
小收肌	adductor minimus
小腿	crus，crura（复数）
小腿岛状皮瓣	sural island flap
小腿骨间膜	interosseous membrane of leg
小腿后弯	crus recurvatum
小腿假肢	transtibial prosthesis
小腿交叉皮瓣	cross-leg flap
小腿筋膜	fascia cruris
小腿溃疡	ulcus cruris
小腿内翻	crus varum
小腿前弯	crus antecurvatum
小腿三头肌反射，踝反射	ankle jerk
小腿石膏	short leg cast
小腿外翻	crus valgum
小腿弯曲	crus curvatum
小隐静脉	small saphenous vein
小鱼际	hypothenar eminence
小鱼际肌	hypothenar muscle
小圆肌	teres minor
小圆细胞肉瘤	small round cells sarcoma
小肢，四肢短小	micromelia
小指	little finger
小指短屈肌	flexor digiti minimi brevis，FDMB
小指对掌肌	opponens digiti minimi，ODM
小指屈肌	flexor digiti minimi，FDM

小指伸肌	extensor digiti minimi，EDM
小指伸肌转移术	extensor digiti minimi tendon transfer
小指展肌	abductor digiti minimi，
	abductor digiti minimi muscle
小指展神经	abductor digiti minimi nerve
小趾	little toe
小趾囊炎	bunionette
小转子	lesser trochanter
小足者	micropus

xie 楔协斜鞋

楔槽关节	wedge-and-groove joint
楔骨	cuneiform bone
楔形截骨关节成形术	angulation resection arthroplasty
楔形截骨术	angulation osteotomy，cuneiform
	osteotomy，wedge osteotomy
楔形石膏	wedging cast
楔形椎	wedge vertebra
楔舟关节	cuneonavicular joint
协调	coordination
协调运动不能	asynergia
协调障碍	asynchrony
协同肌	synergist
斜方肌	trapezius
斜角肌综合征	scalenus syndrome
斜角肌阻滞	scalene block
斜颈	torticollis，wryneck

骨性斜颈	osseous torticollis
痉挛性斜颈	spasmodic torticollis
先天性斜颈	congenital torticollis
炎症性斜颈	inflammatory torticollis
眼性斜颈	ocular torticollis
癔症性斜颈	hysteric (al) torticollis
斜索	oblique cord
斜位	oblique position
斜位片	oblique film
斜行截骨术	oblique osteotomy
斜形骨折	oblique fracture
斜形头	plagiocephaly
鞋垫	insole

xin-xing　心新星行形兴性

心电图	electrocardiography，ECG； electrokardiographie，EKG
心肌梗死	myocardial infarction，MI
心理学	psychology
心血管意外	cardiovascular accident，CVA
心因性斜颈	psychogenic torticollis
心脏停搏	asystole
新生儿	neonatus，newborn
新生儿扁平足	neonatal flatfoot
新生儿学	neonatology
新生物，肿瘤	neoplasm
新鲜冻干异体骨	fresh frozen allograft

星形骨折	stellate fracture, astrocyte
星形细胞瘤	astrocytoma
星状神经节阻滞术	stellate ganglion block
行走，移动	locomotion
行军骨折	march fracture
行军足	forced foot, march foot
行走，移动	ambulation
形态计量法	morphometry
形状记忆合金	shape-memory alloy
兴奋性突触后电位	excitatory postsynaptic potential, EPSP
性病	venereal disease, cypridopathy
性早熟	sexual prematurity, sexual precocity

xiong 胸

胸，乳房，乳腺	chest, breast
鸡胸	pigeon breast (chest)
漏斗胸	funnel breast (chest)
胸背动脉	thoracodorsal artery
胸背静脉	thoracodorsal vein
胸背神经	thoracodorsal nerve
胸壁	thoracic wall
胸壁结核	thoracic tuberculosis
胸壁软骨瘤	chondroma of chest wall
胸部脊柱	thoracic spinal column
胸长神经	long thoracic nerve
胸大肌	pectoralis major

胸大肌延长术	pectoralis major muscle lengthening
胸大肌转移代肱二头肌	pectoralis major-to-biceps transfer
胸导管	thoracic duct
胸骨	breast bone，sternum
胸骨柄	manubrium sterni
胸骨柄体联合［关节］	manubriosternal joint
胸骨的	sternal
胸骨骨折	sternal fracture
胸骨后脓肿	retrosternal abscess
胸骨甲状肌	sternothyroid
胸骨剑突	xiphoid process
胸骨角	sternal angle，Louis's angle，Ludwig's angle
胸骨颈静脉切迹	jugular notch of occipital bone
胸骨切开术	sternotomy
胸骨舌骨肌	sternohyoid
胸骨体	gladiolus，midsternum
胸骨中线	midsternal line，MSL
胸骨椎骨的	sternovertebral
胸肌	muscles of thorax
胸肌转移术	pectoralis muscle transfer
胸肩峰动脉	thoracoacromial artery
胸肩峰静脉	thoracoacromial vein
胸廓	thorax，thoraces（复数）
胸廓成形术	thoracoplasty
胸廓出口综合征	thoracic outlet syndrome
胸廓入口综合征	thoracic inlet syndrome

胸肋，真肋	sternal rib
胸肋骨的	sternocostal
胸肋关节	sternocostal joint
胸肋软骨成形术，漏斗胸 矫正术	chondrosternoplasty
胸肋锁骨肥厚症	sternocostoclavicular hyperostosis
胸膜	pleura
胸膜腔	pleural cavity
胸膜外的	extrapleural
胸腔积液	pleural effusion
胸腔穿刺术	thoracentesis
胸腔灌洗	pleural lavage
胸乳突的	sternomastoid
胸锁骨的	sternoclavicular, sternocleidal
胸锁关节	sternoclavicular joint
胸锁关节间软骨	omosternum
胸锁关节脱位	dislocation of sternoclavicular joint
胸锁筋膜	clavipectoral fascia
胸锁乳突肌	sternocleidomastoid, sternocleidomastoideus, SCM
胸外侧动脉	lateral thoracic artery
胸外侧静脉	lateral thoracic vein
胸腺	thymus
胸小肌	pectoralis minor
胸小肌转移治疗前锯肌瘫痪	Vastamki muscle transfer
胸腰骶矫形支具	thoracolumbosacral orthosis
胸腰椎腹膜后入路	thoracolumbar retroperitoneal

	approach
胸腰椎脊柱侧弯（凸）	thoracolumbar scoliosis
胸腰椎减压术	thoracolumbar spine decompression
胸腰椎前入路	thoracolumbar spine anterior approach
胸腰椎稳定术	thoracolumbar spine stabilization
胸腰椎椎体结合术	thoracolumbar spine vertebral osteosythesis
胸枕下颌固定支具	sternal occiput mandibular immobilization brace，SOMI brace
胸椎	thoracic spine，thoracic vertebra
胸椎后凸	thoracic kyphosis
胸椎后凸减少	thoracic hypokyphosis
胸椎脊柱侧弯（凸）	thoracic scoliosis

xiu-xuan　休修袖虚需许序蓄悬眩旋选

休克	shock
创伤性休克	traumatic shock
休息位	resting position
休息位跟骨站立姿势	resting calcaneal stance position
修复术	repair
二期修复	secondary repair
一期修复	primary repair
修正手术，再置换手术	revision surgery
袖口（形状构造），套	cuff
回旋袖，肩袖	rotator cuff
肌腱袖，肩袖	musculotendinous cuff

虚脱	collapse
椎体塌陷	vertebral collapse
需氧生活	aerobiosis
许旺细胞（神经鞘细胞，神经膜细胞）	Schwann's cell
序贯疗法	sequential therapy
悬臂	cantilever
悬垂石膏	suspension plaster
悬带，吊带	sling
悬臂吊带	arm sling
悬吊杠	trapeze bar
悬吊架	suspension
平衡悬吊	balanced suspension
悬吊牵引	suspended traction
眩晕，头晕	giddiness
旋肱后动脉	posterior circumflex humeral artery
旋肱后静脉	posterior circumflex humeral vein
旋肱前动脉	anterior circumflex humeral artery
旋肱前静脉	anterior circumflex humeral vein
旋股动脉	circumflex femoral artery, femoral circumflex artery
旋股静脉	circumflex femoral vein
旋股内侧动脉	medial circumflex femoral artery, MCFA
旋后	supination
旋后肌	supinator
旋后外翻（外旋）骨折	supination external rotation fracture

（Ⅰ～Ⅳ型）	（type Ⅰ～Ⅳ）
旋肩胛动脉	circumflex scapular artery
旋肩胛静脉	circumflex scapular vein
旋髂动脉	circumflex iliac artery
旋髂静脉	circumflex iliac vein
旋髂深动脉	deep circumflex iliac artery
旋前	antetorsion，pronation
旋前方肌	pronator quadratus，quadratipronator
旋前角	antetorsion angle
旋前圆肌	anterior pronator teres，pronator teres
旋前圆肌肌腱转移术	pronator teres tendon transfer
旋前圆肌松解术	pronator teres release
旋转	rotation
内旋［转］	internal rotation
外旋［转］	external rotation
旋转不良	malrotation
旋转不稳定	rotatory instability
旋转成形术	rotation plasty
旋转关节	cochlear joint，rotary joint
旋转截骨术	rotation（al）osteotomy
旋转皮瓣	rotation（al）flap
选择性神经根阻滞	selective nerve root block

xue-xun　学血循

学生肘	student's elbow
血管病	vasculopathy

血管重建术	vascular reconstruction
血管肌瘤	angiomyoma
血管肌肉瘤	angiomyosarcoma
血管夹	arterial clamp
血管痉挛	angiospasm, vasospasm
血管痉挛缺血	vasospastic ischemia
血管扩张，血管舒张	angiectasis, hemangiectasis, vasodilatation
血管瘤	angioma, haemangioma, hemangioma
蔓状血管瘤	racemose angioma
血管瘤伴内生软骨瘤病，**Maffucci** 综合征	enchondromatosis with hemangioma, Maffucci syndrome
血管瘤病	angiomatosis
血管内皮瘤	angioendothelioma, hemangioendothelioma
血管内皮肉瘤	hemangioendotheliosarcoma
血管黏液瘤	angiomyxoma
血管平滑肌瘤	angioleiomyoma
血管钳	vessel clamp
血管切除术	angiectomy
血管球瘤，血管肌神经瘤	glomus tumor angiomyoneuroma
血管肉瘤	angiosarcoma, hemangiosarcoma
血管肉芽肿	angiogranuloma
血管神经胶质瘤	angioglioma
血管神经切除术	angioneurotomy
血管神经障碍	angioneuropathy

血管收缩	vasoconstriction
血管痛	angialgia
血管外皮细胞瘤	hemangiopericytoma
血管网状内皮瘤	angioreticuloendothelioma
血管吻合术	vascular anastomosis
血管狭窄	angiostenosis，hemadostenosis
血管纤维瘤	angiofibroma
血管形成，血管生成	angiopoiesis，vascularization
血管修复术	vascular repair
血管学，脉管学	angiology
血管炎，脉管炎	angiitis
血管移植术	blood vessel grafting
血管异位	angiectopia
血管硬化	angiosclerosis
血管源性骨形成	angiogenic bone formation
血管运动神经	vasomotor nerve
血管再建	reconstruction of blood vessel
血管造影片	angiogram
血管造影术	angiography
血管脂肪瘤	angiolipoma
血管脂肪平滑肌瘤	angiolipoleiomyoma
血红蛋白	hemoglobin，Hgb
血钾过少，低钾血症	hypopotassaemia
血库	blood bank
血块	blood clot
血气胸	hemopneumothorax
血清	blood serum

血清疗法	orrhotherapy
血清阳性多关节炎	seropositive polyarthritis
血清阴性类风湿性关节炎	seronegative rheumatoid arthritis
血栓切除术	thrombectomy
血栓性静脉炎	thrombophlebitis
血栓性栓塞	thromboembolism
血小板减少伴桡骨缺失综合征	thrombocytopenia-absent radius
血小板源［性］生长因子	platelet-derived growth factor，PDGF
血型	blood group，blood type
血胸，胸腔积血	hemathorax，hemothorax
血友病性关节病	hemophilic arthropathy
血友病性关节成形术	hemophilic arthroplasty
血友病性关节炎	hemophilic arthritis
跗关节血友病性关节炎	hemophilic arthritis of tarsal joints
踝关节血友病性关节炎	hemophilic arthritis of ankle
膝关节血友病性关节炎	hemophilic arthritis of knee
肘关节血友病性关节炎	hemophilic arthritis of elbow
血友病性关节症，出血性因素关节炎	bleeders' joint
血源性感染	hematogenous infection
血运重建，换血管术	revascularization
血运阻断，血供应阻断	devascularization
血肿	hematoma
硬膜下血肿	subdural hematoma
循环	circulation
循证医学	evidence based medicine，EBM

Y

Y 形软骨	triradiate cartilage，triradiate synchondrosis，Y cartilage
Y-V 成形	Y-V plasty
Y 形截骨术	Y-osteotomy
Y 形切口	Y-shaped incision

ya-yan　压鸭哑烟延言炎眼

压板	depressor
压迹	impression
压挤综合征	crush syndrome
压肩试验，肩胛骨下牵试验	shoulder depression test
压力包扎	compression dressing
压力性骨小梁	compressive trabeculae
压配式股骨假体部件	press-fit femoral component
压配式固定	press-fit fixation
压配式臼杯	press-fit cup
压配式髋臼植入物植入术	press-fit acetabular implant insertion
压迫	compression
神经根压迫	nerve root compression
压迫绷带，敷布	compression bandage，pressure bandage
压迫性脊髓症	compression myelopathy
压迫性神经障碍	compression neuropathy
压缩性骨折	compression fracture

压痛	tenderness
反跳痛	rebound tenderness
压痛点	tender point
鸭步，蹒跚步态	wadding gait
哑铃形肿瘤	dumb-bell tumor
烟囱型股骨（C 形）	stovepipe femur
延长［术］	elongation，lengthening，lengthening procedure
骨延长［术］	bone elongation，bone lengthening
腱延长［术］	tendon lengthening，tendon elongation
肢体延长术	limb lengthening
延迟闭合伤口	delayed closure
延迟缝合	delayed suture
延迟皮瓣	delayed flap
延迟愈合	delayed union
延伸，骨折分离	distraction
延伸棒	distraction rod
延髓	medulla oblongata
延髓背外侧［被盖］综合征	Wallenberg syndrome
延髓型脊髓灰质炎	bulbar poliomyelitis
言语共济失调	ataxophemia
言语治疗，言语疗法	speech therapy，ST
炎性包块	inflammatory mass
炎性病变	inflammatory lesion
炎性关节炎	inflammatory arthropathy
炎性息肉	inflammatory polyp

炎性斜颈	inflammatory torticollis
眼底	eyeground
眼耳脊椎发育不良综合征	Goldenhar's syndrome
眼性斜颈	ocular torticollis

yang 杨阳仰样

杨氏骨盆骨折分型	Young pelvis fracture classification
阳痿	impotence, asynodia
仰卧位，背卧位	supine position
仰趾弓形足	calcaneocavus
仰趾弓形足畸形	talipes calcaneocavus
仰趾内翻足	calcaneal varus, calcaneocavovarus
仰趾外翻足	calcaneal valgus, calcaneovalgocavus
仰趾外翻足畸形	talipes calcaneovalgus
仰趾足	talipes calcaneus
样本，标本	sample

yao-ye 腰摇咬夜液腋

腰，腰部	waist
腰背的	lumbodorsal
腰背侧	dorsolumbar
腰部	low back
腰部脊柱	lumbar spinal column, lumbar spine
腰部隆起	lumbar hump
腰丛	lumber plexus
腰大肌	psoas major
腰骶部	lumbosacral

腰骶部挫伤	lumbosacral strain
腰骶的	sacrolumbar
腰骶干	lumbosacral trunk
腰骶角	lumbosacral angle
腰骶丛	lumbosacral plexus
腰骶支具	lumbosacral orthosis
腰方肌	quadratus lumborum muscle
腰方肌综合征	quadratus lumborum syndrome
腰肌炎	psoitis
腰交感神经阻滞	lumbar sympathetic block
腰肋	lumber rib
腰膨大	intumescentia lumbalis
腰三角	lumbar triangle，Petit's triangle，trigonum lumbale
腰神经	lumbar nerve
腰神经节	lumbar ganglion
腰痛	lumbago，low back pain
腰围	waist circumference，waistline
腰小肌	psoas minor
腰椎，腰部	lumbar，lumbar vertebra
腰椎穿刺术	lumbar puncture
腰椎骶化	lumber sacralization
腰椎管狭窄	lumbar spinal canal stenosis，LSCS
腰椎后凸截骨术	lumbar kyphectomy
腰椎滑脱	lumbar spondylolisthesis
腰椎化	lumbarization
腰椎脊柱侧弯（凸）	lumber scoliosis

腰椎间盘切除术	lumbar discectomy
腰椎间盘突出症	lumber disc herniation，prolapse of lumber intervertibral disc
腰椎间盘脱出	prolapse of lumbar intervertibral disc
腰椎截骨术	lumbar osteotomy
腰椎麻醉，腰麻	lumbar anesthesia
腰椎牵引	cervical for lumbar spine
腰椎椎体间融合术	lumbar interbody fusion
摇摆步态	swaying gait
摇椅足	rocker-bottom foot
咬骨钳，破骨钳	rongeur
咬合	bite
咬伤	bite wound
夜间异常感觉性上肢痛	brachialgia paresthetica nocturna
夜间用夹板	night splint
液，汁，溶液，脑脊液	liquor
液体动力润滑	hydrodynamic lubrication
液体渗出	fluid effusion
腋部拐杖，腋拐	axillary crutch
腋动脉	axillary artery
腋后线	posterior axillary line
腋筋膜	axillary fascia
腋静脉	axillary vein
腋淋巴结	axillary lymph nodes
腋神经	axillary nerve
腋窝	axillary fossa，axillary cavity

| 腋窝陷凹 | axillary pouch |
| 腋窝阻滞 | axillary block |

yi 一医仪胰移遗乙蚁义异抑易溢翼癔

一次性代谢异常	primary metabolic abnormalities
一过性臂丛神经牵拉伤 （神经失用症）	stinger injury
一过性髋关节滑膜炎，小儿无菌性股骨头坏死	pseudocoxalgia
一期缝合	primary suture
一期肌腱移植	single-stage tendon graft
一期修复	primary repair
一期延迟缝合	primary delayed suture
一期延迟闭合伤口	primary delayed closure
一期愈合	healing per primam，primary healing
一期组织转移	single-stage tissue transfer
一腕双手畸形，镜手	mirror hands
一氧化碳	carbon monoxide
医务社区工作者	medical social worker，MSW
医用直线加速器	medical linear accelerator
医源性	iatrogenic
医嘱	medical order
仪表板撞击伤	dashboard injury
仪表板撞击性骨折	dashboard fracture
仪表板撞击性关节脱位	dashboard dislocation
仪器，装置	apparatus，apparatus，apparatuses （复数）

胰岛素依赖型糖尿病	insulin-dependent diabetes mellitus，IDDM
移动骨片关节融合术	sliding arthrodesis
移动截骨术	displacement osteotomy
移动嵌入移植	sliding inlay graft
移位，移动	displacement
移位	shift
移位骨折	displaced fracture
移位术	transposition，transposing operation
神经移位术	nerve transposition
移行椎［侧弯］	neutral vertebra
移行椎	transitional vertebra
移植，移植片	transplant
移植床，受体，宿主	host
移植术	grafting，transplantation
复合组织移植	composite tissue transplantation
移植物，移植片	graft
表皮移植	epidermic graft
带骨膜骨移植	osteoperiosteal graft
带肌蒂骨移植	muscle pedicle bone graft
带神经血管蒂移植	neurovascular pedicle graft
带血管蒂骨移植	vascularized bone graft
岛状移植	island graft
电缆式神经移植	cable graft
中厚皮片移植	split-thickness skin graft，STSG
复合移植	composite graft
覆盖移植	onlay graft

骨钉移植	peg bone graft
骨关节移植	osteoarticular graft
骨软骨移植	osteochondral graft
骨栓移植	dowel bone graft
骨移植	bone graft
关节移植	joint graft
H 型骨片移植	clothespin bone graft
H 型植骨术	H-graft
海绵骨插入移植	cancellous insert graft
海绵骨骨片移植	cancellous strip graft
肌腱移植	tendon graft
筋膜移植	fascia graft
颗粒状植皮	pinch graft
旁路植骨	by-pass bone graft
皮肤移植术	skin graft
皮质骨移植	cortical graft
皮质海绵骨移植	corticocancellous graft
嵌入移植	inlay graft
桥状移植	bridge graft
全厚皮片移植	full-thickness skin graft，FTSG
神经束移植	fascicular graft
神经移植	nerve graft
碎片骨移植	chip graft
同种移植	allogeneic graft
同种异体移植	homologous graft
网膜移植	omental grafts graft
网状皮片移植	mesh skin graft

旋转皮瓣	rotational skin graft
血管神经岛状移植	neurovascular island graft
异体皮移植	heterodermic graft
异种移植	heterologous graft
游离移植	free graft
游离植皮	free skin graft
有蒂移植	pedicle graft
支柱骨移植	strut bone graft
中间插入移植	intercalary graft
自体移植	autochthonous graft
移植物抗宿主病	graft versus host disease，GVHD
遗传	inheritance
遗传病	genetic disease
遗传性多发性外生骨疣	hereditary multiple exostosis
遗传性感觉运动神经异常	hereditary sensory motor neuropathy
遗传性骨甲发育不良	hereditary osteoonychodysplasia，HOOD
遗传性关节发育不良	hereditary arthrodysplasia
遗传性疾病	hereditary disease
乙型肝炎	hepatitis B，HB
蚁走感	formication
义足	lower limb prosthesis
异常，畸形	anomaly
发育异常	developmental anomaly
染色体异常	chromosomal anomaly
先天异常	congenital anomaly
异常肌腱	aberrant tendon

异常肌肉	aberrant muscle
异常性疼痛	allodynia
异化［作用］	dissimilation
异环磷酰胺	ifosfamide，IFO
异染性	metachromasia
异时性双侧软骨母细胞瘤	metachronous bilateral chondroblastoma
异体骨假体复合关节成形术	allograft prosthetic composite arthroplasty
异体骨移植	bone allograft
异体加自体骨混合移植	allograft and autograft composites
异位，错位	allotope
异位钙化	ectopic calcification，heterotopic calcification
异位骨	ectopic bone，heterotopic bone
异位骨化	ectopic ossification，heterotopic ossification
异位骨形成	ectopic bone formation
异物	foreign body
异物肉芽肿	foreign body granuloma
异种移植	heterogeneous，heterograft，heterotransplantation
异种移植物	xenograft
抑制性突触后电位	inhibitory postsynaptic potential，IPSP
易发生生物降解的	biodegradable
溢液，［体］液排出过多，	liquorrhea

脑脊液漏

翼状肩胛［骨］	alar scapula，scapula alata，winged scapula
翼状颈	pterygium colli
翼状韧带	alar ligaments，check ligament
翼状皱襞	plica alaris
癔症性步态	hysterical gait
癔症性关节病	hysterical joint
癔症性斜颈	hysterical torticollis

yin　因阴银引蚓隐

因子，因素	factor
抗佝偻病因子	antirachitic factor
抗破骨细胞活化因子	osteoclast activating factor
抗血友病因子	antihemophilic factor
类风湿因子	rheumatoid factor，RF
神经生长因子	nerve growth factor
危险因素	risk factor
肿瘤坏死因子	tumor necrosis factor，TNF
阴茎异常勃起	priapism
阴性	negative
银染法	argentation
引流管，引流	drain
引流管	suction tube，drainage tube
引流［法］	drainage
闭式引流	closed drainage
贯穿引流	through drainage

开放引流	open drainage
体位引流	postural drainage
吸引引流	suction drainage
引流器，壶（自吸引）	Hemovac
蚓状肌	lumbricales
蚓状肌管	lumbrical canal
蚓状肌阳性指	lumbrical plus finger
隐静脉	saphenous vein
隐匿性断裂	concealed tear
隐匿性椎间盘突出	concealed disk
隐神经	saphenous nerve
隐窝	recess（us）
［膝关节］内侧隐窝	medial recess
［椎管］外侧隐窝	lateral recess
隐性，退行性	recessive
隐性骨折，不显骨折	occult fracture
隐性脊柱裂	cryptomerorachischisis，hemirachischisis，occult spinal dysraphism，spina bifida occulta

ying 应婴鹰荧营影硬

应激性溃疡	stress ulcer
应力骨折	stress fracture
应力遮挡，应力屏障	stress shielding
婴儿	baby
婴儿弥慢性纤维瘤病	diffuse infantile fibromatosis
婴儿皮质骨增症	infantile cortical hyperostosis

婴儿期	babyhood
鹰嘴	olecranon
鹰嘴感染性滑囊炎	infected olecranon bursitis
鹰嘴钢针牵引	olecranon pin traction
鹰嘴骨折	olecranon fracture
鹰嘴滑囊	olecranon bursa
鹰嘴滑囊炎	olecranon bursitis
鹰嘴切除	excision of olecranon
荧光 X 线透视法	fluoroscopy
营养不良	malnutrition
营养不良性佝偻病	nutritional rickets
营养不良性骨病	alimentary osteopathy
营养不良性骨折不愈合	oligotrophic fracture nonunion
营养动脉	feeding artery
营养性骨软化	nutritional osteomalacia
营养性溃疡	trophic ulcer
营养障碍，营养不良	dystrophy
反射性交感性营养不良	reflex sympathetic dystrophy，RSD
肌强直性营养不良	myotonic dystrophy
肌营养不良	muscular dystrophy，MD
假性肥大性肌营养不良	Duchenne's dystrophy, pseudohypertrophic muscular dystrophy
进行性肌营养不良	progressive muscular dystrophy, PMD
影像	imaging
硬，强直，僵硬	stiffness

晨僵（关节炎的一种表现）	morning stiffness
关节强直	joint stiffness
硬化性骨髓炎	sclerosing osteomyelitis
硬化症	sclerosis
侧索硬化	lateral sclerosis
后索硬化	posterior sclerosis
肌萎缩性［脊髓］侧索硬化	amyotrophic lateral sclerosis，ALS
脊髓前侧索硬化	anterolateral sclerosis
硬结	induration
硬膜	dura mater
硬脊膜	dura mater of spinal cord
硬脑膜	dura mater encephali
硬膜内的	intradural
硬膜外的	epidural，extradural
硬膜外静脉造影［术］	epidural venography
硬膜外麻醉［法］	epidural anesthesia
硬膜外麻醉	peridural anesthesia
硬膜外腔	epidural space
硬膜外腔静脉丛，Batson 静脉丛	Batson plexus vein
硬膜外血肿	epidural hematoma
硬膜外造影［术］	epidurography
硬膜外造影	peridurography
硬膜下出血	subdural hemorrhage
硬膜下的	subdural
硬膜下腔	subdural space
硬脑膜炎	pachymeningitis
硬皮病	scleroderma

硬纤维瘤，侵袭性纤维瘤	desmoid，desmoid fibroma

yong-you 痈永用尤游有右幼诱釉

痈	carbuncle
永久性残障	permanent disability
永久性种植体	permanent implant
用卡盘夹紧	chuck
尤因肉瘤	Ewing's sarcoma
游离齿状突（齿状突小骨）	os odontoideum
游离带血管移植	free vascularized grafting
游离皮瓣	free flap
游离体	free body，loose body
游离体取出术	removal of loose bodies
游离移植	free graft
游离植皮	free skin graft
游离组织移植	free tissue transfer
游走性关节炎	migratory arthralgia
有衬石膏	padded cast
有限元法	finite element method，FEM
有氧运动法，增氧健身法	aerobics
有障碍的，伤残的，丧失能力	disabled
右胸型脊柱侧弯（凸）	right thoracic scoliosis
右胸左胸腰型脊柱侧弯（凸）	right thoracic left thoracolumber scoliosis
右胸左腰型脊柱侧弯（凸）	right thoracic left lumber scoliosis
幼儿坏血病，坏血病性佝偻病	infantile scurvy，scurvy rickets
幼儿斜颈	infantile torticollis

幼儿性侧弯（凸）　　　　　　　infantile scoliosis

幼儿性髋内翻　　　　　　　　　infantile coxa vara

幼儿指（趾）纤维瘤病　　　　　infantile digital fibromatosis

幼年变形性骨软骨炎　　　　　　osteochondritis deformans juvenilis

幼年多发性关节炎　　　　　　　juvenile polyarthritis

幼年骨质疏松症　　　　　　　　juvenile osteoporosis

幼年特发性脊柱侧弯（凸）　　　juvenile idiopathic scoliosis

幼年型类风湿关节炎　　　　　　juvenile rheumatoid arthritis，JRA

幼童骨折（12～36 个月）　　　toddler's fracture

诱变　　　　　　　　　　　　　mutagen

诱发电位　　　　　　　　　　　evoked potential

釉质的　　　　　　　　　　　　adamantine

釉质上皮瘤，成釉细胞瘤　　　　adamantinoma

yu　瘀淤盂鱼浴预愈

瘀斑　　　　　　　　　　　　　ecchymosis，ecchymoses（复数）

瘀斑，点状出血　　　　　　　　petechia

淤滞　　　　　　　　　　　　　stasis，stases（复数）

盂唇前下损伤，盂肱下韧带撕裂　Bankart lesion
（常伴肩关节前脱位）

盂肱关节，肩关节　　　　　　　glenohumeral joint

盂肱关节内旋受限　　　　　　　glenohumeral internal rotation
　　　　　　　　　　　　　　　　　deficit，GIRD

盂肱关节盂唇关节断裂　　　　　glenolabral articular disruption，
　　　　　　　　　　　　　　　　　GLAD

盂肱韧带肱骨撕脱　　　　　　　humeral avulsion of glenohumeral
　　　　　　　　　　　　　　　　ligament，HAGL

鱼际	thenar
鱼际肌	thenar eminence
鱼际筋膜	thenar fascia
鱼际筋膜间隙，鱼际肌间隙	thenar fascia space，thenar space
鱼际隆起	thenar eminence
鱼际皮瓣	thenar flap
鱼口状缝合（肌腱的一种缝合方法）	fishmouth suture
鱼口状切断术	fishmouth amputation
鱼口状切口	fishmouth incision
鱼口状吻合术	fishmouth anastomosis
鱼椎	fish vertebra
浴疗法，温泉疗法	balneotherapy
浴疗学	balneology
预防性骨固定术	prophylactic skeletal fixation
预防性骨移植术	prophylactic bone graft
预防性筋膜切开	prophylactic fasciotomy
预防性切除术	prophylactic resection
预防性稳定手术	prophylactic operative stabilization
预实验	preliminary test
预调节化疗，新辅助化疗	neoadjuvant chemotherapy
预期	anticipation
愈合	union
骨愈合	bone union
连接不正（骨折）	vicious union
延迟愈合	delayed union
一期愈合	primary union
愈合不良	faulty union

愈合迟缓	healing retardation

yuan-yun　原圆猿远院月晕运晕

原动力，运动原	motor
原动力，主动肌	prime mover
原发骨肿瘤	primary bone tumor
原发性损伤	primary injury
原发灶	primary focus
原髋臼	primary acetabulum
原始的	primordial
原始神经外胚瘤	primitive neuroectodermal tumor, PNET
原始脱位	primary dislocation
原位减压术	in situ decompression
原位螺钉固定术	in situ screw fixation
圆背	round back
圆刀	round-edged knife
圆弧状截骨术	dial osteotomy
圆韧带	round ligament
圆细胞骨肉瘤	round-cell osteosarcoma
圆细胞肿瘤	round-cell tumors
圆凿	gouge
骨圆凿	bone gouge
猿手	ape hand, monkey paw
远处带蒂皮瓣	remote pedicle flap
远端干骺端	distal metaphysis
远端掌纹	distal palmar crease

远端锁骨无创伤性骨质溶解	atraumatic osteolysis of distal clavicle
远端指（趾）间关节	distal interphalangeal joint，DIP joint
远端指（趾）节间的	distal interphalangeal，DIP
远端指纹	distal finger crease
远隔带蒂皮瓣	distant pedicle skin flap
远隔皮瓣转移	distant flap transfer
月骨	lunare，lunate
月骨骨软化症	Kienbock disease
月骨缺血性坏死 X 线影像分期	Lichtman radiographic classification of Kienbck disease
月骨缺血性坏死指数	Stahl lunate disease index
月骨周围脱位	perilunar dislocation
晕厥，昏厥	syncope
热衰竭	heat syncope
运动，体操，锻炼	exercise
被动运动	passive exercise
等长运动	isometric exercise
等速运动	isokinetic exercise
等张运动	isotonic exercise
呼吸训练	respiratory exercise
肌静态操练	muscle setting exercise
肌力增强训练	muscle strengthening exercise
肌训练	muscle exercise
静力性运动	static exercise
矫正运动	corrective exercise

水下运动，水中运动训练	underwater exercise
四头肌训练	quadriceps setting exercise
治疗性运动	therapeutic exercise
主动抗阻运动	active resistive exercise
主动运动	active exercise
自由体操	free exercise
运动	motion
持续被动运动	continuous passive motion，CPM
关节活动度	range of motion，ROM
运动不能	akinesia
运动不全麻痹	motor paresis
运动成形切断术	cineplastic amputation，kineplastic amputation
运动单位	motor unit
运动点	motor point
运动感受器	motoceptor
运动功能	motor function
运动功能亢进	excessive movement
运动功能失调	locomotion ataxia
运动过度	hyperkinesia，hypermobility
运动过多	acrokinesia
运动康复	athletic rehabilitation
运动力	motoricity
运动力学	kinetics
运动疗法	exercise therapy，motorpathy
运动神经	motor nerve，motorius
运动神经传导速度	motor nerve conduction velocity

运动神经元	motoneuron，motor neuron
运动失调，共济失调	ataxia
运动受限	limitation of motion，LOM
运动性足痛	kinetic footsore
运动学	kinematics，kinesiology
运动医学	sports medicine
运动诱发电位	motor evoked potential，MEP
运动障碍	motor disturbance
运动中枢	motorium，moter center
运动终板	motor end-plate
晕针	acupuncture syncope

Z

Z 字皮肤切开	zigzag skin incision
Z 字成形肌腱切断术	Z-plasty tenotomy
Z 字成形局部皮瓣移植	Z-plasty local flap graft
Z 字成形皮瓣转移术	Z-plasty transfer
Z 字成形切口	Z-plasty incision
Z 字成形术	Z-plasty

za-zhai 杂在再载凿早造增诈摘

杂种，混血儿	hybrid
在功能范围内	within functional limit
再发生，反复	recurrence，recurrent
局部复发	local recurrence
再建，重复，修复	reconstruction，restoration

拇指内收重建	thumb adduction restoration
再建外科，重建外科	reconstructive surgery
再切断	reamputation
再生	regeneration
再移植，再置换	reimplantation
再植入毒血症	replantation toxemia
再植入术	replantation
再植肢体	replanted limb
载玻片	slide
载距突	sustentaculum tali
凿除状	punched-out
凿子	chisel
早老症	progeria
早熟性闭合	premature closure
造型，取型	modelling
造影剂	contrast medium
造指术	phalangization
增厚	thickening
增强［法］	augmentation
［韧带］增强术	reinforcement operation
增生，增殖	hyperplasia，proliferation
增生性滑膜炎	proliferative synovitis
增生性肌炎	proliferative myositis
增生性筋膜炎	proliferative fasciitis
诈病，装病	malingering
摘出［术］	extirpation
摘除器	enucleator

zhan-zhang   粘战站张掌

粘附绷带	adhesive bandage
粘连	adhesion
战壕足，壕沟足	trench foot
战伤外科学	military surgery
站立不能（因肌力不协调导致）	astasia
站立行走不能	astasia abasia
站立期，静止负重相	stance phase
张开足，扇形足	splay foot
张力，压力	tension
表面张力	surface tension
肌紧张	muscular tension
组织张力	tissue tension
张力带钢板	tension band plating
张力带钢板固定	tension band plate fixation
张力骨小梁	tensile trabeculae
张力带固定（8字钢丝）	figure-of-8 wire
张力过低，肌张力低下	hypotonia
张力器	tension device
张力缺乏	atonia，atony
张力性钢丝带	tension band wiring
张力性骨折	tension fracture
张力性气胸	tension pneumothorax
掌	metacarpi，metacarpus
掌侧内收	palmar adduction
掌侧切口	palmar incision
掌侧入路	palmar approach

掌侧外展	palmar abduction
掌长肌	palmaris longus，PL
掌的	metacarpal
掌动脉	metacarpal artery
掌短肌	palmaris brevis
掌弓	metacarpal arch
掌骨间关节	intermetacarpal joint
掌骨间韧带	intermetacarpal ligament
掌骨接骨板	palmar plate
掌骨切除术	metacarpectomy
掌滑膜切开术	palmar synovectomy
掌肌	palmaris
掌间隙感染	thenar space infection
掌腱膜	palmar aponeurosis，palmar fascia
掌腱膜彻底切除	radical palmar fasciectomy
掌腱膜切开术	palmar fasciotomy
掌静脉	metacarpal vein
掌邻指皮瓣	palmar cross-finger flap
掌浅弓	arcus palmaris superficialis，superficial palmar arch
掌屈	palmar flexion，volar（palmar）flexion
掌深弓	arcus palmaris profundus，deep palmar arch
掌推进皮瓣	palmar advancement flap
掌跖脓疱病	palmoplanter pustulosis，PPP
掌指的	metacarpophalangeal，MCP

掌指关节	metacarpophalangeal joint，MCP joint
掌指关节融合术	metacarpophalangeal joint arthrodesis
掌中间隙	midpalmar space
掌中间隙感染	midpalmar space infection
掌中间隙脓肿	midpalmar abscess
掌中纹	middle palmar crease

zhao-zhen　爪照折针真诊枕阵振震

爪形手	claw hand
照射，辐射	irradiation
全身辐射，全身照射	whole-body irradiation
组织内照射法	interstitial irradiation
照射范围	range of irradiation
折叠缩短术	plication
肌腱折叠缩短术	tendon plication
折骨术	osteoclasis
针刺试验	pin prick test
针灸	acupuncture
针吸活检	needle biopsy
针芯穿刺活检	core-needle biopsy，CNB
针状骨，针状阴影	spiculum，spicula（复数）
真菌，霉菌	fungus，fungi（复数）
足真菌	foot fungus
真空负压骨水泥搅拌技术	vacuum cement mix technique
真空［负压］辅助伤口愈合	vacuum-assisted closure，VAC

真空［负压］治疗	vacuum-assisted therapy
诊查手术，探查手术	exploratory surgery
诊断性关节镜检查	diagnostic arthroscopy
诊断性手术	diagnostic operation
枕寰枢椎关节	occipitoatlantoaxial joint
枕寰枢椎融合术	occipitoatlantoaxial fusion
枕颈关节	occipitocervical joint
枕颈前凹	occipitocervical lordosis
枕颈融合	occipitocervical fusion
枕外隆突	inion
阵挛	clonus
踝阵挛	ankle clonus
振动	vibration
振动按摩器	vibromasseur
震颤	tremor
震颤麻痹	paralysis agitans
震荡，震荡性休克	commotio
脑震荡	commotio cerebri
脊髓震荡	commotio spinalis
震动觉	pallesthesia

zheng　征蒸整正支

征，征象	sign
click 征（新生儿先天性髋脱位时体征）	click sign
抽屉征	drawer sign
［神经］根征	root sign

后抽屉征	posterior drawer sign
脊髓征	cord sign
［肩的］疼痛弧征	painful arc sign
前抽屉征	anterior drawer sign
蒸汽吸入疗法	atmiatrics
蒸汽灭菌法	steam sterilization
整直的，矫正的	orthotic
正电子发射断层扫描	positron emission tomography，PET
正骨法	bonesetting
正中切开	midsection
正中神经	median nerve
正中矢状面	median sagittal plane

zhi　支知肢脂直职植跖止指趾治制致室智滞置

支撑钢板固定术	strut plate fixation
支撑接骨板	buttress plate
支撑接骨板固定	buttress plate fixation
支撑螺钉	buttress screw
支撑融合技术	strut fusion technique
支撑植骨	prop graft
支持，支具	support
腰骶支具	lumbosacral support（orthosis）
足底插板（矫正平足用）	arch support
支持带	retinaculum
髌骨支持带	patellar retinaculum
腓侧支持带	peroneal retinaculum
屈肌支持带	flexor retinaculum

伸肌支持带	extensor retinaculum
支持缝合，加强缝合	stay suture
支持疗法	supporting treatment
支持韧带	retinacular ligament
支架，背带	brace
短下肢支具	short leg brace，SLB
功能性支架	functional brace
脊柱矫形器	back brace
颈椎支架	neck brace
免荷支具	non-weight-bearing brace
下肢长支具	long leg brace，LLB
站立位支具	standing brace
坐骨承重支具	ischial weight-bearing brace
支托矫形架	resting orthosis
支柱骨移植	strut bone graft
知觉减退，触觉减退	hypesthesia
肢	extremity
上肢	upper extremity
下肢	lower extremity
肢	limb
幻觉肢	phantom limb
假肢	artificial limb
上肢	upper limb
下肢	lower limb
肢带	limb girdle
肢端并指（趾）症	acrosyndactylism
肢端的	acromelic

肢端肥大性巨大畸形	acromegalogigantism
肢端肥大症	acromegaly
肢端感觉异常	acroparesthesia
肢端骨发育不全	acrodysostosis
肢端骨溶解症	acrosteolysis
肢端骨硬化症	acroosteosclerosis
肢端过小症	acromicria
肢端坏疽	acromelic gangrene
肢端麻木	acroaesthesia
肢端缺血	acro-ischemia
肢端痛症	acrodynia
肢短缩术	limb shortening
肢挛缩	acrocontracture
肢神经痛	melalgia
肢体［左右］大小不等	anisomelia
肢体发育异常	dysmelia
肢体感	acrognosis
肢体感觉缺失	acroagnosis
肢体弯曲	camptomelia
肢体再植	limb replantatio
肢延长术	limb lengthening
蜘蛛样指（趾），细长指（趾）	arachnodactyly，arachnogastria
脂肪抽吸术	liposuction
脂肪垫	fat pad
脂肪过多	hyperliposis
脂肪坏死	adiponecrosis
脂肪瘤	lipoma

脂肪母细胞瘤，成脂细胞瘤	lipoblastoma
脂肪肉瘤	liposarcoma
脂肪栓塞	fat embolism
脂肪栓塞综合征	fat embolism syndrome，FES
脂肪酸	fatty acid
脂肪髓	fatty marrow
脂肪体	fat pad
脂肪纤维瘤	lipofibroma
脂肪移植	fat graft
直剪刀	straight scissors
直角刮匙	right angle curette
直角拉钩	right-angle retractor，Hibbs retractor
直接骨折	direct fracture
直接皮瓣	direct flap
直切口	straight incision
直腿抬高	straight leg raising，SLR
职业病	occupational disease
职业疗法	occupational therapy，OT
职业疗法专家	occupational therapist，OT
植骨	bone grafting
植骨取出术	graft harvest
植皮刀，植皮机	dermatome
植皮术	skin graft
植入泵	implantable pump
植入法，移植术	implantation
植入物，移植片	implant
骨膜内植入	intraperiosteal implant

骨内植入	endosseous implant
关节面植入重建	resurfacing implant
内膜植入	endometrial implant
植入物断裂	implant fracture
植入物取出	implant removal
植入物取出术	removal of implant
植入物失败	implant failure
植入性关节成形术	implant arthroplasty
跖背侧	dorsoplantar
跖侧入路	plantar approach
跖侧纵形切口	plantar longitudinal incision
跖的	metatarsal
跖动脉	metatarsal artery
跖反射	plantar reflex
跖跗关节	Lisfranc's joint
跖跗关节切断术	Lisfranc amputation
跖弓	metatarsal arch
跖骨	metatarsal bone
跖骨骨软骨炎	metatarsal osteochondritis
跖骨弓	metatarsal arch
跖骨间关节	intermetatarsal joint
跖骨间韧带	intermetatarsal ligament
跖骨截骨术	metatarsal osteotomy
跖骨内翻	metatarsus varus, MTV
跖骨疲劳骨折	stress fracture of metatarsal bone
跖骨切除术	metatarsectomy
跖骨头无菌性坏死	aseptic necrosis of head of metatarsus

跖肌	plantaris
跖腱膜	plantar fascia
跖腱膜松解	plantar plate release
跖静脉	metatarsal vein
跖内侧松解	plantar medial release
跖内收	metatarsus adductus
跖内收内翻	metatarsus adductovarus
跖浅弓	arcus volaris superficialis
跖球，跖球部	ball of the foot
跖屈	plantar flexion
跖骰关节	metatarsocuboid joint
跖深弓	arcus volaris profundus
跖痛	metatarsalgia
趾骰关节	metatarsocuboid joint
跖外侧松解	plantar lateral release
跖疣，足底疣	plantar wart
跖趾的	metatarsophalangeal，MTP
跖趾关节	metatarsophalangeal joint，MTP joint
跖趾关节滑膜切除术	metatarsophalangeal joint synovectomy
跖趾关节融合术	metatarsophalangeal joint arthroplasty
跖趾间滑囊炎	intermetatarsophalangeal bursitis
跖趾神经炎	plantar digital neuritis
止吐药	antiemetic
止血带	tourniquet
充气止血带	pneumatic tourniquet
止血带下静脉局部麻醉	Bier block

止血钳	hemostatic clamp（forceps）
止血钳子，止血药	hemostat
指（趾）	dactyl，dactylus，digit
指	finger
杵状指	clubbed finger
槌状指	baseball finger，mallet finger
固定指，指活动障碍	locking finger
环指	ring finger
巨指	giant finger
拇指	first finger
蹼指，并指	webbed finger
示指	index finger
弹响指，扳机指	snapping finger，trigger finger
小指	little finger
中指	long finger
指（趾）背动脉	dorsal digital artery
指背腱膜	extensor aponeurosis
指（趾）背静脉	dorsal digital vein
指（趾）部分切除术	hemiphalangectomy
指（趾）长短不均	anisodactyly
指（趾）杵状变	clubbing
指的横支持韧带	transverse retinacular ligament
指（趾）端（粉碎）骨折	tuft fracture
指端距离	arm span
指（趾）肥厚	pachydactyly
指（趾）分离术	dactylolysis
指腹	finger pulp

指根阻滞	digital block
指骨，趾骨	phalanx，phalanges（复数）
第一节指骨	first phalanx
近节指骨	proximal phalanx
远节指骨	distal phalanx
中节指骨	middle phalanx，second phalanx
指（趾）骨切除术	phalangectomy
指（趾）骨炎	phalangitis
指关节融合	phalangeal arthrodesis
指（趾）关节融合术	synphalangism
指（趾）过小	microdactyly
指甲	fingernail
指（趾）甲板	nail plate
指（趾）甲异位	onychoheterotopia
指尖	fingertip
指尖皮瓣	fingertip flap
指（趾）间的	interphalangeal，IP；phalangophalangeal
指（趾）间关节	interphalangeal joint，IP joint
指（趾）间关节成形术	interphalangeal joint arthroplasty
指间挛缩	web space contracture
指间韧带	natatory ligament
指（趾）腱膜	digital aponeurosis
指（趾）腱鞘	digital theca
指交感神经切除术	digital sympathectomy
指（趾）节间关节	interphalangeal joint，IP joint
指（趾）节减少症	hypophalangism

指（趾）截肢	digital amputation
指（趾）列切除（经掌、跖离断）	ray excision
指（趾）列	ray of digit
指（趾）挛缩	digital contracture
指蹼	finger web
指浅屈肌	flexor digitorum superficialis (sublimis)，FDS
指浅屈肌腱转移术	flexor digitorum superficialis tendon transfer
指（趾）屈肌腱	digital flexor tendon
指（趾）屈肌腱炎	digital flexor tendinitis
指（趾）伸肌腱	digital extensor tendon
指（趾）深屈肌	flexor digitorum profundus muscle，FDP
指深屈肌腱转移术	flexor digitorum profundus tendon transfer
指（趾）神经	digital nerve
指数	index
髋臼指数	acetabular index
指纹，指印	dactylogram，fingerprint
指狭窄性腱鞘炎	digital tendovaginitis stenosans
指纤维鞘	fibrous digital sheath
指压痕	digital impressions
指（趾）炎	dactylitis
指掌侧动脉	palmar digital artery
指掌侧静脉	palmar digital vein
指总伸肌	extensor digitorum communis，EDC

指总伸肌腱	common extensor tendon
指总伸肌腱转移	common extensor tendon transfer
趾	toe
重叠趾	overlapping toes，overriding toes，underlying toes
槌状趾	hammer toe
槌状趾	mallet toe
第一趾	big（great）toe
小趾	little toe
鹰爪趾	claw toe
趾长屈肌	flexor digitorum longus，FDL
趾长伸肌	extensor digitorum longus，EDL
趾短屈肌	flexor digitorum brevis
趾短伸肌	extensor digitorum brevis
趾关节痛风性关节炎	gouty arthritis of great toe joints
趾神经阻滞麻醉	toe-block anesthesia
趾替代拇指移植术	toe to thumb transfer
趾替代指移植术	toe to finger transfer
治疗失当，医疗差错	malpractice
治疗原则	principle of treatment
治愈性放疗	curative radiotherapy
制动术，固定术	immobilization
致癌基因	carcinogene
致瘤性	oncogenicity
致密骨	compact bone
致密质	substantia compacta
窒息	asphyxia

窒息性胸廓发育不良	asphyxiating thoracic dysplasia
智商	intelligent quotient，IQ
滞留，保留	retention
置换［术］	replacement
关节表面置换	surface replacement
关节置换	joint replacement
假体置换	prosthetic replacement
人工股骨头置换	femoral head prosthetic replacement
人工屈肌腱置换	flexor tendon replacement
人工全踝关节置换	total ankle replacement
人工全肩关节置换	total shoulder replacement
人工全髋关节置换	total hip replacement，THR
人工全腕关节置换	total wrist replacement
人工全膝关节置换	total knee replacement，TKR
人工全肘关节置换	total elbow replacement
人工膝单髁置换术	unicondylar knee replacement
人工指间关节置换	finger joint replacement
膝双髁置换	duocondylar knee replacement
趾关节置换	toe joint replacement
置换骨	replacement bone
置换物	substitute

zhong　中终肿种重

中部指皱褶	middle finger crease
中国骨科医师协会	Chinese Association of Orthopaedic Surgeons，CAOS
中和接骨板	neutralization plate

中厚皮片移植	split-thickness skin graft
中间，插入	intercalary
中间插入移植	intercalary graft
中节指（趾）骨	middle phalanx，second phalanx
中立位	neutral position
中胚层	mesoderm
中枢神经系统	central nervous system，CNS
中斜角肌	scalenus medius
中心，中枢	center
中心静脉压	central venous pressure，CVP
中心性脊髓损伤	central spinal cord injury
中心性脱位	central dislocation
中央索	central band，central slip，medial band
中央型颈椎间盘脱出症	cervical midline disk herniation
中央型椎间盘脱出症	central disk protrusion，central prolapse
中指	long finger，middle finger
中足	metatarsal pad
终板	end plate
软骨终板	cartilage end plate
运动终板	motor end plate
终板内骨化	endplate ossification
终板硬化	endplate sclerosis
终末潜伏期	terminal latency
终丝	filum
肿瘤	tumor

恶性神经鞘瘤	malignant nerve sheath tumor
骨巨细胞瘤	giant cell tumor of bone
脊髓肿瘤	spinal cord tumor
巨细胞瘤	giant cell tumor，GCT
神经鞘来源肿瘤	nerve sheath tumor
血管球瘤	glomus tumor
棕色瘤	brown tumor
肿瘤边缘切除术	marginal excision
肿瘤坏死因子	tumor necrosis factor，TNF
肿瘤基因	oncogene
肿瘤切除术	tumor resection
肿瘤性钙沉着	tumoral calcinosis
肿瘤性骨折	neoplastic fracture
肿瘤学	oncology
肿瘤压迫	oncothlipsis
肿瘤源性骨软化症	oncogenic osteomalacia
肿胀	swelling
种植性继发肿瘤	implanted secondary tumor
种植性转移	implantation metastasis
重度骨髓抑制	myeloablation
重度脊椎滑脱	high-grade spondylolisthesis
重度损伤手	mutilated hand
重力激活自锁膝关节假肢	weight-activated locking knee
重心	center of gravity
重症肌无力	astheno-bulbospinal paralysis，myasthenia gravis
重症监护病房	intensive care unit，ICU

zhou 舟周轴肘皱

舟骨骨软骨炎	osteochondritis of the navicular bone
舟骨三关节融合术	triscaphe arthrodesis, triscaphe fusion
舟骨头状骨融合术	scaphocapitate fusion
舟骨周围固定	triscaphe arthrodesis
舟骨周围融合	triscaphe fusion
舟楔状骨融合	naviculocuneiform fusion
舟月骨分离	scapholunate dissociation
舟月骨进行性塌陷	scapholunate advanced collapse, SLAC
舟状骨结节	scaphoid tubercle
舟状骨切除	naviculectomy
舟状头［畸形］	scaphocephaly
周围，边缘	periphery
周围神经	peripheral nerve
周围神经卡压症	peripheral entrapment neuropathies
周围神经麻痹	peripheral paralysis
周围神经损伤	peripheral nerve lesion
周围神经系统	peripheral nervous system, PNS
周围神经阻滞	peripheral nerve block
周围型软骨肉瘤	peripheral chondrosarcoma
周围血管疾病	peripheral vascular disease, PVD
周围血管造影术	peripheral angiography
周围循环	peripheral circulation
轴索	axis cylinder
轴索断裂	axonotmesis
轴索反射	axon reflex

轴索鞘	axolemma
轴向错位	dislocatio ad axim
轴型皮瓣	axial skin flap
轴型皮瓣转移术	axial skin flap transfer
肘	elbow，cubitus，cubiti（复数）
矿工肘，矿工鹰嘴黏液囊肿	miner's elbow
垒球肘	baseball elbow
牵引肘，桡骨头半脱位	pulled elbow
网球肘，肱骨外上髁炎	tennis elbow
肘部拐杖，肘拐	elbow crutch
肘部严重损伤三联征	terrible triad of the elbow
肘关节	elbow joint
肘关节成形术	elbow arthroplasty
肘关节反射	elbow jerk
肘关节骨折	elbow fracture
肘关节离断术	elbow disarticulation
肘关节弹力套袖	elbow sleeve
肘关节脱位	elbow dislocation
肘关节炎	anconitis，olecranarthritis
肘关节置换术	total elbow arthroplasty，total 　elbow replacement
肘管	cubital tunnel（canal）
肘肌	anconeus
肘内翻	cubitus varus
肘前的	antecubital
肘上	above elbow，AE
肘上假肢	above elbow prosthesis

肘上截肢	above elbow amputation
肘上皮肤内陷（小儿肱骨髁上骨折）	pucker sign
肘上石膏管形	above elbow cast
肘外翻	cubitus valgus
肘外翻角，提携角	carrying angle
肘窝	cubital fossa
肘膝位	genucubital（knee-elbow）position
肘下	below elbow，BE
肘下假肢	below elbow prosthesis
肘下截肢	below elbow amputation
皱襞，折叠	fold，plica，plicae（复数）
滑膜皱襞	synovial fold
臀皱襞	gluteal fold
皱曲	buckling
皱褶，皮皱	crease
近掌纹	proximal palmar crease
指横纹	finger crease
腕横纹	wrist crease
远掌纹	distal palmar crease
掌中纹	middle palmar crease
指中纹	middle finger crease

zhu-zhua　侏蛛竹逐主煮助注柱住抓爪

侏儒，矮小［畸形］	dwarf
侏儒症	dwarfism，nanosomia
蛛网膜	arachnoid
脊髓蛛网膜	arachnoid of spinal cord

脑蛛网膜	arachnoid of brain
蛛网膜下腔	subarachnoid space
蛛网膜下腔的	subarachnoid
蛛网膜炎	arachnitis, arachnoiditis
竹节样脊椎	bamboo spine
逐步横断	step-cut transection
逐步截骨术	step-cut osteotomy
逐步磨钻	step-cut reamer
逐步延长术	step-cut lengthening
主动 - 辅助运动治疗	active-assistive movement therapy
主动活动	active mobility
主动肌	agonist
主动脉	aorta
主动脉闭塞	arterial occlusion
主动脉弓综合征	aortic arch syndrome
主动脉瘤	aorta aneurysm
主动伸膝	active knee extention
主动伸展不全	extension lag
主动收缩	active contraction
主动弯曲试验	active bending test
煮沸灭菌	boiling sterilization
煮锅	boiler
助步器，扶车	walker
助长	facilitation
注入，输液	infusion
注射	injection
柱	column

后索	dorsal column
脊柱	spinal column，vertebral column
胸椎	thoracic spinal column
腰椎	lumbar spinal column
住院天数	length of stay，LOS
贮积病	storage disease
抓痕，擦伤	excoriation
爪，钉	nail
杵状指	Hippocratic nail
带锁髓内钉	interlocking nail
点凹甲	pitted nail
骨折钉	fracture nail
龟背甲	turtleback nail
嵌甲	ingrown nail
匙状甲	spoon nail
鹦鹉嘴状指甲	parrot beak nail
爪粗隆	ungual tuberosity
爪粗隆骨折	tuft fracture
爪形畸形	claw deformity
爪形手	clawhand，main en griffe
爪形指	clawfinger
爪形趾	claw toe
爪形足	clawfoot

zhuan-zhui 转椎锥坠赘

| 转化生长因子 | transforming growth factor，TGF |
| 掌腱膜挛缩，手掌腱膜纤维瘤病 | Dupuytren contracture |

转移	metastasis，metastases（复数）
转移，移行	transfer
髌腱移位术	patellar tendon transfer
肌腱转移术	muscle transfer
腱转位术	tendon transfer
神经移位	nerve transfer
趾替代拇指移植术	toe to thumb transfer
趾替代指移植术	toe to finger transfer
转移癌致椎弓骨溶解（多见于乳腺癌和肺癌）	Winking owl sign
转移瘤切除术	metastasectomy
转移皮瓣	transposition of skin flap
转移途径	route of metastasis
转移性癌	metastatic carcinoma
转移灶切除术	metastasectomy
转移肿瘤	metastatic tumor
转子滑囊炎	trochanteric bursitis
转子滑移术	trochanteric slide
转子间嵴	intertrochanteric crest
转子间截骨术	intertrochanteric osteotomy
转子截骨术	trochanteric osteotomy
转子前移术	trochanteric advancement
转子上滑囊切除术	supertubercular bunionectomy
转子上楔形截骨术	supertubercular wedge osteotomy
转子下骨折	subtrochanteric fracture
转子下去旋转截骨术	subtrochanteric derotation osteotomy

转子周围骨折	peritrochanteric fracture
椎板成形术，椎管扩大术	laminoplasty
椎板多节段切除	multilevel laminectomy
椎板钩	laminar hook
椎板骨折	laminar fracture
椎板减压切除术	decompressive laminectomy
椎板开卷式成形术	open-book laminoplasty
椎板开门式成形术	open-door laminoplasty
椎板切除术	laminectomy
广泛椎弓切除术	wide laminectomy
椎板减压术	decompressive laminectomy
椎板切开术	laminotomy
椎板下钢丝固定	sublaminar wire fixation
椎板椎孔切开术	laminoforaminotomy
椎动脉	vertebral artery
椎动脉孔	foramen for vertebral artery, vertebroarterial foramen
椎动脉型颈椎病	vertebral artery type of cervical spondylosis
椎动脉造影术	vertebral arteriography
椎弓	arcus vertebralis, neural arch, vertebral arch
椎弓板，板	lamellar of vertebral arch, lamina, laminae（复数）
椎弓根	pedicle of vertebral arch
椎弓根钉固定	pedicle screw fixation
椎弓根骨折	pedicle fracture

椎弓根间距离	interpedicular distance, interpediculate distance
椎弓根螺钉	pedicle screw
椎弓（根）形态测量	pedicle morphometry
椎弓峡部崩裂	spondylolysis
椎弓裂	spondyloschisis
椎弓切除术，脊柱截骨术，脊椎切除术	rachitomy，rachiotomy
椎骨，脊椎	vertebra，vertebrae（复数）
骶椎	sacral vertebra
蝶形椎	butterfly vertebra
顶椎	apical vertebra
颈椎	cervical vertebra
块状椎	block vertebra
融合椎	assimilation vertebra
楔状椎	wedge vertebra
胸椎	thoracic vertebra
腰椎	lumbar vertebra
移行椎（侧弯）	neutral vertebra
移行椎	transitional vertebra
鱼椎	biconcave vertebra，fish vertebra
椎骨的	vertebral
椎骨横突切除术	transversectomy
［椎骨］棘突	spinous process
椎骨静脉窦	vertebral venous sinus
椎骨内静脉丛	internal vertebral venous plexus
椎骨切除术	vertebrectomy

椎管	spinal canal
椎管穿刺，腰椎穿刺	rachicentesis，rachiocentesis
椎管积液	rachiochysis
椎管内出血	hematorrhachis
椎管内的	intraspinal
椎管内肿瘤切除术	excision of intraspinal tumor
椎管狭窄	spinal stenosis
椎管狭窄矫正术	spinal stenosis correction
椎管造影	spinal canal myelography
椎基底动脉供血不足	vertebrobasilar insufficiency，VBI
椎基底动脉缺血	vertebrobasilar ischemia
椎间钙化症	calcinosis intervertebralis
椎间关节，小关节［面］	apophyseal joint，facet，facet joint，zygapophyseal joint
椎间关节嵌顿	facet interlocking
椎间关节切除术	facetectomy
椎间关节融合术	facet fusion
椎间关节注射	facet injection
椎间关节阻滞	facet block
椎间孔	intervertebral foramen
椎间孔扩大术	foraminotomy
椎间孔内入路	intraforaminal approach
椎间孔狭窄	foraminal encroachment
椎间盘	intervertebral disc
椎间盘病变，椎间盘症	discopathy
椎间盘部分切除术	partial disketomy
椎间盘分离脱出（游离脱出）	sequestrated disc

椎间盘内压测定	discometry
椎间盘膨出	disc protrusion，disk bulge，protruded disc
椎间盘切除	disk excision
椎间盘切除术	discectomy，discoidectomy，diskectomy
经皮椎间盘切除术	percutaneous diskectomy
椎间盘突出	disk herniation，disk prolapse，herniated intervetebral disc
椎间盘退变	degenerative intervertebral disc
椎间盘退行性变	disk degeneration
椎间盘突出	disc prolapse，extruded disc，prolapse of intervertibral disc
椎间盘 X 线造影术	diskography
椎间盘 X 线照片	diskogram
椎间盘炎	discitis，diskitis
椎间盘造影后 CT	computed tomographic discography，CTD
椎间盘造影片	discogram
椎间盘造影术	discography
椎间融合器	cage
椎间融合器融合	intervertebral cages fusion
椎间融合器融合术	cage interbody fusion
椎间小关节综合征	facet syndrome
椎静脉	vertebral vein
椎孔	vertebral foramen
椎旁	paravertebral

椎旁钢棒固定术	paraspinal rod application
椎旁肌	paraspinal muscle
椎旁脓肿	paravertebral abscess
椎旁切口	paraspinal approach
椎切迹	vertebral notch
椎体	vertebral body
椎体边缘骺分离	epiphyseal separation of the vertebral body
椎体部分切除术	hemivertebral excision
椎体成形术	vertebroplasty
椎体附件	appendix of vertebra
椎体骨骺炎	epiphysitis
椎体后凸成形术	kyphoplasty
椎体间融合	interbody fusion
椎体截骨术	vertebral osteotomy
椎体切除术	corpectomy，vertebral body resection
椎体切开术	vertebrotomy
椎体塌陷	vertebral collapse
椎体旋转	vertebral rotation
椎体压缩骨折	vertebral body crush fracture
椎体终板	terminal plate of vertebral body
锥形骨锉	cone bur
坠落伤	injury by falling
赘生指	supernumerary finger

zhuo-zi　灼姿滋子籽紫自

灼伤，烫伤	ambustion

灼痛	burning pain
姿势，体位	posture
姿势性背痛	postural back pain
姿势性脊椎侧弯（凸）	postural scoliosis
姿态	stance
滋养动脉	nutrient artery
滋养静脉	nutrient vein
滋养孔	nutrient foramen
子弹伤，枪弹伤	bullet wound
籽骨	sesamoid bone
紫杉醇	paclitaxel，PTX
自动加压接骨板	autocompression plate
自动钳	self-retaining clamp
自发性半脱位	spontaneous subluxation
自发性骨折	spontaneous fracture
自发性寰枢椎半脱位	spontaneous atlanto-axial subluxation
自发性寰枢椎脱位	spontaneous atlanto-axial dislocation
自发性脱位	spontaneous dislocation
自切螺钉	noncannulated nail
自身变态反应	autoallergy
自身抗体	autoantibody
自身抗原	autoantigen
自身免疫疾病	autoimmune disease
自体骨 - 髌腱 - 骨重建前交叉韧带移植	patellar bone-tendon-bone autograft
自体骨移植	autogenous bone graft
自体皮移植	dermatoautoplasty

自体软骨细胞移植	autologous chondrocyte implantation，ACI
自体输血	autologous blood transfusion, autotransfusion
自体血液回输	blood salvage and reinfusion
自体移植	autograft, autotrasplantation
自体腓骨移植	autograft of fibula
自体髂骨移植	autograft of ilium
自主神经系统	autonomic nervous system，ANS
自主训练	active exercise
自主运动	active movement
自主运动范围	active range of movement
自助器	self-help device

zong-zu 棕纵足卒阻组

棕色瘤	brown tumor
纵隔	mediastinum
纵隔畸胎瘤	teratoma of mediastinum
纵隔淋巴结	mediastinal lymph
纵弓	longitudinal arch
纵切口	longitudinal incision
纵向错位	dislocatio ad longitudinem
纵向错位伴短缩	dislocatio ad longitudinem cum contractione
纵向错位伴延长	dislocatio ad longitudinem cum distractione
足	foot

扁平足，平足	flat foot
壕沟足，浸泡足	trench foot，immersion foot
脚癣	Hong Kong foot
阔足	spread foot
裂足	split foot
裂足畸形，足裂	cleft foot
马蹄内翻足	equinovarus foot，equinus foot
行军足	forced foot，march foot
摇椅状足（先天性凸状外翻足）	rocker-bottom foot
张开足，扇形足	splay foot
跖球	ball of foot
足弓	arch of foot
足下垂	drop foot
足	pes，pedes（复数）
足背，足弓	instep
足背动脉	dorsal pedis artery，dorsalis pedis artery
足背肌瓣	dorsalis pedis muscle flap
足背静脉	dorsalis pedis vein
足背内侧皮神经	medial dorsal cutaneous nerve of foot
足背皮瓣	dorsalis pedis flap
足病	pedopathy
足部劳损	foot strain
足部痛风	podagra
足底	foot sole，planta pedis
足底，鞋底	sole
足底	foot sole

足底长韧带	long plantar ligament
足底动脉	plantar artery
足底动脉弓	plantar arterial arch
足底腱膜	plantar fascia
足底腱膜松解	plantar fascial release
足底腱膜炎	plantar fasciitis
足底静脉	plantar vein
足底胼胝	plantar callosity
足底痛	plantalgia
足底中线和股骨间的夹角	thigh-foot angle
足发育不全	atelopodia
足跗舟骨	tarsal navicular bone
足跟	heel
巨跟症	bid heel
足跟隆突	prominent heel
足跟痛	painful heel
足跟骨刺	heel spur
足跟离地相	heel-off phase
足跟内翻	heel varus
足跟撕脱性骨折	calcaneal avulsion fracture
足跟痛	painful heel, talalgia
足跟外翻	heel valgus
足跟脂肪垫	heel fat pad
足弓	arch of foot, arcus plantaris, foot arch, plantar arch
足弓垫	arch of support
足弓骨折	arch fracture

足关节炎	podarthritis
足横弓	arcus pedis transversalis，transverse arch
足后段	rearfoot
足尖向内步态	toeing-in gait
足尖向外步态	toeing-out gait
足前段，前肢（四肢动物）	forefoot
足内翻试验	varus stress test
足三关节融合术	triple arthrodesis of foot
足深弓	arcus plantaris profundus
足水肿	podedema
足体位架	foot positioner
足痛	pedialgia，podalgia
足下垂	drop foot，footdrop
足应力骨折	stree fracture of foot
足疣	verruca pedis
足趾截肢术，断趾	toe amputation
足趾屈肌松解	toe flexor release
足趾移植	toe transplantation
足趾移植再造拇指	toe to thumb transfer
足趾移植再造手指	toe to finger transfer
足中段	midfoot
足舟骨	navicular bone，scaphoid bone of foot
卒中，中风	apoplexy
阻滞疗法	block treatment
阻滞麻醉	block anesthesia

组织发生	histogenesis
组织分化	histodifferentiation
组织分型	tissue typing
组织化学	histochemistry
组织库	tissue banking
组织钳	tissue forceps
组织细胞瘤	histiocytoma
组织细胞增多症	histiocytosis
组织细胞增多症 X	histiocytosis X
组织相容性	histocompatibility
组织修复	tissue repair
组织学	histology
组织学特征	histological feature
组织学诊断	histodiagnosis
组织移植	tissue transplant
组织转移	tissue transfer

zuan-zuo 钻遵坐

钻，锥	bur，drill，burr
空气钻	air drill
手摇钻	hand drill
钻孔（术）	boring
钻孔器	punch
钻孔术	drilling
钻头导管	drill-guide
遵守	compliance
坐耻骨骨软骨炎	Van Neck disease

坐高	sitting height
坐骨	ischium
坐骨承重支具	ischial weight-bearing orthosis（brace）
坐骨耻骨的	ischiopubic
坐骨耻骨支切开术	ischiohebotomy，ischiopubiotomy
坐骨大孔	greater sciatic foramen
坐骨的	ischiac，ischiadic，ischial，ischiatic
坐骨骶骨的	ischiosacral
坐骨腓骨的	ischiofibular
坐骨股骨的	ischiofemoral
坐骨棘	sciatic spine，spine of ischium
坐骨脊椎的	ischiovertebral
坐骨结节	ischial tuberosity
坐骨结节滑囊炎	ischiogluteal bursitis
坐骨结节炎	ischionitis
坐骨切除术	ischiectomy
坐骨切迹	sciatic notch
坐骨神经	sciatic nerve
坐骨神经缝合术	neurorrhaphy of sciatic nerve
坐骨神经松解术	neurolysis of sciatic nerve
坐骨神经损伤	injury of sciatic nerve
坐骨神经痛	ischialgia，sciatica
坐骨神经痛性脊柱侧弯（凸）	sciatic scoliosis
坐骨尾骨的	ischiococcygeal
坐骨小孔	lesser sciatic foramen
坐骨支	ischial ramus
坐位	sitting position

缩略语

AA	atlantoaxial	寰枢（椎）的
AAD	atlanto-axial dislocation	寰枢椎脱位
AAHKS	American Association of Hip and Knee Surgery	美国髋膝关节外科学会
AAHS	American Association of Hand Surgery	美国手外科学会
AANA	Arthroscopy Association of North America	北美关节镜学会
AAL	anterior axillary line	腋前线
AAOS	American Academy of Orthopaedic Surgeons	美国骨科医师学会
AARF	atlantoaxial rotatory fixation	寰枢关节回旋位固定
AAS	atlantoaxial subluxation	寰枢关节半脱位
Ab	antibody	抗体
ABC	aneurysmal bone cyst	动脉瘤样骨囊肿
AB/AD	abduction/adduction	外展 / 内收
ABI	ankle-brachial index	踝臂指数（正常＞0.9）
ABG	arterial blood gas	动脉血气
AC	acromioclavicular	肩锁的，肩峰锁骨的
ACI	autologous chondrocyte implantation	自体软骨细胞移植
ACJ	acromioclavicular joint	肩锁关节
ACL	anterior cruciate ligament	前交叉韧带
ADA	atlantodental articulation	寰椎齿突关节
ADD	atlantodental distance	寰椎齿突间距离
ADI	atlantodental（atlantodens）interval	寰椎齿突间距

ADL	activities of daily living	日常生活活动
ADM	abductor digiti minimi	小指展肌
ADM	adriamycin	阿霉素
ADP	adductor pollicis	拇收肌
AE	above elbow	肘上
AFO	ankle foot orthosis	踝足支具（小腿短支具）
AHF	antihemophilic factor (Factor Ⅷ)	抗血友病（第八）因子
AIDS	acquired immunodeficiency syndrome	获得性免疫缺陷综合征，艾滋病
AIIS	anterior inferior iliac spine	髂前下棘
AK	above knee	膝上
ALL	anterior longitudinal ligament	前纵韧带
ALP	alkaline phosphatase	碱性磷酸酶
ALS	amyotrophic lateral sclerosis	肌萎缩性［脊髓］侧索硬化
ALVAL	aseptic lymphocyte-dominated vasculitis-associated lesion	无菌性淋巴细胞为主血管炎性变
AMC	arthrogryposis multiplex congenita	先天性多发性关节挛缩症
AML	angiomyolipoma	血管肌脂瘤
ANS	autonomic nervous system	自主神经系统，植物神经系统
AO/ASIF	Arbeitsgemeinschaft für osteosynthesefragen/Association for the Study of Internal Fixation	国际内固定研究学会
AP	① action potential	活动电位，动作电位

	② anteroposterior	①前后位的　②腹背的
APB	abductor pollicis brevis	拇短展肌
APL	abductor pollicis longus	拇长展肌
APTT	activated partial thromboplastin time	活化部分凝血活酶时间
ARA	American Rheumatism Association	美国风湿病学会
ARDS	adult acute respiratory distress syndrome	成人急性呼吸窘迫综合征
ARF	acute renal failure	急性肾衰竭
AS	ankylosing spondylitis	强直性脊椎炎
ASF	anterior spinal fusion	前路脊柱融合
ASH	ankylosing spinal hyperostosis	强直性脊柱骨质肥厚
ASIS	anterior superior iliac spine	髂前上棘
ASO	arteriosclerosis obliterans	闭塞性动脉硬化
ASPS	① alveolar soft part sarcoma	软组织腺胞状肉瘤
	② all segmental pedicle screw	全节段椎弓根螺钉
ATFL	anterior talofibular ligament	距腓前韧带
ATP	adenosine triphosphate	腺苷三磷酸
ATR	achilles tendon reflex	跟腱反射
ATV	all-terrain vehicle	全地形车
AV	arteriovenous	动静脉，动静脉的
AVF	arteriovenous fistula	动静脉瘘
AVM	arteriovenous malformation	动静脉畸形
AWD	alive with disease	带病生存
BCG	bacillus Calmette-Guérin vaccine	卡介苗

BE	below elbow	肘下
BK	below knee	膝下
BM	bone marrow	骨髓
BMC	bone mineral content	骨矿物质（无机物）量
BMD	bone mineral density	骨矿物质（无机物）密度
BMP	① bone morphogenetic protein	骨形态生成蛋白
	② basic metabolic panel	基础代谢 / 生化检查
BMR	basal metabolic rate	基础代谢率
BOA	British Orthopaedic Association	英国矫形外科学会
CA	carcinoma	癌
CAL	coracoacromial ligament	喙肩韧带
CAT	computerized axial tomography	计算机轴位体层摄影
CBP	carboplatin	卡铂
CC	coracoclavicular	喙锁的
CCA	congenital contractural arachnodactyly	先天性挛缩性蜘蛛样指（趾）
CCS	clear cell sarcoma	透明细胞肉瘤
CCU	critical care unit	危症监护病房
CDDP	cisplatin	顺铂
CDGF	cartilage-derived growth factor	软骨源性生长因子
CDH	congenital dislocation of the hip	先天性髋脱臼
CEA	carcinoembryonic antigen	癌胚抗原
CHH	cartilage-hair hypoplasia	软骨 - 毛发发育不良
CM	carpometacarpal	腕掌的
CMA	Chinese Medical Association	中华医学会
CNS	central nervous system	中枢神经系统
CoA	coenzyme A	辅酶 A

COA	① Canadian Orthopaedic Association	加拿大矫形外科学会
	② Chinese Orthopaedic Association	中华医学会骨科学分会
COX-1	cyclooxygenase-1 enzyme	环氧合酶-1
COX-2	cyclooxygenase-2 enzyme	环氧合酶-2
CP	cerebral palsy	大脑性瘫痪
CPC	clinicopathological conference	临床病理讨论会
CPM	continuous passive motion	持续被动运动
CRP	C-reactive protein	C反应蛋白
CSF	cerebrospinal fluid	脑脊液
CSM	cervical spondylotic myelopathy	脊髓性颈椎病
CSR	cervical spondylotic radiculopathy	神经根性颈椎病
CT	① computed tomography	计算机断层成像
	② connective tissue	结缔组织
CTC	clinical therapeutic conference	临床治疗讨论会
CTD	computed tomographic discography	椎间盘造影后CT
CTLSO	cervicothoracolumbosacral orthosis	颈胸腰骶矫形架
CTM	computed tomographic myelography	脊髓造影CT
CVA	① cerebrovascular accident	脑血管意外
	② costovertebral angle	肋椎角
CVP	central venous pressure	中心静脉压

DDH	developmental dysplasia of the hip	髋关节发育不良
DDP	（cis-DDP）cisplatin	顺铂
DDS	① drug delivery system	药物传递系统
	② doctor of dental surgery	牙外科博士
	③ dapsone	氨苯砜
DEXA	dual energy X-ray absorptiometry	双能量 X 线吸收测定法
DFS	disease free survival	无病生存率
DFSP	dermatofibrosarcoma protuberans	隆凸性皮肤纤维肉瘤
DHEA	dehydroepiandrosterone	去氢表雄酮
DHS	dynamic hip screw	动力髋螺钉
DIC	disseminated intravascular coagulation	弥散性血管内凝血
DIP	distal interphalangeal	远端指（趾）节间的
DISH	diffuse idiopathic skeletal hyperostosis	弥慢性特发性骨骼骨肥厚
DISI	dorsal intercalary segment instability	腕骨背侧节段不稳定（舟月韧带损伤）
DJD	degenerative joint disease	关节退变性疾病
DM	① dermatomyositis	皮肌炎
	② diabetes mellitus	糖尿病
DMARDs	disease-modifying antirheumatic drugs	缓解病情的抗风湿药物
DMP	dystrophia musculorum progressive	进行性肌萎缩症

DN	diabetic neuropathy	糖尿病性神经障碍
DNR/DNI	do-not-resuscitate/do-not-intubate	不需要抢救复苏或插管
DOA	dead on arrival	到院死亡，送达时即死亡
DOMS	delayed-onset muscle soreness	迟发性肌痛发作
DSA	① destructive spondyloarthropathy	破坏性脊椎关节病
	② digital subtraction angiography	数字减影血管造影
DTIC	dacarbazine	氮烯咪胺，达卡巴嗪
DV	dorsoventral	背腹的（后前位的）
DVT	deep venous thrombosis	深静脉血栓形成
DXA	dual energy X-ray absorptiometry	双能量 X 线吸收测定法
DXM	dextromethorphan	氢溴酸右美沙芬
ECG	electrocardiogram, electrocardiograph（y）	心电图
ECRB	extensor carpi radialis brevis	桡侧腕短伸肌
ECRL	extensor carpi radialis longus	桡侧腕长伸肌
ECT	① electroconvulsive therapy	电休克治疗
	② emission computed tomography	发射型计算机断层摄影
ECU	extensor carpi ulnaris	尺侧腕伸肌
ED	extensor digitorum	指伸肌
EDC	extensor digitorum communis	指总伸肌
EDH	epidural hematoma	硬膜外血肿
EDL	extensor digitorum longus	趾长伸肌

EDM	extensor digiti minimi	小指伸肌
EDQ	extensor digiti quinti	小指固有伸肌
EEG	electroencephalogram, electroencephalograph（y）	脑电图
EHL	extensor hallucis longus	足拇长伸肌
EIA	external iliac artery	髂外动脉
EIP	extensor indicis proprius	示指固有伸肌
EMG	electromyogram, electromyography	肌电图（学）
EMR	electronic medical record	电子病历
EOSE	extraskeletal osteosarcoma	骨外骨肉瘤
EPB	extensor pollicis brevis	拇短伸肌
EPI	epirubicin	表阿霉素，表柔比星
EPL	extensor pollicis longus	拇长伸肌
EPO	erythropoietin	促红细胞生成素
EPSP	excitatory postsynaptic potential	兴奋性突触后电位
ER	emergency room	急救室
ERE	external rotation in extension	伸位外旋
ERF	external rotation in flexion	屈曲位外旋
ESR	erythrocyte sedimentation rate	红细胞沉降率
ETA	elongation of tendo Achillis	跟腱延长术
ETO	extended trochanteric osteotomy	大转子延长截骨术
FA	femoral artery	股动脉
FCR	flexor carpi radialis	桡侧腕屈肌
FCU	flexor carpi ulnaris	尺侧腕屈肌
FDA	Food and Drug Administration	[美国] 食品和药品监督管理局

FDB	flexor digitorum brevis	趾短屈肌
FDL	flexor digitorum longus	趾长屈肌
FDMB	flexor digiti minimi brevis	小指短屈肌
FDP	flexor digitorum profundus	指深屈肌
FDS	flexor digitorum superficialis （sublimis）	指浅屈肌
FEM	finite element method	有限元法
FES	① fat embolism syndrome	脂肪栓塞综合征
	② functional electrical stimulation	功能性电刺激
FFC	fixed flexion contracture	固定性屈曲挛缩
FFD	finger floor distance	指地距
FH	family history	家族史
FHL	flexor hallucis longus	跗长屈肌
FPB	flexor pollicis brevis	拇短屈肌
FPL	flexor pollicis longus	拇长屈肌
FROM	full range of motion	关节最大活动范围
FTA	femorotibial angle	胫股角
FTSG	full-thickness skin graft	全层植皮
FUO	fever of undetermined origin	不明原因发热
FV	femoral vein	股静脉
FWB	full weight bearing	完全负重
GA	general anesthesia	全身麻醉
G-CSF	granulocyte colony-stimulating factor	粒细胞集落刺激因子
GCT	giant cell tumor	巨细胞瘤
GCTTS	giant cell tumor of tendon	腱鞘巨细胞瘤

	sheath	
G-MCSF	granulocyte-macrophage colony-stimulating factor	粒细胞巨噬细胞集落刺激因子
GH	growth hormone	生长激素
GSW	gunshot wound	枪射伤
GVHD	graft versus host disease	移植物抗宿主病
GVHR	graft versus host reaction	移植物抗宿主反应
Gy	gray （J/kg）	戈（瑞）
HA	hydroxyapatite	羟基磷灰石
HAM	HTLV （human T lymphotrophic virus） associated myelopathy	HTLV（人类 T 淋巴细胞病毒）相关脊髓病变
HAV	hepatitis A virus	甲型肝炎病毒
HBV	hepatitis B virus	乙型肝炎病毒
HCV	hepatitis C virus	丙型肝炎病毒
HDPE	high density polyethylene	高密度聚乙烯
Hgb	hemoglobin	血红蛋白
HGG	human gamma globulin	人类丙种球蛋白
HHM	humoral hypercalcemia of malignancy	恶性肿瘤高钙血症
HIS	hospital information system	医院信息系统
HIV	human immunodeficiency virus	人类免疫缺陷病毒，艾滋病病毒
HKAFO	hip-knee-ankle-foot orthosis	髋膝踝足矫形架
HLA	human leucocyte antigen	人类白细胞抗原
HMWPE	high molecular weight polyethylene	高分子量聚乙烯
HNP	herniated nucleus pulposus	髓核脱出

HOA	hypertrophic osteoarthropathy	肥大性骨关节炎
H&P	history and physical examination	现病史和体格检查
HR	heart rate	心率
HRT	hormone replacement therapy	激素替代疗法
HRCT	high resolution computed tomography	高分辨 CT
HVA	hallux valgus angle	踇指外翻角
ICU	intensive care unit	重症监护病房
I&D	incision and drainage	切开引流
IDDM	insulin-dependent diabetes mellitus	胰岛素依赖型糖尿病
IDK	internal derangement of the knee	膝关节内紊乱
IEA	inferior epigastric artery	腹壁下动脉
IF	intrinsic factor	内因子
IFN	interferon	干扰素
IFO	ifosfamide	异环磷酰胺
IIA	internal iliac artery	髂内动脉
IL	interleukin	白细胞介素
IP	interphalangeal	指（趾）间的
IPSP	inhibitory postsynaptic potential	抑制性突触后电位
IPV	inactivated poliovirus vaccine	脊髓灰质炎病毒灭活疫苗
IQ	intelligent quotient	智商
IRE	internal rotation in extension	伸位内旋
IRF	internal rotation in flexion	屈曲位内旋
ISOLS	International Symposium on Limb Salvage	国际保肢会议

ITA	internal thoracic artery	胸廓内动脉
ITB	iliotibial band	髂胫束
IU	international unit	国际单位
IVC	inferior vena cava	下腔静脉
IVJC	intervertebral joint complex	椎间关节复合体
IVM	involuntary movement	不随意运动
IVP	intravenous pyelogram	静脉肾盂造影
JOA	Japanese Orthopaedic Association	日本矫形外科学会
JRA	juvenile rheumatoid arthritis	幼年型类风湿关节炎
KAFO	knee-ankle-foot orthosis	长下肢支具，膝踝足支具
KD	knee-disarticulation	膝关节离断术
KO	knee orthosis	膝部支具
LAC	long arm cast	长臂石膏（管型）
LAS	long arm splint	长臂石膏托
LBP	low back pain	腰痛症
LCL	lateral collateral ligament	外侧副韧带
LCP	Legg-Calvé-Perthes disease	儿童股骨头骨骺特发性骨坏死
LDH	lumbar disc herniation	腰椎间盘突出
LDK	lumbar degenerative kyphosis	腰部退变性后突
LE	lupus erythematosus	红斑狼疮
LFA	low friction arthroplasty	低摩擦人工关节置换术
lig	ligament	韧带
LISS	less invasive stabilization system	微创内固定系统
LLB	long leg brace	下肢长支具
LLC	long leg cast	长腿石膏

LLD	leg length discrepancy	腿长度差
LLS	long leg splint	长腿石膏托
LMWHs	low-molecular-weight heparins	低分子量肝素
LN	lymph node	淋巴结
LOM	limitation of motion	运动受限
LP	lumbar puncture	腰椎穿刺
LPCS	lateral patellar compression syndrome	外侧髌骨压力综合征
LS	lymphosarcoma	淋巴肉瘤
LSCS	lumbar spinal canal stenosis	腰椎管狭窄
MAH	malignancy-associated hypercalcemia	恶性肿瘤相关高钙血症
MAS	mobile arm support	可动上肢支具
MCJ	mediocarpal joint	腕中关节
MCL	① medial collateral ligament	内侧副韧带
	② midclavicular line	锁骨中线
MCP	metacarpophalangeal	掌指的
MCTD	mixed connective tissue disease	混合结缔组织病
MD	muscular dystrophy	肌肉营养不良
MDI	multidirectional instability	[肩关节] 多向不稳定
MED	multiple epiphyseal dysplasia	多发性骨骺发育不良
MEP	motor evoked potential	运动诱发电位
MFA	musculoskeletal function assessment	骨骼肌肉功能评估问卷
MFH	malignant fibrous histiocytoma	恶性纤维组织细胞瘤
MH	malignant hyperthermia	恶性高热，麻醉时恶性

		高热
MI	myocardial infarction	心肌梗死
MIS	minimally invasive surgery	微创手术
ML	malignant lymphoma	恶性淋巴瘤
MNCV	motor nerve conduction velocity	运动神经传导速度
mLDFA	mechanical lateral distal femoral angle	股骨外侧远端力线角
MM	① malignant melanoma	恶性黑色素瘤
	② multiple myeloma	多发性骨髓瘤
mMPTA	mechanical medial proximal tibial angle	内侧近端胫骨力线角
MMT	manual muscle testing	手法肌力检查
MOF	multiple organ failure	多器官功能衰竭
MoM	metal on metal	金属对金属（髋关节）
MPNST	malignant peripheral nerve sheet tumor	恶性周围神经鞘瘤
M protein	myeloma protein	M 蛋白，骨髓瘤蛋白
MPS	mucopolysaccharidosis	黏多糖病
MRA	① magnetic resonance angiography	磁共振血管造影
	② malignant rheumatoid arthritis	恶性（进行性）类风湿性关节炎
MRI	magnetic resonance imaging	磁共振成像
MRSA	methicillin-resistant *Staphylococcus aureus*	耐甲氧西林金黄色葡萄球菌
MS	① morning stiffness	晨僵

	② multiple sclerosis	多发性硬化症
MSL	midsternal line	胸骨中线
MSSA	methicillin-sensitive *Staphylococcus aures*	甲氧西林敏感金黄色葡萄球菌
MST	median survival time	中位生存时间
MSW	medical social worker	医疗社工人员
MTJ	midtarsal joint	跗骨间关节
MTP	metatarsophalangeal	跖趾的
MTV	metatarsus varus	跖骨内翻
MTX	methotrexate	氨甲喋呤
MUAP	motor unit action potential	运动单位动作电位
MVC	motor vehicle collision	车祸
NA	neuropathic arthropathy	神经性关节病
NAP	nerve action potential	神经动作电位
NGB	neurogenic bladder	神经性膀胱
NC	non change	无变化
NCV	nerve conduction velocity	神经传导速度
NGF	nerve growth factor	神经生长因子
NIDDM	non-insulin-dependent diabetes mellitus	非胰岛素依赖型糖尿病
NM	① neuromuscular	神经肌肉的
	② nuclear medicine	核医学
NMJ	neuromuscular junction	神经肌肉接头
NMU	neuromuscular unit	神经肌肉单位
NPN	nonprotein nitrogen	非蛋白氮
NR	normal range	正常范围
NS	normal saline	生理盐水

NSAIA	nonsteroidal anti-inflammatory analgesic	非甾体消炎止痛药
NSAIDs	nonsteroidal anti-inflammatory drugs	非甾体抗炎药
NTF	neurotrophic factor	神经营养因子
NWB	non-weight-bearing	不负重，免荷
NYD	not yet diagnosed	尚未诊断
OA	osteoarthritis	骨性关节炎
OAF	osteoclast activating factor	破骨细胞活化因子
OALL	ossification of anterior longitudinal ligament	前纵韧带骨化
OCD	osteochondritis dissecans	剥脱性骨软骨炎
ODM	opponens digiti minimi	小指对掌肌
OI	osteogenesis imperfecta	骨形成不全
OIC	osteogenesis imperfecta congenita	先天性骨形成不全
OLF	ossification of ligamentum flavum	黄韧带骨化
OP	① operation	手术
	② opponens pollicis	拇对掌肌
	③ osteopetrosis	骨硬化病，大理石骨病
OPD	outpatient department	门诊部
OPLL	ossification of posterior longitudinal ligament	后纵韧带骨化
OPV	poliovirus vaccine live oral	口服活脊髓灰质炎病毒疫苗
OR	operating room	手术室

ORIF	open reduction and internal fixation	切开整复及内固定
OB	osteoblast	成骨细胞
OT	① occupational therapist	职业理疗师
	② occupational therapy	职业疗法
OTC	over the counter	非处方药
OYL	ossification of yellow ligament, ossified yellow ligament	黄韧带骨化
PA	① physician assistant	医生助理
	② posteroanterior	后前位的, 背腹的
	③ psoriatic arthritis	牛皮癣性关节炎
PACS	picture archiving and communication system	影像存储与传输系统
PAN, PN	polyarteritis nodosa	结节性多动脉炎
PAO	periacetabular osteotomy	髋臼旋转截骨术
PAS	para-aminosalicylic acid	对氨基水杨酸
PB	peroneus brevis	腓骨短肌
PCA	porous coated anatomic	多孔涂层的解剖 (设计)
PCL	posterior cruciate ligament	后交叉韧带
PCR	polymerase chain reaction	聚合酶链反应
PD	percutaneous discectomy	经皮椎间盘切除髓核取出术
PDGF	platelet-derived growth factor	血小板源性生长因子
PE	pulmonary embolism	肺栓塞
PET-CT	positron emission tomography computed tomography	正电子发射体层显像计算机断层显像
PF	patellofemoral	髌骨股骨的

PFFD	proximal femoral focal deficiency	股骨近端灶性缺损
PFPS	patellofemoral pain syndrome	髌股关节疼痛综合征
PG	prostaglandin	前列腺素
PIIS	posterior inferior iliac spine	髂后下棘
PIP	proximal interphalangeal	近端指间的
PL	palmaris longus	掌长肌
PLF	posterolateral fusion	后外侧融合术
PLIF	posterior lumbar interbody fusion	后路腰椎间融合术
PM	polymyositis	多发性肌炎
PMA	progressive muscular atrophy	进行性肌萎缩
PMD	progressive muscular dystrophy	进行性肌营养不良
PMH	past medical history	既往病史
PMMA	polymethyl methacrylate	聚甲基丙烯酸甲酯（骨水泥）
PN	periarteritis nodosa	结节性动脉周围炎
PNET	primitive neuroectodermal tumor	原始神经外胚层肿瘤
PNF	proprioceptive neuromuscular facilitation	本体感受神经肌肉促进法
PNS	peripheral nervous system	周围神经系统
PO	postoperative	术后
pO$_2$	partial pressure of oxygen	氧分压
POD1	post operative day 1	术后第一天
POM	pain on motion	运动时疼痛
PPD	purified protein derivative	结核菌素纯蛋白衍化物

PQ	pronator quadratus	旋前方肌
PRE	progressive resistance exercises	渐进抗阻力训练
PRN	pro re nata	必要时，需要时
PROSTALAC	prosthesis of antibiotic-loaded acrylic cement	抗生素骨水泥假体
PSA	prostate-specific antigen	前列腺特异性抗原
PSF	posterior spinal fusion	后路脊柱融合
PSH	past surgical history	既往手术史
PSH	periarthritis scapulohumeralis	肩周炎
PSIS	posterior superior iliac spine	髂后上棘
PSMA	progressive spinal muscular atrophy	进行性脊髓性肌萎缩
PT	① physical therapist	理疗专家
	② physical therapy	理疗
	③ pronator teres	旋前圆肌
PTB	patellar tendon bearing	髌韧带承重
PTR	patellar tendon reflex	髌腱反射
PTX	paclitaxel	紫杉醇，泰素
PVA	percutaneous vertebral augmentation	经皮椎体强化术
PVD	peripheral vascular disease	周围血管疾病
PVK	percutaneous vertebral kyphoplasty	经皮椎体后凸成形术
PVP	percutaneous vertebroplasty	经皮椎体成形术（骨水泥注入）
PVS, PVNS	pigmented villonodular synovitis	色素绒毛结节性滑膜炎

PWB	partial weight-bearing	部分负重
Q angle	quadriceps angle	Q 角
QDL	quality of daily living	日常生活质量
QOL	quality of life	生活质量
RA	rheumatoid arthritis	类风湿性关节炎
RDC	rapidly destructive coxarthropathy	急性破坏性髋关节病
RF	rheumatic fever	风湿热
RF	rheumatoid factor	类风湿因子
RICE	rest, ice, compression, and elevation	休息，冰敷，加压，抬高
RMS	rhabdomyosarcoma	横纹肌肉瘤
ROD	renal osteodystrophy	肾性骨营养不良
ROM	range of motion	关节活动度
ROS	review of systems	系统回顾
RSD	reflex sympathetic dystrophy	反射性交感性营养不良
RT	radiotherapy	放射治疗
RTSR	reverse total shoulder replacement	反向全肩关节置换术
RVA	rabies vaccine adsorbed	狂犬病疫苗
SBC	simple bone cyst	单纯性骨囊肿
SC	sternoclavicular	胸锁骨的
SCEP	spinal cord evoked potential	脊髓诱发电位
SCFE	slipped capital femoral epiphysis	股骨头骨骺滑脱症
SCI	spinal cord injury	脊髓损伤
SCIWORA	spinal cord injury without	无放射学影像异常的脊

	radiographic abnormalities	髓损伤
SCM	sternocleidomastoideus	胸锁乳突肌
SCV, **SNCV**	sensory nerve conduction velocity	感觉神经传导速度
SE	standard error	标准误
SED	spondyloepiphyseal dysplasia	脊柱骨骺发育不全
SEM	scanning electron microscope	扫描电镜
SEP	① somatosensory evoked potential	躯体感觉诱发电位
	② spinal cord evoked potential	脊髓诱发电位
SF	synovial fluid	滑液，关节液
SF-36	short-form 36	SF-36 健康调查量表
SH	social history	社会史
SI	sacroiliac	骶髂的
SICU	surgical intensive care unit	外科重症监护病房
SLAC	scapholunate advanced collapse	手腕舟月骨进行性塌陷
SLAP	superior labral，anterior to posterior（lesion）	上盂唇从前到后的损伤
SLB	short leg brace	短下肢支具
SLE	systemic lupus erythematosus	系统性红斑狼疮
SLR	straight leg raising	直腿抬高
SLS	short leg splint	短腿夹板
Sm	samarium	钐
SMA	spinal muscular atrophy	脊髓性肌萎缩
SMD	① senile macular disease	老年性黄斑病变
	② spondylometaphyseal dysplasia	脊椎干骺端发育不全

SMFA	short musculoskeletal function assessment	简化版骨骼肌肉功能评估问卷
SMR	① standard mortality ratio	标化致死率
	② standard morbidity ratio	标化发病率
SNAC	scaphoid nonunion advanced collapse	舟骨骨折不愈合进行性塌陷
SNAP	sensory nerve action potential	感觉神经动作电位
SNS	sympathetic nervous system	交感神经系统
SOL	space occupying lesion	占位病变
SOMI	sternal occiput mandibular immobilization brace	胸枕下颌固定支具
SP	spinal anesthesia	脊髓麻醉
SPECT	single photon emission computed tomography	单光子发射型计算机断层扫描
Sr	strontium	锶
S-ROM	stable-range of motion	组配式稳定动幅（股骨柄体）
SSEP	somatosensory evoked potential	躯体感觉诱发电位
SSI	① segmental spinal instrumentation	节段脊椎固定（矫形）
	② surgical site infection	手术部位感染
SSPS	selective segmental pedical screws	选择性节段椎弓根螺钉
SSS	surgical staging system	（肌骨肿瘤）外科分期系统
ST	① speech therapist	言语治疗学家
	② speech therapy	言语治疗，语音治疗

STS	soft tissue sarcoma	软组织肉瘤
STSG	split-thickness skin graft	分层皮片移植
TA	tibialis anterior	胫前肌
TAT	tetanus antitoxin	破伤风抗毒素
TB	tuberculosis	结核
TBI	traumatic brain injury	外伤性脑损伤
TBSA	total body surface area	体表面积
Tc	technetium	锝
TC	tissue culture	组织培养
TDR	time dose relationship	时间 - 剂量关系
TEM	transmission electron microscope	透射型电子显微镜
TENS	transcutaneous electrical neural stimulation	经皮电神经刺激
TFCC	triangular fibrocartilage complex	腕三角纤维软骨复合体
TFR	total femur replacement	全股骨置换
TGF	transforming growth factor	转化生长因子
TGF	tumor growth factor	肿瘤生长因子
THA	total hip arthroplasty	全髋关节成形术
THR	total hip replacement	全髋关节置换术
TIA	transiet ischemic attack	一过性缺血发作
TIVA	total intravenous anesthesia	完全静脉麻醉
TJR	total joint replacement	全关节置换
TLIF	transforaminal lumbar interbody fusion	经椎间孔腰椎椎间融合术
TKA	total knee arthroplasty	全膝关节成形术

TKR	total knee replacement	全膝关节置换
TLSO	thoracolumbosacral orthosis	躯干支具
TM	temporomandibular	颞下颌的
TMT	tarsometatarsal	跗跖的
TNF	tumor necrosis factor	肿瘤坏死因子
TNS	transcutaneous neural stimulation	经皮神经刺激
TPM	tibialis posterior muscle	胫后肌
TPD	two-point discrimination	两点识别觉
TPN	total parenteral nutrition	全胃肠外营养
TSA	total shoulder replacement	全肩关节置换术
TSA	tumor specific antigen	肿瘤特异性抗原
TT	tendon transfer	肌腱转移术
TT	tetanus toxoid	破伤风类毒素
U/E	upper extremity	上肢
UHMWPE	ultra high molecular weight polyethylene	超高分子量聚乙烯
ULN	upper limits of normal	正常值上限
US	ultrasound	超声波
UTI	urinary tract infection	尿路感染
V	vein	静脉
VA	vertebral artery	椎动脉
VAG	vertebral angiography	椎动脉造影
VACTERL	vertebral defects, anal atresia, cardiac defects, tracheo-esophageal fistula, renal anomalies, and limb	VACTERL 联合征

	abnormalities	
VBI	vertebrobasilar insufficiency	椎基动脉供血不足
VCR	vincristine	长春新碱
VD	ventrodorsal	腹背的（前后位的）
VDRO	varus derotational osteotomy	髋关节内翻去旋转截骨术
VDS	ventral derotating spondylodesis	前路去旋转脊椎融合
VEPTR	vertical expandable prosthetic titanium rib	可撑开型人工假体钛肋
VISI	volar intercalary segment instability	腕骨掌侧节段不稳定（月三角韧带损伤）
Vol	volume	①容量，容积　②卷
VP-16	etoposide	鬼臼乙叉苷，足叶乙苷
VT	vertical talus	垂直距骨
W/B	weight bearing	负重
W/C	wheelchair	轮椅
WHO	World Health Organization	世界卫生组织

ISBN 978-7-5659-1480-5

9 787565 914805 >